JN298712

広汎性発達障害の作業療法
根拠と実践

【編集】辛島千恵子

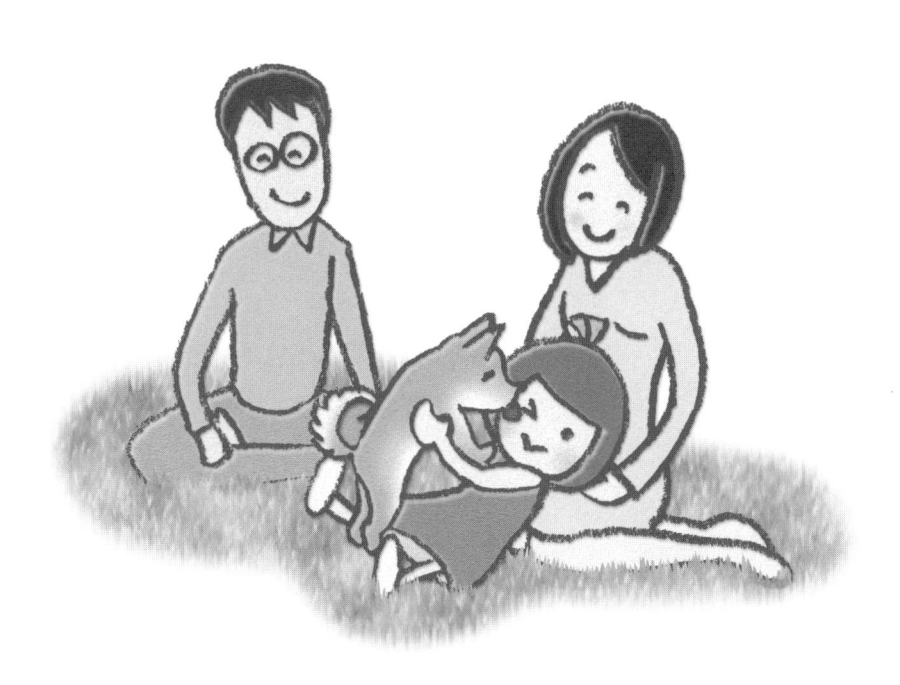

三輪書店

執筆者一覧 (執筆順)

鷲田孝保	小山記念病院リハビリテーション科
加藤寿宏	京都大学大学院医学研究科人間健康科学系専攻作業療法学講座
岩永竜一郎	長崎大学大学院医歯薬学総合研究科保健学専攻
美和千尋	愛知医療学院短期大学リハビリテーション学科作業療法学専攻
辛島千恵子	名古屋大学大学院医学系研究科リハビリテーション療法学専攻作業療法学講座
鴨下賢一	静岡県立こども病院作業療法

序

　ギラギラとした太陽の隙間を威勢よく駆け抜けるような蝉合唱団の「真夏の交響曲」の演奏．今年の夏も作業療法士として働くことができています．

　母子通園施設では，恒例のプールあそび．小学校の広い校庭の隅には朝顔の凛とした涼しげな表情．その側で先生と一緒にジョウロで水をかけている子どもたち．狭い室内で汗を流しながら黙々とダンボールの箱折をしている青年．短い夏を惜しむように毎日を大切に生きている姿だと感じます．そして，その光景を目の当たりにしながら私は私を確認し，共にここに存在することの嬉しさに満たされています．

　さて，『広汎性発達障害の作業療法―根拠と実践』（以下，本書）は，2008年3月に「発達障害をもつ子どもと成人，家族のためのADL―作業療法士のための技術の絵本」の出版後すぐに企画をしました．2004年，発達障害者支援法の施行から加速度的に地域で暮す広汎性発達障害をもつ子ども（本書では，自閉症スペクトラムという概念を意味する）のための専門家の協働が進んでいます．特に地域小学校の通常の学級，特別支援学級や保育園，幼稚園での支援，特別支援学校が中心となる地域に向けた支援など，作業療法の成果を特別支援教育に生かす機会が到来しました．医学モデルから育んできた広汎性発達障害（以下，子どもたち）の作業療法が，子どもたちの生活世界のなかで，個々の特別なニーズに沿った教育や生活，就労支援の場で役に立つ時代がやって来ました．同時に多くの作業療法士が根拠に基づいた実践力を当事者や他職種から厳しい評価を受けることを意味します．

　作業療法士に求められる実践力とは，子どもたちの生活世界のなかに見え隠れする能力を科学の世界からアセスメントをして，意味づけをしたうえで解決策を協働の場に提示できることと，家族や学校の先生との関係性のなかで，子どもたちの生活世界を意味づけ共感，共有できる感性と能力です．本書はそのような世の中のニーズに応えるべく日々努力をしている作業療法士の方に読んでいただきたいと思い，出版しました．

　本書の第一の特色は，各執筆者の子どもたちに対する実践の根拠をご自身の研究成果などから示したうえで，実践の成果をまとめていただいたことです．輸入の理論のみでなく，日々の実践を通して生まれた根拠から作業療法の新たな可能性を広げることができるのです．そして，それらの根拠が子どもたち一人ひとりのための作業療法計画に応用され，さらなる成果が導かれることを願います．

　執筆者の加藤寿宏先生や岩永竜一郎先生は，感覚統合療法を実践されている方々のなかでも有名な実践家であり，かつ研究者です．加藤先生の本文からは，一人ひとりの子どもの姿が浮かび上がります．きっと子どもたちの個性や生きる力に作業療法を通じて共感されているのではないかと推測されます．岩永先生は，研究データに基づき可能性と限界を明確にすべく実践と研究を両立させるなかで，感覚統合療法の効果を示してこられました．長い地道な研究成果には脱帽で

す．そして，精神科領域の美和千尋先生の乗馬活動を利用した支援の根拠と実践は，普通の生活のなかで子どもたちが乗馬を通じて，「話さなくても分かり合う関係」に深い安心と楽しさを感じている姿が浮かび上がっています．これからの発達障害領域と精神障害領域の作業療法士が手を携えて，地域の子どもたちを支援する架け橋となればと思い，ご執筆をお願いしました．

　第二の特色は，発達障害者支援法に謳われている「ライフステージに沿った支援」を具現化するために「ライフステージに沿った作業療法とサービス機関別の作業療法のあり方」を示したことです．第三の特色は，生活世界のなかで子どもたちの環境への不適応さを解決するためのテクノジーの紹介を鴨下賢一先生にご執筆いただきました．そして，第四の特色は，鷲田孝保先生ご執筆の「発達障害概説」です．発達障害の作業療法についてその歴史的考察から今，私たちが成すべきことが導かれています．私は，鷲田先生から多くの作業療法を学ばせていただきました．私が応用行動分析理論による重度知的障害の作業療法を模索する契機と実践の成果を示す喜びを導いてくださったのも鷲田先生です．本書のご執筆に関しては，感謝の気持ちでいっぱいです．

　私は本書に，現象学の扉から子どもたちの作業療法の可能性を感じた事例を執筆させていただきました．私らしい新しい作業療法の扉を開く努力をしたいと感じています．

　子どもにとって意味ある活動を子ども自身が成し遂げたとき，子どもの体を通じて表れる表情（行為）から笑みが満ちます．子どもを生きる養育者からは自身の喜びのように笑みがこぼれ，その養育者を愛する子どもは養育者の笑みから自身の肯定的な存在を感じとることができます．そして，さらに喜びは満ちます．発達障害の作業療法とは，子どもと活動，子どもの心に心を寄せるもの（養育者，作業療法士）が織り成す喜びのストーリーです．

　最後になりましたが，本書の企画，要望をお聞き受けくださいました三輪書店様と，執筆にあたりご協力いただきました対象児，者様とご家族の皆さまに深謝いたします．

　実践から生まれる作業療法の根拠こそが，これからの作業療法の可能性を開く土台と考えます．臨床現場での日々の努力が，子どもたちと家族の笑顔を支え，その笑顔に勇気をいただき私たちの実践が積み重なっていきます．子どもたちに関わる多くの作業療法士の方が，本書を手がかりに実践を進め，その実践から得た根拠が多くの子どもたちと家族のハッピーな未来を築く礎となることを願います．

　本書の表紙のようなハッピーな子どもと家族の時間を心から願い，執筆者を代表して本書を作業療法の発展に捧げたいと思います．

　2010年　盛夏

辛島千恵子

目　次

第1章　発達障害概説 ……………………………………………………鷲田孝保

1．発達障害とは ……………………………………………………………… 2
１　広汎性発達障害（PDD） ………………………………………………… 2
1. 小児自閉症 ……………………………………………………………… 2
2. レット症候群 …………………………………………………………… 3
3. アスペルガー症候群 …………………………………………………… 3
２　学習障害（LD） ………………………………………………………… 3
３　注意欠陥・多動性障害 ………………………………………………… 4
1. DSM-Ⅳ-TR による説明 ……………………………………………… 4
2. ICD-10 による説明 …………………………………………………… 5

2．発達障害と作業療法 …………………………………………………… 7
１　発達障害に対する作業療法の歴史的考察 …………………………… 7
1. 前パラダイム・作業パラダイム期（生活世界） …………………… 8
2. 内的機構のパラダイム期（科学の世界） …………………………… 9
3. 新しいパラダイム期（生活世界と科学の世界の競合と統合） …… 12
２　発達障害に対する新しい作業療法の支援の枠組み ………………… 14
1. ライフステージと子どもの自立支援 ……………………………… 16
2. 家族にとって身近な地域における支援 …………………………… 19

第2章　広汎性発達障害の作業療法の根拠とそれに基づく実践

2-1．コミュニケーションの視点から広汎性発達障害の作業療法を考える …加藤寿宏
1．はじめに …………………………………………………………………… 28
2．理論─作業療法の根拠 ………………………………………………… 29
１　臨床で出会った子どもたち …………………………………………… 29
２　コミュニケーションと身体そして次元 ……………………………… 30
1. コミュニケーションにおける身体の重要性─先行研究より ……… 30
2. 身体とは？ …………………………………………………………… 31
3. 身体と次元とのコミュニケーション ……………………………… 31
3．次元からみたコミュニケーションの発達 …………………………… 32
１　一次元（自分の身体）とのコミュニケーション …………………… 33
1. 一次元（自分の身体）とのコミュニケーションと体性感覚 ……… 33

  2．一次元（自分の身体）があいまいな子ども ……………………………………35
  3．一次元（自分の身体）とセンソリーニーズ（sensory needs）……………………36
 ②二次元（平面）とのコミュニケーション ………………………………………36
 ③三次元（空間）とのコミュニケーション ………………………………………36
 ④四次元（時間）とのコミュニケーション ………………………………………37
 ⑤道具を用いた，物とのコミュニケーション ……………………………………38
 ⑥四次元を超えた，言葉を用いた人とのコミュニケーション …………………38
4．実践―事例研究 ……………………………………………………………………40
 ①症例紹介 ……………………………………………………………………………40
  1．生育歴 …………………………………………………………………………40
  2．幼稚園での様子（幼稚園担当教諭からの聴取と作業療法士の幼稚園訪問）……40
 ②作業療法評価 ………………………………………………………………………41
  1．初回評価の遊びの場面 ………………………………………………………41
  2．検査結果 ………………………………………………………………………41
 ③統合と解釈 …………………………………………………………………………42
 ④作業療法の目標と治療プログラムの設定 ………………………………………43
 ⑤作業療法の経過 ……………………………………………………………………44
  1．作業療法の経過 ………………………………………………………………44
  2．幼稚園での経過 ………………………………………………………………44
 ⑥効果判定と成果 ……………………………………………………………………45
5．おわりに ………………………………………………………………………………45

2-2．広汎性発達障害の作業療法の根拠とそれに基づく実践（事例研究）…岩永竜一郎

1．日本版ミラー幼児発達スクリーニング検査（JMAP）の結果に基づく感覚統合
 （sensory integration：SI）療法 ………………………………………………………47
 ①理論―作業療法の根拠 ……………………………………………………………47
  1．SI療法 …………………………………………………………………………47
  2．JMAPを用いたSI療法実践の根拠 …………………………………………49
 ②実践―事例研究 ……………………………………………………………………50
  1．対象児の紹介 …………………………………………………………………50
  2．方法 ……………………………………………………………………………50
  3．対象の評価結果と解釈 ………………………………………………………50
  4．SI療法計画 ……………………………………………………………………50
  5．結果と経過 ……………………………………………………………………53
  6．SI療法の効果研究 ……………………………………………………………54

  7．考察 ……………………………………………………………………………… 55
  ③ 作業療法への示唆 ………………………………………………………………… 56
2．感覚調整障害のある広汎性発達障害児の生活支援 …………………………………… 57
  ① 理論—作業療法の根拠 …………………………………………………………… 58
  ② 事例研究—聴覚過敏のあるPDD児への作業療法支援の実践研究 …………… 58
   1．対象 …………………………………………………………………………… 58
   2．研究方法 ……………………………………………………………………… 59
   3．作業療法計画 ………………………………………………………………… 59
   4．結果と経過 …………………………………………………………………… 59
   5．考察 …………………………………………………………………………… 60
  ③ 作業療法への示唆 ………………………………………………………………… 60
3．広汎性発達障害（PDD）児の心の理論の改善を目指した小集団作業療法 …… 62
  ① 理論—PDD児に対する小集団作業療法の根拠 ………………………………… 63
  ② 小集団作業療法の実践研究 ……………………………………………………… 63
   1．対象 …………………………………………………………………………… 64
   2．方法 …………………………………………………………………………… 64
  ③ 結果と考察 ………………………………………………………………………… 65
  ④ おわりに …………………………………………………………………………… 68

2-3．広汎性発達障害の生活制限に対する治療的な支援—乗馬活動を利用して
 ……………………………………………………………………………………美和千尋
1．作業療法の根拠 ……………………………………………………………………………… 69
  ① Gary Kielhofnerの人間作業モデル ……………………………………………… 69
   1．作業に対する動機づけ ……………………………………………………… 69
   2．作業行動や日課や生活様式へとパターン化すること …………………… 70
   3．熟達した遂行の特性 ………………………………………………………… 70
   4．作業行動に対する環境の影響 ……………………………………………… 71
  ② 生活行動の内容とそのバランス ………………………………………………… 71
   1．生活について ………………………………………………………………… 71
   2．障害児の放課後の自由な時間の過ごし方 ………………………………… 72
   3．健常な子どもの放課後の生活 ……………………………………………… 74
   4．健常児と障害児における放課後の時間の使い方の違い ………………… 75
  ③ 広汎性発達障害者と動物 ………………………………………………………… 75
   1．アニマル・セラピー ………………………………………………………… 75
   2．乗馬療法 ……………………………………………………………………… 76

2．作業療法の実践 ……………………………………………………………………………… 77
① 障害者乗馬クラブに参加している児の家庭における行動変化 …………………… 77
　1．対象 …………………………………………………………………………………… 77
　2．調査内容 ……………………………………………………………………………… 77
② 家庭での行動の変化 ……………………………………………………………………… 78
　1．感覚・知覚面における変化 ………………………………………………………… 78
　2．日常生活活動面における変化 ……………………………………………………… 79
　3．対人関係面における変化 …………………………………………………………… 79
　4．言葉やコミュニケーション面における変化 ……………………………………… 80
③ 乗馬活動を行っているときの変化 ……………………………………………………… 80
　1．乗馬活動 ……………………………………………………………………………… 80
　2．調査内容 ……………………………………………………………………………… 80
　3．調査結果 ……………………………………………………………………………… 82
④ 症例紹介 …………………………………………………………………………………… 82
　1．症例 A 君 ……………………………………………………………………………… 82
　2．乗馬計画 ……………………………………………………………………………… 83
　3．介入結果 ……………………………………………………………………………… 84
　4．効果要因 ……………………………………………………………………………… 86
⑤ 根拠と実践との関係 ……………………………………………………………………… 88
　1．人間作業モデルと生活を考慮して ………………………………………………… 88
　2．生き物（動物）とかかわることでかかわりを発達させる ……………………… 88

2-4．情動的コミュニケーションを基礎にした働きかけと現象学的視点
―広汎性発達障害児の志向性から作業療法の成果を問う……………辛島千恵子
1．はじめに ……………………………………………………………………………………… 90
2．理論―作業療法の根拠 …………………………………………………………………… 90
① 情動的コミュニケーションと児の特性 ………………………………………………… 91
　1．情動的コミュニケーションと象徴的コミュニケーション ……………………… 91
　2．児の特性 ……………………………………………………………………………… 94
② 2者関係における情動的コミュニケーションに着目した根拠（基礎研究と臨床研究からの根拠）………………………………………………………………………………… 95
　1．育成・活動に対象者が自ら表す肯定の感情を「幸福の表情」で測定する方法の開発
　　 ………………………………………………………………………………………… 96
　2．基礎研究から2者関係における情動的コミュニケーションを基盤とした作業療法に着目した根拠 ………………………………………………………………………… 100
　3．対象者の作業療法の効果を「幸福の表情」で測定する（要約）……………… 102

4．2者関係の作業療法の効果からさらに導かれたもの ……………………………… 102
　③ 情動的コミュニケーションと現象学 ………………………………………………… 103
　　1．「成り込み」「映し返し」「巻き込み」 …………………………………………… 104
　　2．作業療法実践と現象学的方法 ……………………………………………………… 104
3．実践（事例研究）─情動的コミュニケーションを基礎にした働きかけと現象学的視点，
　児の志向性から作業療法の成果を問う ………………………………………………… 106
　① 本事例研究の目的 …………………………………………………………………… 107
　② 方法 …………………………………………………………………………………… 107
　　1．対象 ………………………………………………………………………………… 107
　　2．作業療法 …………………………………………………………………………… 107
　　3．結果の分析方法 …………………………………………………………………… 109
　　4．インフォームドコンセントと倫理的配慮 ………………………………………… 110
　③ 結果 …………………………………………………………………………………… 110
　④ 児の意識の志向性についての考察と作業療法の成果 ……………………………… 110
　　1．第1セッションの考察 ……………………………………………………………… 110
　　2．第1セッションにおける作業療法の成果 ………………………………………… 116
　　3．第2セッションの考察 ……………………………………………………………… 116
　　4．第2セッションにおける作業療法の成果 ………………………………………… 119
　⑤ 児の志向性から作業療法の成果を問う ……………………………………………… 120
　　1．作業療法士への注意，関心を高める ……………………………………………… 120
　　2．感覚調整障害に対して前庭感覚，触感覚のニーズを満たす …………………… 120
　　3．姿勢調整，運動企画，目と手の協調性を意図する遊びを楽しめるように …… 120
　　4．道具を使用する活動を①一緒に行う（身体誘導），②見て真似る，③自ら関心を寄せて
　　　行う ………………………………………………………………………………… 120
　⑥ 個別療育への提案とその後 ………………………………………………………… 121
4．おわりに─作業療法の実践と根拠 …………………………………………………… 121

第3章　ライフステージに沿った作業療法とサービス機関別の作業療法のあり方

1．ライフステージに沿った作業療法の解説 ……………………………………………… 126
　① 乳幼児期前半 …………………………………………………………辛島千恵子…… 126
　　1．子どもと養育者の情動的コミュニケーションの理解 …………………………… 128
　　2．養育者以外の特定2者関係への発展 ……………………………………………… 128
　　3．人との関係性の中で承認されること，「できた」という自己評価ができること…… 130
　　4．感覚系の偏りに対する育児へのアドバイス ……………………………………… 130

- ② 幼児期 ·· 加藤寿宏 ······ 131
    1. 幼児期とは ··· 131
    2. 発達障害児と幼児期 ··· 131
    3. 幼児期の作業療法 ··· 132
- ③ 学齢期 ·· 岩永竜一郎 ······ 135
    1. アプローチのスタンス ··· 135
    2. 二次的障害の予防 ··· 135
    3. 自己認知支援と心理面への支援 ······································· 136
    4. 対人関係支援 ··· 137
    5. 学校との連携 ··· 138
    6. まとめ ··· 138
- ④ 成人期（低機能広汎性発達障害） ··· 辛島千恵子 ······ 138
    1. 生きる楽しさへの支援 ··· 139
    2. 個別支援計画への情報提供 ··· 139
    3. 働くことへの支援 ··· 139
    4. 小さな社会参加を目指す支援（特定2者関係から小集団でのコミュニケーションへ）
        ··· 140
- ⑤ 精神科作業療法の視点 ·· 美和千尋 ······ 140
    1. 精神病院での作業療法の視点と広汎性発達障害の特徴 ··················· 141
    2. 触法上の問題 ··· 144

2. サービス機関別作業療法の解説 ··· 145

- ① 発達障害者支援センターと発達支援センター ······························· 辛島千恵子 ······ 145
    1. 発達障害者支援センター ··· 145
    2. 発達支援センター（発達センター） ··································· 145
- ② 幼稚園・保育所での支援 ··· 加藤寿宏 ······ 147
    1. 幼稚園・保育所の特徴 ··· 147
    2. 幼稚園・保育所での作業療法 ··· 149
- 3-1 通園施設 ·· 岩永竜一郎 ······ 151
    1. 長崎県における児童デイサービス ····································· 151
    2. 児童デイサービスにおける作業療法士の役割 ··························· 151
    3. 通園施設での作業療法への示唆 ······································· 153
- 3-2 通園施設 ·· 加藤寿宏 ······ 154
    1. 通園施設の特徴 ··· 155
    2. 作業療法士の役割 ··· 156
- ④ 学校（小学校，中学校，特別支援学校） ··································· 岩永竜一郎 ······ 158
    1. 通常学級での特別支援教育への作業療法士のかかわり ··················· 158

2．特別支援学校での特別支援教育への作業療法士のかかわり ……………… 164
　5 知的障害者更生施設，授産所（知的障害者）など ………………辛島千恵子 …… 166
　　1．知的障害者更生施設と授産所（知的障害者）……………………………… 167
　　2．知的障害者更生施設での作業療法士による支援 ………………………… 167
　6 精神病院 ……………………………………………………………………美和千尋 …… 169
　　1．精神病院での広汎性発達障害の実態 ……………………………………… 169
　　2．精神病院における広汎性発達障害者の対応 ……………………………… 169

第4章　発達障害に対するさまざまなテクノジーを利用した作業療法　　　　　　　　　　　　　　　　　　　　　　鴨下賢一

1．発達障害の修学状況―IT支援技術の活用が必要な根拠 …………………… 174
　1 日本の場合 ………………………………………………………………………… 174
　2 諸外国の場合 ……………………………………………………………………… 175
　3 作業療法士による支援の重要性 ………………………………………………… 175
2．広汎性発達障害とIT支援技術（パソコンの特徴） ………………………… 175
　1 広汎性発達障害特性を生かした支援 …………………………………………… 176
　2 パーソナルコンピューター（パソコン）の特性 ……………………………… 176
3．障害に応じたさまざまな支援 …………………………………………………… 177
　1 読みの障害への支援 ……………………………………………………………… 177
　2 書字の障害への支援 ……………………………………………………………… 178
　3 計算の障害への支援 ……………………………………………………………… 179
　4 コミュニケーションの障害への支援 …………………………………………… 179
　5 理解を支援する …………………………………………………………………… 180
4．ユーザー補助 ……………………………………………………………………… 180
5．環境整備 …………………………………………………………………………… 181
6．支援具 ……………………………………………………………………………… 181
7．支援機器 …………………………………………………………………………… 183
8．周辺機器 …………………………………………………………………………… 184
9．教材ソフト ………………………………………………………………………… 185
　1 有料ソフト ………………………………………………………………………… 185
　2 無料ソフト ………………………………………………………………………… 186
10．パワーポイントで簡単自作ソフト …………………………………………… 188
　1 デジタル絵本 ……………………………………………………………………… 188
　2 平仮名の単語と絵のマッチング課題の作り方（パワーポイント2007）…… 188

11. 事例 …… 190
　1 トークアシストの利用 …… 190
　2 発達テスト結果が有意に伸びたケース …… 191
　3 習得度が著しく伸びたケース …… 192
　4 理解支援システムによる集団指導 …… 193

12. おわりに …… 194

索　引 …… 195

表紙絵　　田中佐知子
装丁　　　クラフト　大友洋

第1章

発達障害概説

1. 発達障害とは

　発達障害（developmental disabilities）という用語は，一般的には，知的障害，広汎性発達障害（PDD：pervasive developmental disorders），学習障害，注意欠陥・多動性障害（AD/HD：attention-deficit/hyperactivity disorder），脳性麻痺，てんかんなど発達期に起こるいくつかの障害を包括し，比較的近年から使われるようになった障害概念である．しかしながら，現時点では医療，福祉，教育での定義は必ずしも一致していない．用語の定義は，現在も論議の対象になっている．その議論の発端は「発達障害者支援法」（2004年）の中で，これまで知的障害を含めた広義の概念で理解されていた"発達障害"が，知的障害を除いて，狭い範囲の障害として定義されたことによる．しかし，この法律によって，これまで公に認められていなかった広汎性発達障害（自閉症，アスペルガー症候群等を含む），注意欠陥多動性障害や学習障害も発達障害と規定されるようになり，医療，福祉や教育の分野において，その対象として認識されるようになった意義は大きい．

　発達障害についての定義は，精神疾患の診断・統計マニュアル（DSM-IV-TR）（2002年）[1]と，ICD-10精神および行動の障害（1993年）[2]を引用する．前者はdisorder，後者はsyndromeを用いることが多い．

1 広汎性発達障害（PDD）[1]

　広汎性発達障害は発達のいくつかの面における重症で広範な障害によって特徴づけられる．相互的な対人関係技能，コミュニケーション能力，または常同的な行動，興味，活動の存在，このような状態を定義する質的障害は，その者の発達水準および精神年齢に比して明らかに偏っている．本項には，自閉性障害（autistic disorder），レット障害（Rett's disorder），小児期崩壊性障害，アスペルガー障害（Asperger's disorder），および特定不能の広汎性発達障害（pervasive developmental disorder not otherwise specific）が含まれる．

　多くの場合，幼児期から発達は異常であり，ほんのわずかな例外を除いて，この状態は生後5年以内に明らかとなる．常にではないが通常は，ある程度の全般的認知機能障害がある．しかし，この障害は個人の精神年齢（遅滞のあるなしにかかわらず）に比較して偏った行動によって定義される．広汎性発達障害の群全体の下位分類については，多少の見解の不一致がある．

1．小児自閉症[2]

　自閉症とは，3歳以前に現れる発達の異常および/または障害の存在，そして相互的社会的関係，コミュニケーション，限局した反復的な行動の3つの領域すべてにみられる特徴的な型の機能の異常によって定義される．この障害は女児に比べ男児に3倍ないし4倍多く出現する．

　一般に，対人関係の不器用さ，社会性の欠如，想像力の欠如が，自閉症の「欠陥の三つ組」と

呼ばれる．十一元三（京都大学）によると広汎性発達障害の共通する2大特徴は，コミュニケーションや情緒的疎通性を含む対人的相互性の障害と強迫的傾向であるという．

<高機能自閉症（high-functioning autism）>

自閉症のうち，知的発達の遅れを伴わないものをいう．また，中枢神経系になんらかの要因による機能不全があると推定される．

2. レット症候群[2]

これまで女児のみに報告されている原因不明の病態．レット障害の基本的特徴は，生後の正常な機能の期間に引き続き特有の欠陥が多数現れることである．明らかに正常な胎生期および周産期の発達があり（基準A1），正常な生後5カ月間の精神運動発達がみられる（基準A2）．出生時の頭囲も正常範囲にある（基準A3）．生後5～48カ月の間に，頭囲の成長は減速する（基準B1）．5～30カ月の間にそれまでに獲得した合目的的な手の技能を喪失し，その後，手で絞ったり，手を洗うのに似た常同的な手の動きが発展する（基準B2）．障害の発症後の最初の数年で，社会的環境に対する興味が減退する（基準B3）が，後にはしばしば対人的相互反応は発達するかもしれない．歩行の協調運動または体幹の動きに問題が出現する（基準B4）．重症の精神運動制止を伴い，重篤な表出性，受容性の言語発達障害もある（基準B5）．

レット障害は自閉性障害に比べずっと稀である．この障害は女子のみで報告されている．

3. アスペルガー症候群[2]

アスペルガー症候群とは，知的発達の遅れを伴わず，かつ，自閉症の特徴のうち言葉の発達の遅れを伴わないものである．

疾病分類学上の妥当性がまだ不明な障害であり，関心と活動の範囲が限局的で常同的反復的であるとともに，自閉症と同様のタイプの相互的な社会的関係の質的障害によって特徴づけられる．この障害は言語あるいは認知的発達において遅延や遅滞がみられないという点で自閉症とは異なる．多くのものでは，全体的知能は正常であるが，著しく不器用であることがふつうである．

この障害は女児に比べ男児に8倍多く出現する．少なくとも一部の症例は自閉症の軽症例である可能性が高いと考えられるが，すべてがそうであるかは不明である．青年期から成人期へと異常が持続する傾向が強く，それは環境から大きくは影響されない個人的な特性を示しているように思われる．精神病エピソードが成人期早期に時に出現することがある．

2 学習障害（LD）[3]

学習障害とは，基本的には全般的な知的発達に遅れはないが，聞く，話す，読む，書く，計算するまたは推論する能力のうち，特定のものの習得と使用に著しい困難を示すさまざまな状態を指すものである．学習障害は，その原因として，中枢神経系になんらかの機能障害があると推定

されるが，視覚障害，聴覚障害，知的障害，情緒障害などの障害や，環境的な要因が直接の原因となるものではない．

③ 注意欠陥・多動性障害

1. DSM-IV-TRによる説明[1]

A. (1)か(2)のどちらか：

(1)以下の不注意の症状のうち6つ（またはそれ以上）が，少なくとも6カ月間持続したことがあり，その程度は不適応的で発達の水準に相応しないもの：

不注意
- (a)学業，仕事，またはその他の活動において，しばしば綿密に注意することができない，または不注意な過ちをおかす．
- (b)課題または遊びの活動で注意を持続することがしばしば困難である．
- (c)直接話しかけられたときにしばしば聞いてないようにみえる．
- (d)しばしば指示に従わず，学業，用事，または職場での義務をやり遂げることができない（反抗的な行動，または指示を理解できないためではなく）．
- (e)課題や活動を順序立てることがしばしば困難である．
- (f)(学業や宿題のような)精神的努力の持続を要する課題に従事することをしばしば避ける，嫌う，またはいやいや行う．
- (g)課題や活動に必要なもの（例：おもちゃ，学校の宿題，鉛筆，本，または道具）をしばしばなくす．
- (h)しばしば外からの刺激によって容易に注意をそらされる．
- (i)しばしば毎日の活動を忘れてしまう．

(2)以下の多動性―衝動性の症状のうち6つ（またはそれ以上）が，少なくとも6カ月間持続したことがあり，その程度は不適応的で，発達水準に相応しない：

多動性
- (a)しばしば手足をそわそわと動かし，または椅子の上でもじもじする．
- (b)しばしば教室や，その他，座っていることを要求される状況で席を離れる．
- (c)しばしば不適切な状況で，余計に走り回ったり高い所へ上がったりする（青年または成人では落ち着きがない感じの自覚のみに限られるかもしれない）．
- (d)しばしば静かに遊んだり余暇活動につくことができない．
- (e)しばしば"じっとしていない"，またはまるで"エンジンで動かされているように"行動する．
- (f)しばしばしゃべりすぎる．

衝動性
- (g)しばしば質問が終わる前に出し抜けに答えはじめてしまう．

(h)しばしば順番を待つことが困難である．
　(i)しばしば他人を妨害し，邪魔する（例：会話やゲームに干渉する）．
B．多動性―衝動性または不注意の症状のいくつかが 7 歳以前に存在し，障害を引き起こしている．
C．これらの症状による障害が 2 つ以上の状況（例：学校または職場と家庭）において存在する．
D．社会的，学業的，または職業的機能において，臨床的に著しい障害が存在するという明確な証拠が存在しなければならない．
E．その症状は広汎性発達障害，精神分裂病，または他の精神病性障害の経過中にのみ起こるものではなく，他の精神疾患（例：気分障害，不安障害，解離性障害，または人格障害）ではうまく説明されない．

　注意欠陥・多動性障害，混合型：過去 6 カ月間 A1 と A2 の基準を共に満たしている場合．
　注意欠陥・多動性障害，不注意優勢型：過去 6 カ月間，基準 A1 を満たすが，基準 A2 を満たさない場合．
　注意欠陥・多動性障害，多動性―衝動性優勢型：過去 6 カ月間，基準 A2 を満たすが，基準 A1 を満たさない場合．

2．ICD-10 による説明[2]

　多動性障害（hyperkinetic disorders）と分類されている．
　注：多動性障害の研究用診断では，さまざまな状況を通じて広範に，かついつの時点でも持続するような，異常なレベルの不注意や多動，そして落ち着きのなさが明らかに確認されることが必要である．またこれは，自閉症や感情障害などといった他の障害に起因するものではない．
　G1．不注意：次の症状のうち少なくとも 6 項が，6 カ月間以上持続し，その程度は不適応を起こすほどで，その子どもの発達段階と不釣り合いであること．(1)学校の勉強・仕事・その他の活動において，細かく注意を払えないことが多く，うっかりミスが多い．(2)作業や遊戯の活動に注意集中を維持できないことが多い．(3)自分に言われたことを聞いていないようにみえることが多い．(4)しばしば指示に従えない，あるいは学業・雑用・作業場での仕事を完遂することができない（反抗のつもりとか指示を理解できないためではない）．(5)課題や作業をとりまとめるのが下手なことが多い．(6)宿題のように精神的な集中力を必要とする課題を避けたり，ひどく嫌う．(7)学校の宿題・鉛筆・本・おもちゃ・道具など，勉強や活動に必要な特定のものをなくすことが多い．(8)外部からの刺激で容易に注意がそれてしまうことが多い．(9)日常の活動で物忘れをしがちである．
　G2．過活動：次の症状のうち少なくとも 3 項が，6 カ月間以上持続し，その程度は不適応を起こすほどで，その子どもの発達段階と不釣り合いであること．(1)座っていて手足をモゾモゾさせたり，身体をクネクネさせることがしばしばある．(2)教室内で，または着席しておくべき他の

状況で席を離れる．(3)おとなしくしているべき状況で，ひどく走り回ったりよじ登ったりする（青年期の者や成人ならば，落ち着かない気分がするだけだが）．(4)遊んでいて時に過度に騒がしかったり，レジャー活動に参加できないことが多い．(5)過剰な動きすぎのパターンが特徴的で，社会的な状況や要請によっても実質的に変わることはない．

　G3．**衝動性**：次の症状のうち少なくとも1項が，6カ月間以上持続し，その程度は不適応を起こすほどで，その子どもの発達段階と不釣り合いであること．(1)質問が終わらないうちに，出し抜けに答えてしまうことがよくある．(2)列に並んで待ったり，ゲームや集団の場で順番を待てないことがよくある．(3)他人を阻止したり，邪魔することがよくある（例：他人の会話やゲームに割り込む）．(4)社会的に遠慮すべきところで，不適切なほどに過剰にしゃべる．

　G4．発症は7歳以前であること．

　G5．**広汎性**：この基準は複数の場面で満たされること．例えば，不注意と過活動の組み合わせが家庭と学校の両方で，あるいは学校とそれ以外の場面（診察室など）で観察される（いくつかの場面でみられるという証拠として，通常複数の情報源が必要である．例えば，教室での行動については，親からの情報だけでは十分とはいえない）．

　G6．G1〜G3の症状は，臨床的に明らかな苦痛を引き起こしたり，あるいは社会的・学業上・仕事面での機能障害を引き起こすほどであること．

　G7．この障害は広汎性発達障害（F84.-），躁病エピソード（F30.-），うつ病エピソード（F32.-），または不安障害（F41.-）の診断基準を満たさないこと．

<軽度発達障害>

　軽度発達障害は，杉山登志郎（あいち小児保健医療総合センター）が2000年に提唱した用語で[4]，学習障害，注意欠陥・多動性障害，高機能自閉症・アスペルガー症候群などの広汎性発達障害，軽度の知的障害，発達性協調運動障害の5つの障害の総称として提案された．2002年に文部科学省が「通常学級に在籍する特別な教育的支援を必要とする児童生徒に関する全国実態調査」を実施し，その結果，知的能力が平均範囲以上にあるにもかかわらず，学習や行動上に困難をもつものが通常学級の中に6.3％存在することが示唆された．知的障害が軽度もしくは知的障害が存在しない（すなわち総合的なIQが正常範囲内）もの，すなわち，高機能自閉症，アスペルガー症候群，学習障害（LD），注意欠陥・多動性障害（AD/HD）等を軽度発達障害と呼称した．その後，障害そのものが軽いわけではなく，その意味する範囲は必ずしも明確ではないという理由から，文部科学省は，「軽度発達障害」という用語は使用しないことを表明した（2007）[5]．

<自閉症スペクトラム（autism spectrum）>

　ローナ・ウイング（イギリス，精神科医）は，広汎性発達障害のそれぞれの下位分類は別々のものではなく，連続したものであるとして「自閉症スペクトラム（連続体）」という概念を提案した（1996）[6]．自閉症スペクトラムという概念は，医療，福祉，教育の援助を行うときに有用であるため，次第に使用されるようになってきた．

2. 発達障害と作業療法

　発達障害と作業療法について，以下の流れで説明する．ここでは，広義の意味で"発達障害"を捉えることとする．

1　発達障害に対する作業療法の歴史的考察

　発達障害に対する作業療法がどのような変遷をたどってきたのか，キールホフナーの歴史分析[7]をもとに考察を進める．

　現在，あらゆる領域で，既存の見方，考え方の枠組み（パラダイム）が新しいパラダイムへ転換（シフト）している．キールホフナーは，トーマス・クーンの提唱したパラダイムとパラダイム・シフトをもとに，作業療法の過去—現在—未来の歴史的分析を行った（前パラダイム期，作業パラダイム期，内的機構のパラダイム期，未来のパラダイム期）（昭和58年〈1983年〉）．

　後述する科学の世界と生活世界と関連させて，小児の作業療法の歴史を示した（鷲田，平成18年〈2006年〉）（図1）[8]．

　発達障害児に対する作業療法の歴史を3期に分けて概観する．

①前パラダイム・作業パラダイム期（生活世界）の特徴は，日常生活を中心にした作業療法である．現在，作業療法で用いられている織物，陶芸，描画，音楽，手工芸などは，生活に密着した作業として当時から取り入れられていた．農業や家畜の世話などもこの時代の作業で，日本の精神科領域での作業療法ではつい最近まで用いられていた．この期には，発達障害児

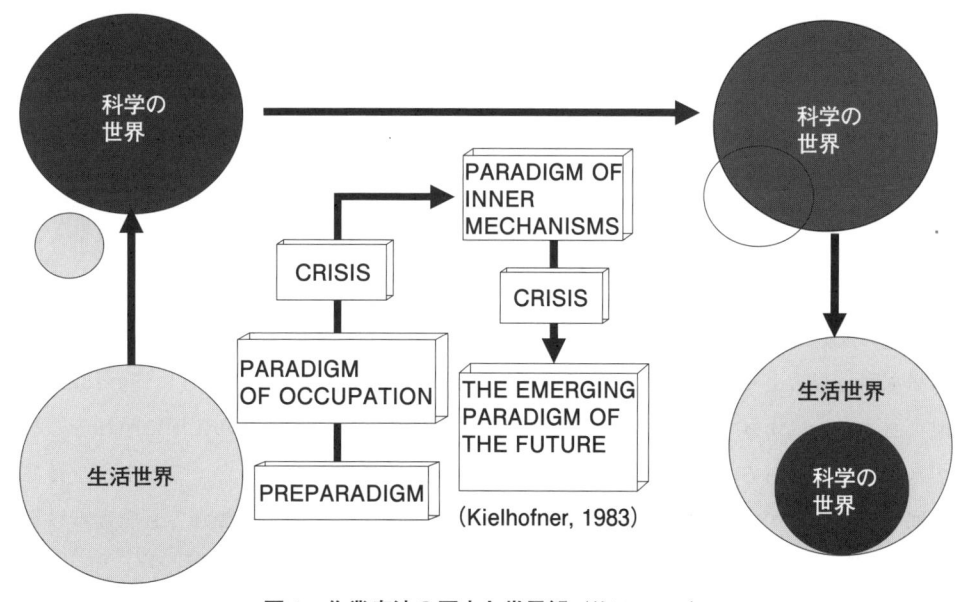

図1　作業療法の歴史と世界観（鷲田，2006）

に対するイタールやセガンの先駆的な研究の中に，科学としての作業療法の萌芽がみられる．
②内的機構のパラダイム期（科学の世界）は，医学との連携のもとで，科学としての作業療法の基礎が確立した期であった．ボバース，エヤーズ，スキナー他の治療理論が提唱され，それが臨床に広く用いられるようになった．この期に，障害者自身による自立生活運動（IL運動）が起こり，障害者の権利が主張され，科学としてのリハビリテーションに対して抗議運動が起き，ここから生活モデルの原型が生まれる．
③新しいパラダイム期（生活世界と科学の世界の競合と統合）では，科学としての作業療法が，根拠に基づく作業療法（EBOT）として明確な主張を展開する．生活を中心にした作業療法は，生活世界としての主観性，多義性，個別性を深め，対象者個人の歴史（語り，ストーリー性，ドラマ性）に鋭く切り込みながら，ナラティブに基づいた作業療法（NBOT）の流れになっていく．新しいパラダイム期は，この2つの潮流の競合と統合の期といえる．

1. 前パラダイム・作業パラダイム期（生活世界）

イタール，セガンの再評価

前パラダイム期は道徳療法といわれ，その源流は，イギリスのツーク（1784～1854）までたどることができる．この思想は，"アベロンの野生児"[9)]の教育に打ち込んだイタール（1774～1838）とその弟子であるセガン（1812～1880）に引き継がれた．

裸で木の実や根を食していた11，12歳の少年が1799年にフランスのコーヌの森で捕らえられた．イタールは，生活環境を元に戻せば，人間性を回復すると考え，その野生児を引き取り，教育を開始した．詳しくは「内務大臣閣下への報告書」として公表されている．

イタールの弟子であるセガンの著『生理学的教育法』[10)]の中に，感覚統合と共通する記述を発見し驚嘆した[11)]．以下に引用する．

①触覚の鈍さのゆえに，（中略）硬いものに指を打ち付ける者もいるし，（中略）額を人や物にぶつけたりする子がいる．（中略）彼らに手で触れることを教えると，額が触れたり感じたりする力を失う（p45）．
②感覚過敏症の例：子どもたちの中には，蜂鳥のように敏感なので，何にも触れないし，手に何かの形で触れられると非常に苦しむ者がいる．また，足が非常に敏感で，一番薄い靴でも苦痛であり，最も柔らかいカーペットや床に触れても，まるで耐えられないかのように，まるで燃えている石炭の上を歩いているかのように飛び上がることがある（p45）．
③バネ板の反動で揺れるブランコは，ロープを滑車に通して子どもの手を通し，それで自分の身体を引っ張るようになれば，（中略）手の過敏な神経を正常にすることに使われるし，（中略）あまり敏感すぎてわずかでも物に触れることができず，歩くために床に触れることさえできないこともある．バネ板で繰り返し押したり離したりし続けると，このような異常感覚を取り去ることができる．そして足はその安定性を回復し，手荒く触れても堪えられるようになり，このようにして，歩行の第一の要件が回復するのである（pp98-99）．

これは，エヤーズ（1923～1988）の感覚統合療法の中で触覚防衛（後に感覚防衛）とよばれ

る症状と同じであり，その体験的治療法も紹介されている．

このほかにもイタール，セガンの業績の中に，現在，狭義の発達障害とよばれる子どもたちの理解とアプローチに役立つ知見が多くみられる．

日本で最初にセガンの思想に触れた者は内村鑑三で，彼はセガンが以前に校長をしていたペンシルバニア州の白痴院（現在のElwin Institute）で重度知的障害児指導の介助をしていた（明治18年〈1885年〉）．この施設では，道徳療法の思想のもとで教育が行われ，作業の治療的価値について記載されている[12]．残念なことに，内村の経験は，日本の作業療法には継承されていない．

菅　修の「作業療法の奏功機転」

作業が心身の健康に多くの影響を与えるという思想は，主に精神障害者のリハビリテーションの中で実践された．菅　修（明治34年〈1901年〉～昭和53年〈1978年〉）は，東京府立松沢病院で精神障害者に対して作業療法を始め，その後，神奈川県立ひばりが丘学園，国立秩父学園，国立コロニーのぞみの園で施設長として知的障害児の指導にあたった．菅の作業療法に対する基本的な考えは，第72回日本精神神経学会（昭和50年〈1975年〉）で発表した「作業療法の奏功機転」に示されている（**表1**）[13]．

「作業欲は本来人間の基本的欲求の一つであるから，それを満足さすか，させないかは，心身の健康や障害に大きな影響がある」，「作業は，それが適度であれば，心身諸機能の活動を促進し，作業のないことから生ずる機能低下を防止する」など，11項目にわたって，作業のもつ奏功機転を説明している．現在のリハビリテーションにおいて重要視されている"廃用症候群"すなわち作業をしないことによる機能低下についての記載は，上記の第2項目にあたる．菅の思想と実践は作業パラダイムの時代の思想を最もよく示しており，毎日の生活の繰り返しによる生活のリズム化，作業のもつ活動性の回復力，自信を取り戻させる効果，常同症，自傷癖に対する作業療法の効果などについて述べられている．

2. 内的機構のパラダイム期（科学の世界）

神経発達的治療法，感覚統合療法，行動分析

1960年代，欧米の還元主義をもとに，解剖学，生理学，病理学，運動学，神経学，内科学，整形外科学などを基礎にした医学モデルへの傾斜が強まってくる．わが国最初の作業療法士の養成校として国立療養所東京病院附属リハビリテーション学院（清瀬）が開学（昭和38年〈1963年〉）したときは，まさに欧米の作業療法は内的機構のパラダイム期であった．作業療法は医学に組み込まれ，「医師の処方の基で……」作業療法を実施することが法律で明記された．この期における代表的なものは脳性麻痺に対する神経発達的治療法，LDに対する感覚統合療法である．また，人の行動を刺激と反応との関係で分析し，それをもとに行動の学習，再学習を行う行動分析学は，発達障害児のADLの指導に応用され成果を上げるようになる．

前述した国立療養所東京病院附属リハビリテーション学院では，すでに，小児の作業療法の授業で米国の作業療法士の教官によって，神経発達的治療法が紹介されていた（昭和40年〈1965年〉）[12]．ボバース夫妻の来日（昭和48年〈1973年〉）と研修会をきっかけに，日本各地で脳性

表1 菅 修による『作業療法の奏功機転』

1. 作業欲は本来人間の基本的欲求の一つであるから，それを満足さすか，させないかは，心身の健康や障害に大きな影響がある．

　作業欲は，食欲や性欲などと同じように，本来人間の基本的欲求の一つでありますから，その欲求を阻止するときは，心身に何かの遍和をもたらすか，または障害を引きおこします．もしも，その欲求を適当に満足させますと，心身の機能の調和が保たれ，健康が保持されるか，または障害の治癒機転が促進されます．
　精神病院では，患者の反社会的症状などのために，この正常な作業意欲が抑止されることが多く，そのために，二次的に，刺激性，暴行，常同症，不潔症などの不愉快な症状がしばしば発現します．したがって，ここでは，作業療法は，人間の本来の意欲を満足さすことによって，心身の調整を保つという一般的効果と，その意欲を阻止するためにおこった二次的症状を，消滅もしくは軽減するという特殊効果とがあります．一般に，作業意欲は人間の基本的の欲求の一つであることが，とかく看過されており，この欲求が無雑作に阻止されることが多いので，注意しなければならないと思います．

2. 作業は，それが適度であれば，心身諸機能の活動を促進し，作業のないことから生ずる機能低下を防止する．

　人体の諸機能は，使用することで発達し，休止することで低下するものですから，作業は心身の活動を促進し，体力の低下や痴呆化を防止します．

3. 作業は新陳代謝を増進し，食欲，便通，睡眠その他の体調をととのえ，基礎気分を快適に維持することができる．

　これは前項と似たことですが，それをもっと具体的に示したものです．作業療法を受けた患者は，新陳代謝がさかんになり，食欲は増進し，便通はととのい，睡眠は良好になり，気分も快調になります．
　このような卑近な身体的条件の改善が，案外，作業療法の効果の中から見のがされています．

4. 作業は，生活のリズム化をはかるのに，有効である．

　作業療法は，生活のリズム化をはかるのに，もっとも有効な手段です．レクリエーション活動などでは，一時的には，生活を豊富にしたり，うるおいを持たせたりすることはできますが，くりかえしができないので，生活のリズム化をはかるには不便です．これに反して，作業は毎日つづけることができますので，生活のリズムを維持するのに便利です．この生活のリズムを保つことは，健康維持や，情緒の安定の上にきわめて重要であります．

5. 作業は，それによって，病的観念より正常観念に注意を向けることができる．

　この作用があるために，精神内界で，正常観念の勢力が勝ちを占め，日常生活で，その態度がより正常化されます．妄想も消褪するのが普通です．

6. 作業は，病的な意志行為に向けられるエネルギーを正常行為におきかえることができる．

　この作用があるために，本療法によって，たとえば，常同症．衒奇症，収集症，不潔症，自傷癖などに向けられるエネルギーを，正常な作業行為に向けることができるので，それらの症状は，いちじるしく減少するか，またはなくなります．一般に作業療法をさかんに実施している病院では，上記のような症状はいちじるしく少ないのが普通です．

7. 作業は，支離滅裂な行動を正常な軌道にのせることができる．

　観念連合の支離滅裂な患者は，その行動も同じくまとまらないものでありますが，その患者に一定の軌道にのった作業をさせますと，その行動が，次第にまとまってきます．たとえば，車の後押しをさせますと，頭は支離滅裂でも，行動の方は軌道にのっておることができ，それをくりかえしてつづけるうちに，一般に行動が，次第にまとまってくるものです．

8. 作業は，意志減退した患者をして，徐々に，その活動性を恢復させる．

　病室の隅に，何年もうずくまっているような意志減退患者でも，また緊張病の昏迷状態でも，毎日規則正しく，適当な作業，たとえば，短距離のところに土の運搬などをさせることで，次第に活動性を恢復させることができます．

9. 作業は，患者をして，その効果をみることで，満足感を味わせ，自信をとりもどさせ，劣等感を弱めさせることができる．

　精神障害者は，一般に劣等感におちいっているものですが，作業の成果をみることで，自信をとりもどし，満足感を覚えるものです．このことが，その日常生活に，張りを持たし，延いては，心身の健康保持に役立ちます．

10. 作業は，それによって，患者に他人との連帯感を養わせ，社会性をとりもどさせ，さらに積極的に，他人への寄与的生活を可能にさせる．

　精神障害者は，自己の世界にとじこもりがちですが，作業療法によって，他人との連帯感を養うことができ，延いては社会性を恢復します．さらに積極的に他人に感謝されるような仕事をすることで，依存生活から寄与生活へ移ることができます．

11. 作業は，一般に，感染症やその他の疾病に対する抵抗力をたかめる．

　毎日規則正しい生活，外気に常にふれる生活，心身の各機能が毎日はたらいている生活，これらの生活は，一般に疾病に対する抵抗力を強くします．特に感冒とか，赤痢等の流行の時など，本療法を受けていない患者に比べて，それらに対する抵抗力の強いことを経験します．

〔精神神経学雑誌　77 (11)：770-774, 1975 より引用〕

麻痺（cerebral palsy：CP）に対する神経発達的治療法が普及，実践された．神経発達的治療理論を共通理論として理学療法士，作業療法士，言語聴覚士たちはCPセラピストとして，協働して脳性麻痺児の療育に当たることが大事であると主張され，南大阪療育園，ボバース記念病院を中心に大きな成果を上げてきた．

　作業療法士であるエヤーズによって，感覚統合療法が提唱され（昭和40年〈1965年〉），これをきっかけに，発達障害児に対する作業療法の対象がLD，自閉症，注意欠陥・多動症候群などへと広がっていった．作業パラダイム期にセガンの先駆的な実践の報告があったが，生活の中で観察された経験をもとにした知見であり，科学的な客観性，普遍性，論理性に欠けていた．

　一方，感覚統合療法は，神経学の知識をもとに，調査と実験に基づいたデータが統計的に処理され，科学としての基本条件を満たしていた．感覚統合療法の理論と技術を手に入れることによって，作業療法は，発達障害児に対する科学的な療法として認知されるようになる．

　エヤーズの著書『感覚統合と学習障害』[14]と『子どもの発達と感覚統合』[15]が翻訳され，感覚統合に対する理論と実践への関心が高まる．日本感覚統合障害研究会が発足し（昭和56年〈1981年〉），南カリフォルニア感覚統合検査（SCSIT）が紹介され，その講習会を中心に，日本の小児神経学の研究者を講師に，活発な研修会が開催されるようになった．同時に『感覚統合研究』全10巻が出版された（昭和59年〈1984年〉〜平成6年〈1994年〉）[16]．

　作業療法の領域でLD児が特集として初めて取り上げられ（昭和56年〈1981年〉），感覚統合療法の臨床報告が登場する[17,18]．

　1970年代後半から行動分析学の理論と方法が小児の作業療法に応用され，食事指導[19〜21]，排泄指導[22]などが報告され，ADLの指導に有効な理論であることが実証された．

遂行レベルと覚醒レベル：逆U字仮説

　発達障害児の覚醒レベルが最適な状態にないと，作業の遂行レベルが保てないことは日常的に経験する．ヤークスとドッドソンは，ネズミの実験によって，覚醒レベルと，明るさの弁別学習の関係を明らかにした（ヤークス－ドッドソンの法則，明治41年〈1908年〉）．覚醒レベルと遂行レベルとの関係は，その後，「逆U字仮説」として提案された（ダフィ，昭和37年〈1962年〉）．覚醒レベルと運動の遂行の関係，反応時間と覚醒レベルとの関係，運動の協調性と覚醒レベルの関係，活動の種類，複雑さによって最適な覚醒レベル域が異なることもわかってきた．巧緻的な作業活動は筋力を使う作業活動よりも覚醒レベルの低いほうが作業遂行は高いこと，不安や，パーソナリティ特性との関係などが研究され，この「逆U字仮説」は実証されている（図2）[23]．

　覚醒レベルが低く反応性が低下し，課題遂行が困難だったり，逆に覚醒レベルが高すぎて反応性が亢進し，注意が集中できず課題遂行が困難な子どもがいる．このように覚醒レベルのコントロールがうまくいかない子どもに対して，前庭感覚，固有感覚，触感覚，聴覚，視覚，嗅覚，味覚などを促通刺激または抑制刺激として与えることによって，覚醒レベルを最適レベルに保ち，作業遂行レベルを調整することは，発達障害児の臨床で役立つ．

　また，ブラゼルトン新生児行動評価尺度[24]の「干渉によるなだめ」の項目は，興奮して泣きが止まらない発達障害乳幼児に対する子育て法として役立つ．実際の指導の中でその効果は体験

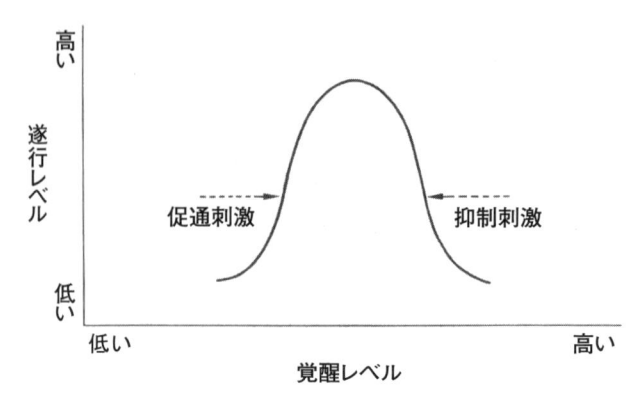

図2 促通刺激と抑制刺激による覚醒レベルの調整

できる．

3. 新しいパラダイム期（生活世界と科学の世界の競合と統合）

自立生活運動（IL運動）の思想とその影響[25]

内的機構のパラダイム期では医学モデルが圧倒的な優位を占めていた．しかし，現在，医学モデルだけでは，発達障害児がかかえている生活の諸課題を解決することはできないということは共通の認識である．その先駆けとなったのが，自立生活運動であった．

自立生活運動とは，1960年代に，米国のカリフォルニア大学やイリノイ大学の障害をもつ学生によって始まった障害者の権利擁護の運動であり，「自分たちを病人・患者扱いするのをやめて，他の学生と同じ大学生活を保障してほしい．そのためには病院でなく，アパートや学生寮で生活できるように，アクセスや介助システムや学習に必要なサービスを作ってほしい」という要求から出発している．

その後，この運動は単なる障害者の生活改善に対する要求にとどまらず，当時の米国における消費者運動や，少数民族の権利主張の運動と結びついてくる．また，科学の世界に基づいたリハビリテーションのパラダイムを痛烈に批判し，その矛先はリハビリテーションの専門家（医師，理学療法士，作業療法士ら）にも向けられるようになってきた（デヨング，昭和54年〈1979年〉）[26]．それまでのリハビリテーションのパラダイムでは，問題は障害者個人であり，その問題の解決には，リハビリテーションの専門家による専門的な介入が必要とされた．対象者は，障害児，クライエントとしての役割を演じることが期待され，介入の主導者は専門家であった．望まれる成果は，できるだけ他人の世話にならないようにADLの最大限の自立であった．

一方，自立生活運動のパラダイムでは，問題は専門家や家族に依存するそのことであり，病院や施設などリハビリテーションが行われる環境やリハビリテーションのプロセスがその依存を生んでいると主張する．問題の解決には，専門家だけではなく，ピア・カウンセリングや自助グループなどが必要である．生活環境におけるバリアの除去，生活者としての権利擁護の枠組みの構築が必要であり，当事者は患者やクライエントの役割を演じることではなく，自ら生活に必要なものを，自ら選んで購入する消費者としての役割であり，主導者は専門家ではなく当事者であ

る．目標はADLの自立ではなく，自己決定や自己選択の行為による生活の自己管理能力の獲得による生活者としての自立である．自己決定や自己選択の行為とは，障害者がたとえ日常生活の中で介助を必要とするとしても，自らの人生や生活のあり方を自らの責任において決定し，また自らが望む生活目標や生活様式を選択して生きる行為を意味している．「他人の助けを借りて15分かかって衣服を着，仕事に出かけられる人間は，自分で衣服を着るのに2時間かかるために家にいるほかない人間よりも自立している」と主張した．障害者が，失敗の可能性に挑む行為を自立の要件の一つとして重視している．リスクに挑む決意とその行為の社会的是認がなされることなくして自立生活は成り立ち得ない．彼らの主張する世界は，自らの主体性が重要であり，自ら選ぶ権利があり，その選択肢は一つではなく多様で，個別的なものである（生活世界）．

この自立生活運動の思想は，カナダの作業療法モデルに大きな影響を与え，その後の生活モデルの枠組みを構築する．

医学モデルから生活モデルへ[27]

医学モデルでは，病因－病理－発現（症候）をモデルとして障害の治癒と正常化を目指している．障害が治療の対象である．

発達障害児は，治療のために長期間，施設，病院などへの入所や入院が余儀なくされる．兄弟姉妹，両親や地域の子どもたちから切り離される．施設内，病院内に特別学級が設けられ，学齢期の子どもたちは，そこで義務教育を受ける．その結果，日常生活や社会生活に必要な諸活動や社会参加の経験が制限され，生活の質（QOL）が損なわれる結果を招くことになった．普通のあたりまえの生活を犠牲にして障害の治癒と正常化に専念しても，完全に治癒することはなく，結局障害は残る．その結果，一般社会での生活適応が困難になり，新たな二次障害を生むことになった．医学モデルによる中途半端な治癒と正常化よりも，社会参加によって生活に必要な経験を積むことのほうがはるかに重要であると強く認識されるようになり，発達障害児に対する援助の視点は，医学的な治療から，生活の支援へと大きく転換しはじめた．自立生活運動のスタートから40年以上が経過し，発達障害児の領域で生活支援が本格的に主張されるようになった．

国際障害分類（ICIDH）から国際生活機能分類（ICF）への改訂（平成13年〈2001年〉）は，まさに，時代のパラダイム・シフトを示した国際的な枠組みであるといえる．

日本における発達障害児の作業療法の中で，長期間にわたる生活を重視した報告が多くみられる．

風間忠道と佐藤智恵子は筋ジストロフィー児との10年以上にわたる作業療法の実践を通して，「作業療法で培ってきた自信はその人の生命を支え，作品に対して真剣に取り組んできた姿勢は，病気に対しても真剣に対峙する姿勢に通じるものである」と述べ，生活に埋め込まれた作業が作業的存在（occupational being）として重要な影響を与えるという洞察を示している[28]．

宮崎明美，辻薫，若松かやの，佐々木清子らは，小児の作業療法の基本的な視点はパッチワーク風の治療ではなく，作業のもつ統合的な特徴を生かして生活力を高める必要性を強調し，子どものもっている潜在能力を最大限に家庭生活の中で発揮させる家庭療育への援助が大切であると述べている．障害児が地域社会に参加していくためには家族や社会との関係性の中で子ども

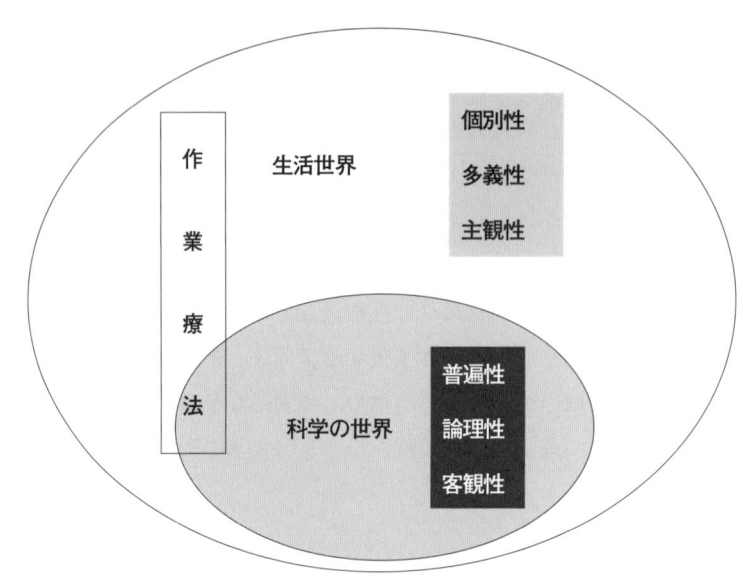

図3 科学の世界と生活世界

の生活を捉え，作業を共通手段として回復，適応を援助することができる作業療法士への提言がなされている[29〜32]．

岸本光夫は，子どもと家族の暮らしの中から，病院や施設ではみられない生活の実態を明らかにしている．「子どもを取り巻く実生活を評価し，日々繰り返しのある生活を治療手段とし，具体的な日常生活を目標にしなければならない」と述べている[33]．

科学の世界と生活世界

生活世界という用語が，作業療法との関連で紹介されたのは，およそ10年前からである（図3）[34,35]．

それ以前から生活重視の思想は作業療法の底流にあり，作業療法の研究や臨床報告にみられる．それは，はっきりした世界観に裏付けられていないため，"生活の科学化"とか，"生活を科学する"などとよばれた．

これまで，あたりまえと思っていた客観性，普遍性，論理性を中心とする科学の世界には限界があり，科学は革命を起こしてその見方考え方が転換しまうという衝撃的な書物が出版された（『科学革命の構造』昭和37年〈1962年〉）[36]．何でも事実に還元してしまう学問の危険性に対して"日常性を中心としたこの世界"，毎日生活している"この世界"にこそ，現実性がある．フッサールは，それが「生活世界」であると主張した（昭和29年〈1954年〉）[37]．科学の世界は生活世界の一部にすぎない．

2 発達障害に対する新しい作業療法の支援の枠組み

発達障害に対する新しい作業療法の支援の枠組みは，発達障害に対する作業療法の歴史的考察で述べたように，生活世界と科学の世界の競合と統合がキーワードである．科学の世界からは，

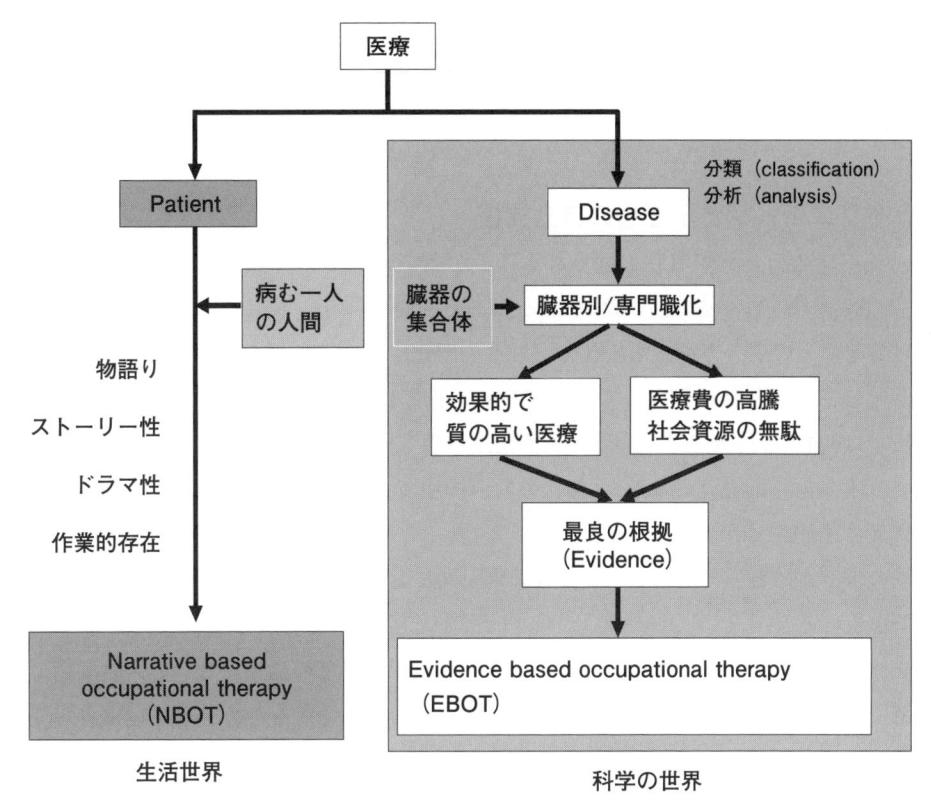

図4 EBOT と NBOT

　根拠に基づいた作業療法（EBOT）が強力に主張され，生活世界からは，ナラティブに基づいた作業療法（NBOT）が主張されている．どちらも歴史的な系譜があり，二者択一ではなく，統合して捉えることが重要である．両者の流れとその関係を図4に示した．

　根拠に基づく作業療法の背景には，医療費の高騰による財政的な負担，効果的で質の高い医療に対する社会的な要望がある．自分の受けている作業療法は本当に効果があるのか，効果判定はできているのか，それを示すデータを提出してほしいという要求になってくる．客観的な，普遍的な，論理的な科学の世界の主張である．患者が治療者と治療法を選ぶようになり，自立生活運動の"患者"ではなく"消費者"であるという主張が唐突ではなく，あたりまえの主張になってきた．

　ナラティブに基づく作業療法の背景には，現在の医療がヒトを臓器の集合体として，臓器別に専門職化され，全人的な医療から程遠い現実の中で，患者の悩みや痛みにきちんと向き合った人間としての尊厳を問い直す医療への要求が背景にある．主観的な，個別的な，多義的な生活世界の主張である．

　2章以下に，根拠に基づく作業療法の実践が展開されるので，ここではナラティブに基づく作業療法を中心に説明する．

　厚生労働省は，障害児支援の見直しの視点として，①子どもの自立に向けた発達支援，②子どものライフステージに合わせた一貫した支援，③家族を含めたトータルな支援，④子ども・家族

にとって身近な地域における支援を柱にすることを示した（障害児支援の見直しに関する検討会, 平成20年〈2008年〉）．これは, 発達障害に対する作業療法の4つの生活支援の枠組みとして理解できる．

1. ライフステージと子どもの自立支援

最近，ライフステージが取り上げられることが多い．ライフステージとは「人生のある時期（段階）を意味する．……一定の特徴をもったある期間をいう．人生（あるいは生涯）のある時期におけるその人の生き方や生活の仕方（とその変化）というようなやや漠然とした，少し広い視点を想定している」と述べられている（庄司, 平成18年〈2006年〉）[38]．そこには，エリクソン（1902～1994）に代表される心理社会的発達理論[39]，ブロンフェンブレナー（1917～2005）に代表される生態学的発達理論[40]，「関係の営みの中で人は発達する」と主張する鯨岡らに代表される関係発達理論[41]がある．

発達期の子どもにとって，自立の支援は乳幼児期における家族や身近な人の子育ての方法に大きく影響を受ける．

エリクソンの心理社会的発達理論は，新生児から高齢者までの発達を8つの人生段階に分け，その段階での発達課題と個体の諸欲求と社会的期待との間の葛藤を心理社会的危機として示している[39]．

8つの発達段階

1) 口唇感覚期　　　　基本的信頼：不信
2) 筋肉肛門期　　　　自律性：恥と疑惑
3) 移動性器期　　　　自発性：罪悪感
4) 潜在期　　　　　　勤勉：劣等感
5) 思春期と青年期　　同一性：役割混乱
6) 若い成年期　　　　親密さ：孤立
7) 成年期　　　　　　生殖性：停滞
8) 円熟期　　　　　　自我の統合：絶望

基本的信頼は，発達の土台であり，この葛藤をきちんと乗り越えることが，自律性，自発性，勤勉の獲得へとつながっていく．

特に，発達障害児の場合，乳幼児期に起こる葛藤が，いつまでも克服されることなく，心理的外傷として，その後の発達に支障を与えていることが多い．

基本的信頼

基本的信頼には，養育者（母親）との相互性が中心的なプロセスである．ここをきちんと確立することが，作業療法の基本になる．自分のすべてが受け入れられているという養育者に対する絶対的な信頼感，自分は養育者に受け入れられ信頼される価値があるという自分に対する信頼感，この両方によって基本的信頼は裏付けられる．自分は，皆に望まれて生まれてきたのだ，皆に期待されて生まれてきたのだという絶対的な確信，それが「基本的信頼」である．

養育者との葛藤によって，養育者に対する絶対的な信頼が形成されないと，自分は周囲から認められないと感ずるようになり，それに伴って自己肯定感が低下する．その結果，非社会的，反社会的行動（二次障害）が頻発し，社会適応がますます困難になってしまう．

特別支援学校の担任教師，発達障害児，その母親に対して，教育委員会の要請で作業療法士として支援活動を行っている．

A君（男児7歳）は，ことごとく相手に不快感を与えるような行動を頻発させ，制止すればするほどエスカレートして，最後はパニック状態になり，人との関係，物との関係を破壊してしまう．じっと落ち着いていられない．いつも部屋中を駆け回っている．衝動的にさっと動く．こだわりが強く，来校者が来ると，後ろに回ってさっと肩に乗って肩車をする．こうした行動を何十回と繰り返し，その結果，来訪者は首と腰を痛めたりしたが，担任教師がいくら注意しても止めない．家庭では母親と二人暮らしで，母親の情緒的不安定さもあって，本児はイライラするとパニックを起こし，泣き叫ぶ．買い物時に母親の手を振り払って，道路に飛び出し，車にぶつかったりした．

特別支援学校の担任教師から相談を受けた作業療法士は，自分は受け入れられているという基本的信頼を担任と子どもの間に作ることを第一優先とするように提案した．その間，問題行動にはちょっと目をつぶってもらうことにした．家庭内の母子関係の事情もあり，まず，「抱きしめる」（圧・固有感覚刺激）ことから始めた（"好き好き"するよ）．3カ月後，「さー，好き好きだよ」と言うと，遊んでいても飛んできて，担任の膝の上に乗って気持ちよさそうにする．この対応のあと，A君は，課題学習においても見違えるように行動が変容してきた．文字の読み学習，思ったことの文字表現，思ったことの描画などきちんと椅子に座ってできるようになってきた．言葉の意味を絵で描く，作業療法士の顔をちゃんと特徴を捉えて描く……などの進歩がみられた．

発達障害児に対する基本的信頼の構築がいかに重要であるかについては，臨床の作業療法士は誰も否定する者はいない．養育者に対する絶対的な信頼感と信頼される価値があるという自分に対する信頼である．

平岩幹男[42]は発達障害の援助の最終目標を2つ挙げている（平成20年〈2008年〉）．
①自分に自信をもてるようにする．
②社会で生きていけるようにする．
この中に4項目を挙げている．
・我慢が必要なときに我慢できるようにする．
・交通ルールなど最低限必要な社会的ルールを守る．
・あいさつなど基本的な社会習慣を身につける．
・パワー（才能）を発揮できる場所をみつける．

自閉症の子どもを育てた母親の記録[43〜48]の中で，「①慣れた場所，②大好きな方々，③大好きな世界という三拍子そろった「安心」が最大に保障されていることが，笑顔いっぱいに生き生きと成長し続ける鍵である」と述べている（『ひろし君の本』第Ⅳ巻p47）．この基本的信頼は，セラピーの中で，きちんと保障されることが，模倣の世界から，自発性，独自性，創造性へと発達していく基礎になっていると思われる（図5）．

これは，発達障害児に限ったことではなく，人が成長するための基本的な保障である．

自律性

随意筋の発達とそのコントロールがこの段階では重要である．原始反射の統合と立ち直り反応，平衡反応の獲得，随意筋のコントロールによって，立ったり，走ったり，飛んだり，ジャンプしたり，飛び降りたりできるようになる．これによって，粗大運動を中心にした遊びが展開される．手指の巧緻運動のコントロールによって，鉛筆やクレヨンの持ち方，スプーンや箸の持ち方が発達（回内にぎり，回外にぎり，三脚指位，動的三脚指位）する．手指の発達と口腔の随意筋のコントロールの発達によって食事が自立してくる．肛門や膀胱の括約筋のコントロールによって日常生活において重要な排泄が自律してくる．これらは，養育者との基本的信頼の確立が重要で，これが保障されていないと食事と排泄の自立が混乱する．養育者の過剰な要求や強制的な指導があると，食事や排泄が奇妙な習慣から抜け出せず，そこにいつまでも停留してしまうことがある．

自発性

次の段階で，子どもは自発的に自分のやりたいことを主張するようになる（自己主張）．基本的信頼と自律性が確立していないと，自己主張によって家族や周囲の人たちから罰せられるのではないかという葛藤が起きる．発達障害児は，こだわりが非常に強いことが多いため，それを制止されることが多く罪悪感をもちやすい．この場合，「だめ！」という抑制は逆効果であり，「がまん！」という言葉が効果的な場合が多い．特に，動作を伴って，手を握り，手を前に組んで，子どもに「がまん」と言葉で言わせる（デモンストレーションと言語指示）．言葉との結びつきが特に重要である．自己主張させながら，自分でコントロールさせる．これを日常生活の中で繰り返し行うと"がまん"という言葉で次第に衝動的な行動をコントロールできるようになる（自己調整）．できるだけ早い時期から導入する．"がまん"には抑制的な（したいけれども，しないでいる）行動を抑える"がまん"と，つらいけれどもがんばってするような行動を促通する"がまん"がある．どちらも重要である．

援助の基本図[49]

エリクソンの発達課題をもとにして，作業療法の臨床的な経験の中から，発達障害児に対するセラピストの基本的な対応について示す（図5）．この図は臨床の経験の中から構成されたものであり，臨床の場面で役立つ．

横軸は，子どもは受身的に「させられる」のではなく，能動的に，自分から行動するような方向で援助する（受身的〈passive〉→能動的〈active〉）ということを示している．少しでもそのようにできたらすぐにほめて強化する（即時強化と形成化）．

縦軸は，子ども自身が，「そんなことぼくにはできない，面白くない」と課題を否定的に捉えるのではなく，「やればできるかもしれない，楽しそうだな」と肯定的に捉えるように導くことである（否定的〈negative〉→肯定的〈positive〉）．セラピスト自身も，子どもの行動を，「こんなことをして」と否定的に捉えるのではなく，「こんなふうにできるのだ」と肯定的に捉える．このように子どもが行動するようになれば，ほめてすぐに強化する（即時強化と形成化）．

望ましい行動の学習や望ましくない行動の抑制，新しい行動の学習など，日常生活動作の自律

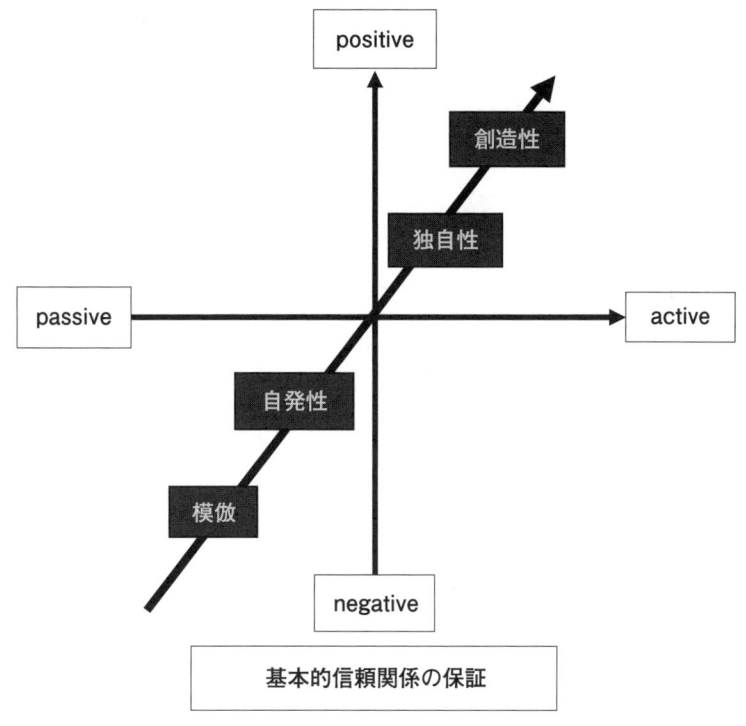

図5 援助の基本原則 (鷲田, 1999)

に向けた援助に，行動分析の技術は効果的である．その指導は数量化され，その経過をきちんと示すことができる．

2. 家族にとって身近な地域における支援

家族を含めたトータルな支援として，子どもの生活を子どもの日常生活の時間調査の中から表示する「三間法（時間，空間，人間）」や「生活の地図」として理解することは有効な方法であろう[50]．

石原詩子[51]は，町の子育て支援課に所属して，保育園，幼稚園を訪問し，地域，生活に根ざした作業療法支援の実践的な報告をしている．このような取り組みが，発達障害に対する多角的な視点の重要性と関連職との協働の必要性を具体的に臨床の中で示すチャンスになる．

人とのつながりについて，長谷川幸介の縁論について紹介する[52]．

人間は一人で生存できない社会的動物であり，多様な人間関係を取り結ぶ．それは血縁，地縁（コミュニティ），職縁，友縁（アソシエーション）の4つの縁であるという．発達障害児の家族にとって身近な地域における支援を考える場合に，4つの縁をもとに考えると理解しやすい．

血縁は，両親を中心にした家族とその親族である．これは，発達障害児と成人の地域での自立生活支援にとって最も力になる中心的な縁である．特に両親を中心にした家族は要である．

発達障害成人の場合，地域の作業所や普通の企業で就職している場合も多い．職場における人間関係（職縁）は，発達障害成人の社会性を身につける機会として重要な位置を占めている．

もともとコミュニティという意味での地縁には，自治会などがあり，古い日本のムラ社会の結

びつきがあった．農村での地域は，助け合いの世界であると同時に，偏見と中傷と風評によって，障害児とその家族がいわれのない困難に遭遇する場合も多い．"向こう三軒両隣"の世界である．そこに住んでいるかぎり抜け出すことはできない．筆者の住んでいる地域はまだこの結びつきが残っており，不必要な人間関係に翻弄される．

友縁は，ある一定の条件を満たしている人たちの集まりである．PTAのA（association）である．音楽や遊びなどの趣味の会や同じ幼稚園，保育園などの父母会などの縁である．地縁とは異なり，いつでも抜け出すことができる．障害児の親の会，兄弟姉妹の会などもこの縁である[53,54]．発達障害児の場合，いつも親-子の関係が取り上げられるが，同胞としての兄弟姉妹に注意を向ける必要がある．親のように「自分が産んだ」という悲壮感はない．気がついたら一緒に生活していたというごく自然な出会いである．「同胞は他人の始まり」であり，つかず離れずの関係である．発達障害児が社会適応していく過程で，同胞の果たす役割は大きい．最近，発達障害児の兄弟姉妹の問題に取り組んだ書が出版されるようになってきた．

臨床で作業療法士として働いているときに，母親がポツリと言った．

> ある日，「お母さん，私のこと本当に好きなの？」と真剣な顔で，健太（脳性麻痺）のお姉ちゃん（小学2年生）に聞かれました．「もちろん，あなたのこと大好きよ」と答えたけれど，「ふーん，そうなんだ」と姉は言って，黙ってしまいました．私は障害の子の母親であると同時に他の子どもの母親でもある．分け隔てなく接したつもりだったけれど，お姉ちゃんはとても寂しかったのだと気がつきました．

兄弟姉妹は，いつもがまんすることを強いられる．自分の悩みを家族関係以外のところで語り合える仲間としての"兄弟姉妹の会"は，きっと友縁の一つとして大切であろう．

ひろし君（自閉症）[43〜48]

自閉症児が家族とともにこの身近な地域に住み続け，地域の人たちの援助を受け，自立し，職業をもち，生活している事例は注目に値する（『ひろしくんの本』全6巻）．この書は発達障害児が，生きてきたありのままの世界を，克明に記録した発達障害児とその家族の人生そのものの歴史である．この記録は，これが唯一のものであり，同じものはこれまでもないし，この後もない．そういう記録が1回限りの，生活世界の記録である．科学の世界の記録のように再現したり，反復したりすることはできない．これは良い意味での壮絶な血が吹き出るような生身の記録である．これまでの発達障害児に対する支援のあり方を考えるときに"眼から鱗"のような衝撃を受ける．これがナラティブに基づいた作業療法の原点になる記録である．うわべだけのコメントを寄せつけない重みがある．発達障害児の支援のモデルになると確信している．モデルは，客観性も普遍性もないが，きわめて現実感が強い．

この本は，母親によって綴られたものである．生まれたときからずっと，住み慣れた地域で，幼稚園時代の友達，クリーニング店のおばさん，デパートの店員さん，郵便局の職員，トレーニングジムの先生，太極拳の先生など，たくさんの地域の人たちとの織り成す日々の生活とその成長が克明に記録されている．

日常の生活の中から克明に記録された生活の知恵が共感をもって，実感を伴い，その思いが伝

わってくる．これをストーリー以外の方法で伝えることはできない．

　子どもがここまで成長できたのは，同じ地域に住み続けたからである．向こう三軒両隣に住む人たちとの心のこもった交流があって初めて今があると語っている．

　毎日同じことを繰り返していく日常生活，その積み重ねが，年単位で毎日，毎日継続される中から，日常生活者としての生活が成り立っているわけである．それは千回単位で繰り返される．

　最初の行動様式が入力されると修正や変更が簡単にできない．だから何事もスタートが肝心である．完全に体の中で燃焼して，手慣れてくる．そこで初めて，場面に合った行動様式を自ら選んで行動できるようになる．何百回，何千回と繰り返したら必ず子どもが変化するときがある．子どもの発信が出るまで，ここまで根気よく待つことが重要であると述べている．

　ひろし君が，今までの出来事を思い出し，母親に語るようになり，母親はそれをメモして「博の興味の世界」としてまとめられている（第Ⅳ巻）．

　最後に，自閉症にかかわるすべての人は，『ひろしくんの本』をお読みいただきたい．

ストーリー性とドラマ性

　生活者としての思想は，一方的に発達障害児を社会に適応させ，できるだけ健常児と同じ状態に近づけるのではなく，協働して，一緒に社会を作っていくという思想である．家族から離れて，発達障害児だけを集めて施設を作るという施策から，自分の住んでいる地域で，家庭から通うことを基本にした施策へと転換してきた．住み慣れた地域での学校に通うこと，クラスに発達障害児の存在することそのことだけでも，普通の学校でのいわゆる普通児とよばれる子どもたちにどれだけ大事なことを教えているのか．発達障害児がもちろん地域の人たちの力を借りることはあるけれど，それ以上のものを地域にお返ししている．支援と一方的にいわずに，助け合い関係であるという視点が基本である．これを踏みはずすと，生活者としての思想が崩壊する．

　地域で生活するためには，2つの考え方の前提がある．それぞれの人は，同じではないということが最初の前提である．あたりまえのことであるが，この前提を忘れやすい．すなわち，人はそれぞれ自分のストーリーをもって生きている．同じストーリーをもっている人はまったく存在しない．もう一つの前提は，人は自分の人生の主役として生きるということである．

　ナラティブに基づいた作業療法（NBOT）について，米国のマッティングリーとクラークは作業的ストーリーテリング，作業的ストーリーメイキングとして述べている．クラークは「セラピストと生存者が共にストーリーを作り出す過程を作業的ストーリーメイキング」とよんだ．それは意義ある未来を組み立てるための共同作業であると述べている[55]（詳細は成書）．

　ここでは，ストーリー性とドラマ性という観点から，ナラティブについて説明する．

　福岡真一は「機械には時間がない．原理的にどの部分からでも作ることができ，完成した後からでも部品を抜き取ったり，交換することもできる．そこには二度とやり直すことのできない一回性というものがない．生物には時間がある．その内部には常に不可逆的な時間の流れがある」と述べている[56]．生物としての人間を考えるときに，時間の流れ，一回性を無視することはできない．したがって，時間の流れの中で人生を考えるときには，ストーリー以外の方法で人を捉えることは難しい．それをストーリー性という．生きているその瞬間，瞬間には，そのストーリー

はみえない．進行形の世界である．後からの振り返りによってのみたどることができる．ストーリーは，実際に起こったことの模写（コピー）ではない．後から回想できるにすぎない．非常に主観的な物語である．

最近，発達障害児の幼少期から，成人して社会で生活している長い時間の中での作業療法士の報告が多くなってきた[57,58]．それは，すべてストーリー性をもっている．横断的な調査や介入による統計的な研究では，発達障害児のもっている課題が浮き彫りになってこないからである．すなわち，対象者のストーリーを語ることなしに，どのようにこれからその人に対して援助をしていけばよいかわからない．このような実践報告はストーリーという方法を使わないで述べても，実感として伝わってこない．

人は，自分のストーリーを知ることによって，それ以後の人生を主役として演じることができる．ドラマは，俳優がその人物を演じることによって展開する．自分の人生を主役として演じる．未来に向かって生きることは，まさにドラマである．それをドラマ性という．

発達障害の人が，著者は意識してはいないが，自分のストーリー性とドラマ性について語っている例は多い．小曽根俊子[59]，小山内美智子[60]は脳性麻痺である．ドナ・ウィリアムズ[61,62]，テンプル・グランデイン[63]は自閉症である．

ドナ・ウィリアムズ（自閉症）

自分のストーリーを書き綴った『自閉症だったわたしへ』（平成5年〈1993年〉）がある．自閉症といわれる人が，自分と周りの世界をどのように捉えているか，その"思い"を知る貴重な書である．著者は翌年（平成6年〈1994年〉）に『こころという名の贈り物　続・自閉症だったわたしへ』という本を出版した．その中で著者は，「……ここにはわたしのこれまでの人生が綴られている．わたし自身の軌跡が綴られている．これを書き上げたことで，わたしの中では，ひとつの時代が終わったのだ．そして，今，新しい日々が始まろうとしている．わたし自身が自由に作り上げることのできる，真新しい日々が．」と書き綴っている．ドナは，自分のストーリーを明らかにし，その後，真新しい日々を作り上げることを自覚し，創造的に自分の人生の主役として演じはじめると宣言している．それがドラマ性ということである．

おそらく，自分のストーリーをきちんと表現する（語る，綴る，その他の自己表現）プロセスがなければ，その後の自分の人生のドラマを主役として演じることはできないであろう．ストーリー性とドラマ性は，一連の出来事であるといえる．

リッチ・ピクチャーの活用

親や支援学校の先生との中で，リッチ・ピクチャーを用いると，コミュニケーションを取りやすい．リッチ・ピクチャーとは，ソフトシステムズ方法論の中で用いられてきた．

内山研一[64]は「リッチ・ピクチャーとは問題の状況を把握する一つの方法として，各自に見えている（各自が感じている）状況を絵で表現するもの」と述べている．

絵で表現することによって，専門用語で記述したものとは違い，文字をたどって理解する必要がなく，一目ですべての状況と，描いた人の思い（アクチュアリティ）がわかる．

特別支援学校の教師にその子の最も伝えたいことを文章ではなくリッチ・ピクチャーで描いて

2. 発達障害と作業療法　23

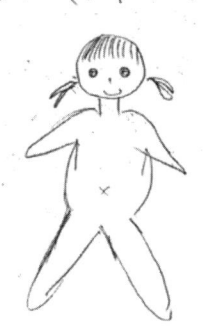

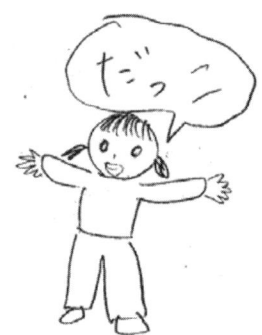

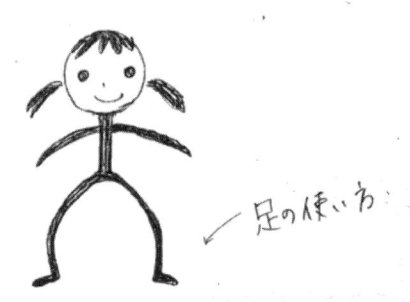

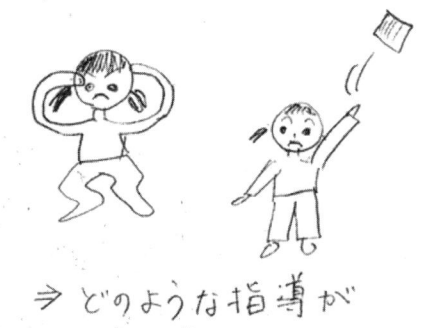

図6　リッチ・ピクチャー（7歳女児）

もらい，実際の場面の中で，その絵を見ながら，意見を交換する．実際の作業療法を展開し，教員はそれを記録する．レポートしてもらい作業療法士と教員との理解のずれを後から確認し，修正する．この積み重ねが役立つ．時間的には非常に短く，かつ豊富な情報を記録することができる（図6）．

絵に描くことは，子どもを観察し，表現しなければならないため，それまで気がつかなかった子どもの特徴に気がつく．表現するときに，子どもの表情にも注意が注がれる．

リッチ・ピクチャーを描くことは，難しい専門用語は不必要であり，多職種間のコミュニケーションの道具としてきわめて有用である．

文献

1) DSM-IV-TR 精神疾患の診断・統計マニュアル．医学書院，2002
2) ICD-10 精神および行動の障害，臨床記述と診断ガイドライン．医学書院，1993
3) 学習障害及びこれに類似する学習上の困難を有する児童生徒の指導方法に関する調査研究協力者会議（文部省），1999/07
4) 杉山登志郎：軽度発達障害．発達障害研究 21：241-251，2000
5) 「発達障害」の用語の使用について．平成19年3月15日 文部科学省初等中等教育局特別支援教育課
6) Wing L：The autistic spectrum. A guide for parents and professionals. 1996（自閉症スペクトル，親と専門家のためのガイドブック．久保紘章，佐々木正美，清水康夫監訳，東京書籍，1998）
7) Kielhofner G：Health Through Occupational Therapy and Practice in Occupational Therapy. FA Davice, Philadelphia, 1983
8) 鷲田孝保：小児リハビリテーションにおける作業療法の変遷と概要．小児看護 29：980-982，2006
9) イタール（中野善達，他訳）：新訳アヴェロンの野生児：ヴィクトールの発達と教育．福村出版，1978
10) セガン（末川博監修／薬師川虹一訳）：障害児の治療と教育．ミネルヴァ書房，1973
11) 鷲田孝保，他：欧米における精神遅滞に対する作業療法の歴史的考察．OTジャーナル 24：392-396，1990
12) 相川真人，他：日本における精神遅滞に対する作業療法の歴史的考察．OTジャーナル 24：397-403，1990
13) 菅 修：作業療法の奏功機転．精神神経学雑誌 77：770-772，1975
14) エヤーズ：感覚統合と学習障害（宮前珠子，他訳）．協同医書出版社，1978
15) エヤーズ：子どもの発達と感覚統合（佐藤 剛監訳）．協同医書出版社，1982
16) 日本感覚統合障害研究会：感覚統合研究第1集〜第10集．協同医書出版社，1984-1994
17) 斉藤祐子：学習障害児の感覚統合訓練の実際．理・作・療法 13：345-352，1981
18) 渡辺直美：学習障害児の感覚統合訓練の実際．理・作・療法 13：353-360，1981
19) 鷲田孝保：作業療法における学習理論の有効性の検討．理・作・療法 11：243-251，1977
20) 辛島千恵子：重症心身障害児の抵抗運動を用いた食事訓練．作業療法 8：126-131，1989
21) 辛島千恵子，他：行動分析に基づいた摂食指導—行動分析的アプローチ—．OTジャーナル 29：437-442，1995
22) 鷲田孝保，他：精神遅滞児の排泄障害への対応．OTジャーナル 26：406-412，1992
23) 鷲田孝保編：基礎作業学．改訂第2版，協同医書出版社，pp204-206，1999
24) ブラゼルトン（穐山富太郎監訳）：ブラゼルトン新生児行動評価．医歯薬出版，1988
25) 定藤丈弘：自立生活（IL）運動と社会リハビリテーション．総合リハ 18：507-511，1990
26) DeJong G：Independent living from social movement to analytic paradigm. *Arch Phys Med Rehabil* 60：435-446，1979
27) 北原 佶：小児リハビリテーションの変遷と概要．小児看護 29：965-970，2006
28) 風間忠道，岩淵智恵子：豊かに生きるためにDuchenne型進行性筋ジストロフィー患児の場合．作業療法 12：77-79，1993
29) 宮崎明美：作業療法からみた脳性麻痺．OTジャーナル 28：1104-1108，1994
30) 辻 薫：運動障害をもつ子どものコミュニケーション能力への援助—早期療育における作業療法士の役割—．OTジャーナル 33：101-105，1999

31) 若松かやの：作業療法士の考える自閉傾向児とのコミュニケーション．OTジャーナル　33：107-112，1999
32) 佐々木清子：発達過程領域における必要な技術とその習得．OTジャーナル　38：1029-1031，2004
33) 岸本光夫：重症心身障害児の生活支援．作業療法　27：618-623，2008
34) 鷲田孝保：作業分析と作業療法の理論的基礎―作業分析議論を振り返って―．OTジャーナル　29：256-262，1995
35) 鷲田孝保：「生活世界」と「科学の世界」と作業療法．作業療法　24：538-543，2005
36) トーマス・クーン（中山　茂訳）：科学革命の構造．みすず書房，1971
37) フッサール（細谷恒夫，他訳）：ヨーロッパ諸学の危機と超越論的現象学．中央公論社，1995
38) 庄司順一：ライフステージと心の発達．母子保健情報　54：19-23，2006
39) エリクソン（仁科弥生訳）：幼児期と社会Ⅰ．みすず書房，1977
40) ブロンフェンブレナー（磯貝芳郎，福富　護訳）：人間発達の生態学．川島書店，1996
41) 小林隆児，鯨岡　峻：自閉症の関係発達臨床．日本評論社，2005
42) 平岩幹男：地域保健活動のための発達障害の知識と対応，ライフサイクルを通じた支援に向けて．医学書院，2008
43) 深見　憲：ひろしくんの本．中川書店，1999
44) 深見　憲：ひろしくんの本Ⅱ．中川書店，2001
45) 深見　憲：ひろしくんの本Ⅲ．中川書店，2002
46) 深見　憲：ひろしくんの本Ⅳ．中川書店，2004
47) 深見　憲：ひろしくんの本Ⅴ．博が伝える自閉症の世界，中川書店，2006
48) 深見　憲：ひろしくんの本Ⅵ．心の世界を支えた家族，中川書店，2008
49) 鷲田孝保編：基礎作業学．改訂第2版，協同医書出版社，p209，1999
50) 辛島千恵子：発達障害をもつ子どもと成人，家族のためのADL．三輪書店，2008
51) 石原詩子：幼児期を作業療法士が保育所・幼稚園で支える．OTジャーナル　43：110-115，2009
52) 長谷川幸介：地域社会と福祉的人間関係．作業療法　24（特別号）：61，2005
53) 全国心身障害者をもつ兄弟姉妹の会東京支部編：ともに生きる―心身障害者をもつ兄弟姉妹のこえ．日本放送出版協会，1974
54) 全国心身障害者をもつ兄弟姉妹の会東京支部編：きょうだいは親にはなれない……けれど―ともに生きる Part 2．心身障害者をもつ兄弟姉妹のこえ．日本放送出版協会，1996
55) ゼムケ，他編（佐藤　剛監訳）：作業科学．三輪書店，1999
56) 福岡伸一：生物と無生物のあいだ．講談社現代新書，2007
57) 若松かやの：自閉症のユズヒコくん．OTジャーナル　42：50-51，2008
58) 土田玲子：発達障害児・者のライフステージに沿った支援を考える．OTジャーナル　43：134-141，2009
59) 小曾根俊子：命よ燃えろ心よ光れ．講談社，1985
60) 小山内美智子：痛みの中からみつけた幸せ．ぶどう社，1994
61) ドナ・ウィリアムズ（河野万里子訳）：自閉症だったわたしへ．新潮社，1993
62) ドナ・ウィリアムズ（河野万里子訳）：こころという名の贈り物　続自閉症だったわたしへ．新潮社，1996
63) テンプル・グランディ（カニングハム久子訳）：我，自閉症に生まれて．学習研究社，1997
64) 内山研一：現場の学としてのアクションリサーチ，ソフトシステム方法論の日本的再構築．白桃書房，2007

（鷲田孝保）

第2章
広汎性発達障害の作業療法の根拠とそれに基づく実践

2-1. コミュニケーションの視点から広汎性発達障害の作業療法を考える

1. はじめに

　「ひと」をとりまく環境は変化し，厳密にいえば一瞬たりとも同じ環境はない．「ひと」はなぜ，そのような変化する環境の中で生活していけるのだろうか．もし，「ひと」が環境に対しすべて受け身の状態であれば，「ひと」が生活できる環境はもっと制限されたであろう．「ひと」が地球上で哺乳類の頂点に立ち，今や宇宙での生活も可能となりつつある理由は，「ひと」が環境を主体的に操作する能力を身に付けたからであろう．操作する環境は「もの」と「ひと」である．「ひと」は環境の中の対象とかかわりながら，自分自身で対象との関係をもつ．この関係が広がることにより，子どもたちは社会の中で主体的に生活していけるようになる（加藤：作業療法マニュアル28　発達障害児のソーシャルスキル．「はじめに」より引用）[1]．

　子どもの発達は，環境との相互交流すなわち環境とのコミュニケーションなくしてはありえない．コミュニケーションは「社会生活を営む人間の間に行われる知覚・感情・思考の伝達．言語，文字その他視覚・聴覚に訴える各種のものを媒介とする（広辞苑）」とされているが，ここでは，人がかかわるすべての対象に対してコミュニケーションという語を用いる．

　子どもの発達は子どもと環境との相互交流（コミュニケーション）の所産である．子どもは環境と主体的にコミュニケーションすることで，物事の因果関係をつかみ学習していく．発達に障害がある子どもは，「環境とコミュニケーションをすること」に難しさがある．脳性麻痺により運動障害がある子どもは，手で物をうまく操作できず，物とコミュニケーションをすることに障害をもつ．広汎性発達障害児は人とコミュニケーションをすることに障害をもつ．「環境とコミュニケーションをすること」の難しさは，障害の種類，程度にかかわらず，発達に障害がある子どもたちに共通する．

　「適応」という言葉は，環境に対し自分を合わせるという，受け身的な印象があるが，作業療法士が目標とする適応は受け身的なものではない．子ども自身が環境と主体的にコミュニケーションし，環境をうまく操作できるようになることである．「うまく」は一方的な操作ではなく，対象とのコミュニケーションを繰り返す中でみつける，対象と自分自身の双方にとってより最適な操作方法である．同じ対象であっても，自身や対象の状況で最適な操作方法は変化する．これは，物よりも人で顕著である．例えば，Kくんがスーパーでお母さんに「お菓子買って」と言った場合，昨日は買ってくれたが，今日は買ってくれないこともある．ところが，「家に帰ってからお手伝いするから，お菓子買って」と言えば買ってくれるかもしれない．いつもは座ってこぐ

ブランコも，雨で濡れていた場合は，立ってこいだほうがいいかもしれない．コミュニケーションは常に試行錯誤の連続である．広汎性発達障害児がこのような場面に遭遇したら，どのように対応するのであろうか．スーパーの状況では「お菓子買って」と言い続けるか，パニックになってしまうかもしれない．刻々と変化する状況に対し適切な操作方法をもっていなければ，予期せぬことにとまどう，新しい環境が苦手になることも理解できる．これは広汎性発達障害児の臨床像そのものである．また，常同行動，不器用，人に対して一方的なかかわりとなる，などもコミュニケーションの視点で評価し支援することができると考える．

作業療法士は，広汎性発達障害児が
①環境と主体的にかかわり
②自ら環境とコミュニケーションを行い
③環境を適切にうまく操作できるようになり
④より難しい環境に対してもかかわっていこうとする力
を支援することができる職種である．

私は，臨床を通し，子どもは自分にとってコミュニケーションするにふさわしい環境があれば，主体的に，その環境と繰り返しかかわり（コミュニケーションし），多くのことを学習していく力をもっていることを学んだ．作業療法がうまくいくか否かは，「その子」にとってコミュニケーションするにふさわしい環境（子どもが主体的にコミュニケーションする環境）を提供できるかどうかにかかっていると考えている．対象となる子どもは，どのような環境とコミュニケーションを行うことが難しいのか，どのような環境であればコミュニケーションが可能であるのかを評価することで，適切な作業療法が可能となる．本章ではコミュニケーションの視点から広汎性発達障害の作業療法を考えていく．

2. 理論—作業療法の根拠

広汎性発達障害児がもつコミュニケーションの困難さはさまざまである．しかし，「身体」「次元とのコミュニケーション」という視点で捉えることで，広汎性発達障害児が抱える困難さと作業療法の評価，介入視点が明確になる．なぜ，「身体」「次元とのコミュニケーション」という視点なのかを，臨床で出会った子どもたちのエピソードを踏まえ，その根拠を解説する．

1 臨床で出会った子どもたち

8歳のTくんは，京阪電車の車掌のコートと帽子を着用し，作業療法室に入って来た．初めての場所に行くときは，髪型を整え，必ずこの服装で出かける．ガラスや鏡に映る自分を見ることが好きである．

特別支援教育の巡回相談で出会った9歳のYちゃんは，算数のプリント学習で，積み重なっ

た立方体の数を数える問題を間違ってしまう．彼女の解き方を観察すると，プリントに描かれた立方体の辺を一つずつ数えていた．休み時間，クラスのほとんどの子どもはドッジボールや固定遊具で遊んでいるが，運動が苦手なYちゃんは，いつも飼育小屋でうさぎと遊んでいる．

　10歳のMくんは，時間にこだわりがある．学校へは7時53分，塾には15時27分に家を出ると決めている．1分でも遅れるとパニックになるが，母親が時計を戻すと何事もなかったかのように，出かける．

　5歳のJちゃんは，発語が少なく，一方的であることが主訴である．『101匹わんちゃん』が大好きで，101匹すべてのぬいぐるみをもっており，見るだけで名前をすべて言うことができる（模様の微妙な違いはあるが，筆者にはすべて同じに見える）．しかし，「犬」「わんちゃん」とは言えない．初めて目にする遊具や高所，揺れる遊具は苦手で，作業療法室の中を不安そうに歩き回っていた．

　筆者が出会った4人の広汎性発達障害の子どもである．Tくんは初めての場所，Yちゃんは教科学習とボール，固定遊具，Mくんは時間，Jちゃんは言葉と，初めて目にする遊具とのコミュニケーションに難しさがある．広汎性発達障害児がもつコミュニケーションの困難さはさまざまであり，一見すると何の関連性もないようにみえる．しかし，これを「身体」「次元とのコミュニケーション」という視点で捉えると，共通性や連続性がみえてくる．

2　コミュニケーションと身体そして次元

1．コミュニケーションにおける身体の重要性―先行研究より

　近年，認知神経科学や発達心理学は，人のコミュニケーションに関し多くの研究成果を上げている．その中でも人とのコミュニケーションにおける身体の重要性が報告されている．尼ヶ崎[2]はコミュニケーションの成立とは「相手の言葉を理解する」といった命題の所有よりも「相手を理解する」ことであり，このような他者理解の内実は身体性に委ねられると述べている．乾[3]もコミュニケーションに必要な他者の行為を理解するというのは，自分の身体（身体図式）に照らして理解することであるとし，この役割にミラーニューロンシステムが関与していることを示唆している．自閉症児はこのミラーニューロンの感度が低いことが報告されている[4]．さらに，ミラーニューロンシステムと「こころの理論」における共通脳部位として上側頭溝の側頭頭頂境界領域が報告[5]されている．

　他者の行為を，自分の身体（身体図式）に照らして理解するということは，視点の変換が必要であり，コミュニケーションにおいて視点変換の機能はきわめて重要である[6]．子どもの発達は触覚を主として自己中心的に対象を捉えているが，発達するにつれ自己から切り離して環境中心的に対象を捉えるようになる．この両者の基礎は，身体の内部モデル（身体図式）にあると考えられ，自分の身体の運動情報を基礎に作られると推測されている[7]．岡本[8]もコミュニケーションの基盤として身体性を挙げている．岡本は身体性を論ずる出発点の一つとして，「同型性」を挙げ，人間は誰しも，身体（情動，心的活動型も含め）的に同型性をもち，この同型性は人間の

対人的「共同性」の基盤をなすと述べている．極端な例かもしれないが，ハエや蚊がたたかれるのを見ても痛いとは思わないが，子どもが転ぶのを見て痛いと思うのは，同型性が大きく関与している．人は見かけだけでなく，身体機能，感覚，情動なども「同型」であることを捉えているが，この基礎となるものも自分の身体であろう．

さらに，小林ら[9]は物の名称は外見的特徴ではなく，人間にとっての行動レパートリー，すなわちどのように身体で操作すべきなのかを，物の名前を覚えるより，はるか以前から学んでいるとし，言葉の発達における身体の重要性を述べている．言葉の発達と身体の重要性については正高[10]も，「身体で対象物とかかわる中で，語の意味する内容をいわば『体得』していく」「身体が発する情報が言葉のカテゴリー化に重要な役割を果たす」と述べている．

このような研究から，広汎性発達障害児がもつ人とのコミュニケーションの難しさに対し，認知心理学や教育学的なアプローチのみでなく，身体からのアプローチも可能であると考える．神尾[11]もアスペルガー症候群を身体性の薄いコミュニケーションの臨床例として挙げている．作業療法の特徴の一つである身体を通したかかわりが，広汎性発達障害児の支援に貢献できる可能性がある．

2. 身体とは？

具体的に「身体」とは何を指すのであろう．私たちが，健康な日常生活を過ごすためには，身体は必要不可欠である．移動，物の操作，会話など，ありとあらゆる活動に身体を用いる．ここでの身体は環境とかかわる道具として表面に現れる，出力系としての機能である．出力系としての身体は，普段の生活場面では意識することはあまりない．意識しなくとも日々過ごすことができるのは，脳内にある身体の表象，「身体図式」による．しかし，心身機能の構造や機能が変化することで，自分の身体を意識しなければならなくなる．山根[12]は，「『やまい』や『しょうがい』により失った生活とのかかわりを取り戻す試みは，自分の身体が『わが（思う）まま』に動いてくれるかどうか，『自己の身体の確かめ』から始まる．そして身体の表象，空間像が対象との関係の中でよみがえり（身体図式の現実的な更新），わが身が『ともにある身体』としてリアルな存在になることで，あるべき生活の回復もしくは新たな生活の再建へと向かう」と述べている．これは，成人期の病や障害に起因した内容であるが，子どもの発達も同様に，対象（環境）との関係（コミュニケーション）において身体図式を更新していく．すなわち，出力系としての身体が外部に働きかけることで，脳内の身体図式（内部の身体）は更新され，更新された身体図式をもとに外部に働きかける．このように考えると内部と外部の身体は二元的なものではなく表裏一体のものであり，先に挙げた研究で述べられている身体も，この両者を含んでいると考えられる．

3. 身体と次元とのコミュニケーション

コミュニケーションに重要な役割を果たす身体は，どのように発達するのであろうか．子どもの発達は環境との相互交流（コミュニケーション）の所産であり，身体の発達においても環境と

のコミュニケーションが不可欠である．Gilfoireら[13]は，「環境と身体とのコミュニケーションとは，時間空間順応（spatiotemporal adapt）の過程であり，そのことによって子どもは環境を発見し取り入れる．時間空間順応とは私たちが生きている空間的時間的制限がある世界の中で機能するように，人の身体過程を適合させていく状態もしくは行為のことである」と述べている．私たちが生きている世界は，三次元空間に時間が加わった四次元世界である．この四次元世界に身体を適応させるために，環境と身体とのコミュニケーションを通し時間空間順応をしていく．時間空間順応は，子どもが「コミュニケーションできる次元の拡大」と考えることができる．赤ちゃんは1年間という長い時間をかけ，三次元空間に適応できる身体を発達させる．その発達は一次元，二次元，三次元と一つずつ，着実に次元を拡大していく過程である．コミュニケーションできる次元の拡大は身体（出力系としての身体だけでなく身体図式も含め）を発達させるのみでなく，情動，知覚，認知，社会性の発達の基盤ともなる．このことを裏付ける研究は，自己の身体運動が随伴しなければ奥行き知覚が発達しないことを示したHeldら[14]の研究や，先に挙げた，心の理論と身体図式との関係，運動遊びと心理的発達との関係[15]など，多くある．

前述の臨床で出会った子どもたちについて，「身体と次元とのコミュニケーション」から考えてみる．Yちゃんは三次元空間とのコミュニケーションに難しさがあると考えることで，算数の立体問題の難しさや固定遊具で遊ぶことの難しさが理解できる．三次元空間とのコミュニケーションが難しいYちゃんは，ボールという時間空間協調（すなわち，一つ上の次元の四次元）を必要とされる遊びが，さらに難しいことは想像できるであろう．Mくんは時間という四次元とのコミュニケーションが難しい．鏡を見る，服装を決めるというTくんの行動は「自分の身体」という一次元を視覚的に確認することで，初めての場所へ行くというストレスがかかる行為を乗り切っていると考えられないだろうか．Jちゃんは，『101匹わんちゃん』を視覚のみで捉えている．わずかな見た目の違いであっても，違うものとして判断しているため，一匹一匹に異なる名前をつける必要がある．見た目は違っても，身体を通したかかわりの共通性（例：手触り，遊び方）を見いだすことができれば，カテゴリーとしての名前「わんちゃん」「犬」をつけることができる．Jちゃんは，身体を通したかかわりの共通性を見いだすことが難しい状態であると考える．

3. 次元からみたコミュニケーションの発達

広汎性発達障害児の作業療法を「次元とのコミュニケーション」で考えることは，一つの有用な視点になりそうである．ここでは，次元からみたコミュニケーションについて説明する．

人がコミュニケーションの対象とする環境は，物理的環境と人的環境の大きく2つに分けることができる．しかし，物理的環境も人的環境も，次元とのコミュニケーションという視点から連続的に捉えることができる（図1）．

図1 次元からみたコミュニケーションの発達

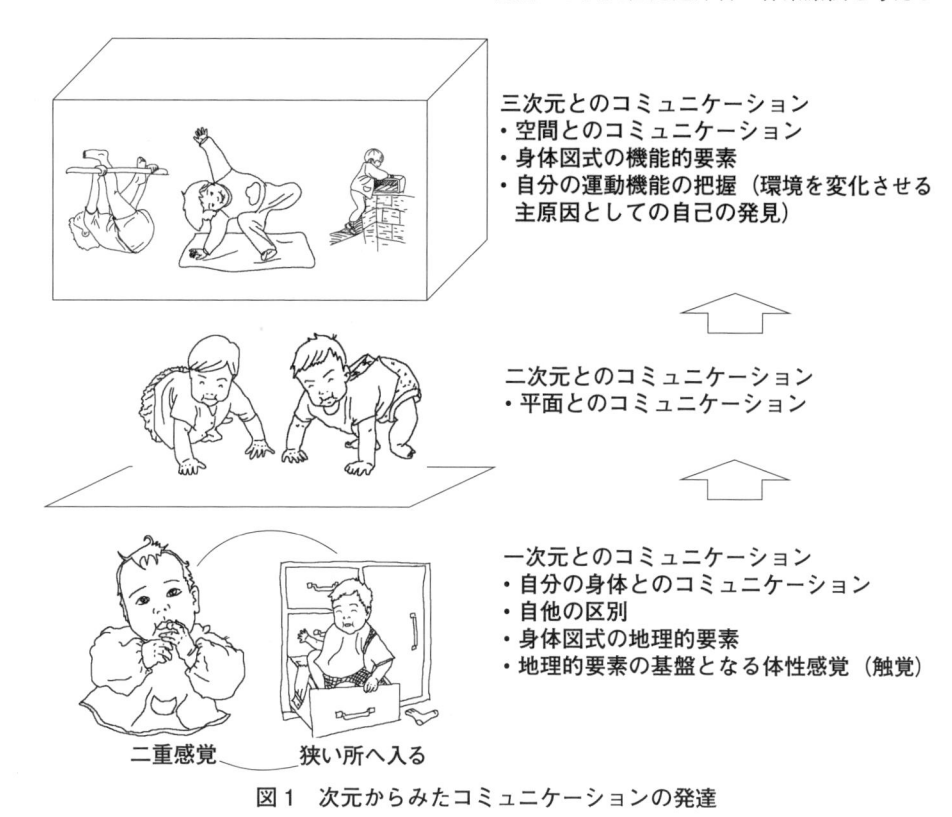

1 一次元（自分の身体）とのコミュニケーション

　四次元世界で適応するためには，まずそれより低い次元での適応が不可欠となる．一次元は，環境とかかわるときの基点としての「自分の身体」である．この自分の身体を基点として，四次元世界とのコミュニケーションを行う．この基点である自分の身体があいまいな状態の子どもは，環境適応に問題をもつ場合が多い．

1. 一次元（自分の身体）とのコミュニケーションと体性感覚

　子どもたちが自分の身体を，共に存在するリアルな「身体」として確立していく過程において，自分の身体とのコミュニケーションは不可欠である．自分の身体とのコミュニケーションについて，近年の発達心理学の研究を中心に述べる．

①二重感覚（double touch）

　自分の身体を，自分のものとして確立するには，自分の身体と他のものとを区別することが必要となる．二重感覚とは自分で自分に触るときに生じる感覚である（図1イラスト下左）．このときは，触る手と触れられる自分の身体の両方に同時に触覚情報が入力されることになり，自分以外に触れたときとは異なる感覚となる．子どもは生後3週でこの違いを感じているといわれている[16]．二重感覚は，自己と他の区別の原初的な形であると考えられている．

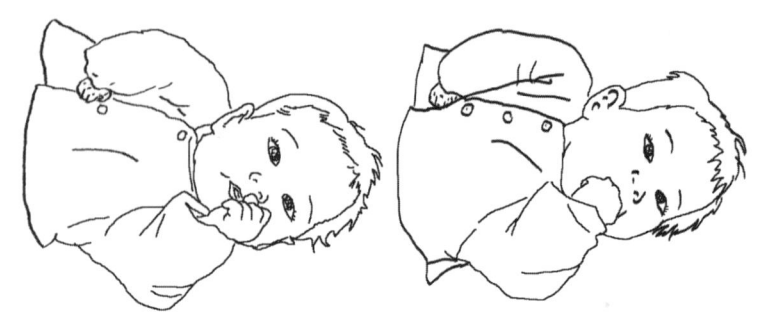

図2　手を見つめる（hand regard）
生後4〜5カ月になると自分の手を見つめながら，手を動かす行動が頻繁にみられる．見つめた後に，手を口にもっていく場合も多い．

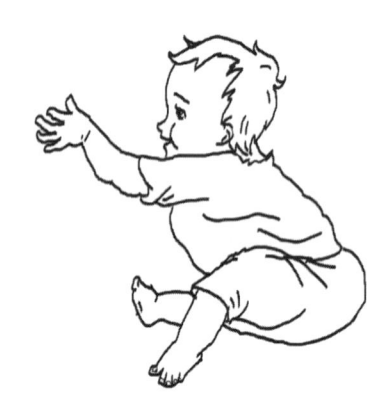

図3　手を伸ばす（reach）
生後6カ月ごろまでに，空間の中で，そのものに手が届くかどうかの判断が可能となる．

②手を見つめる（hand regard）

　生後4〜5カ月ごろになると，自分の手を見つめながら，手を動かす行動が頻繁にみられる．見つめた後に，手を口にもっていく場合も多い（図2）．この行動は見える手，すなわち外の手（視覚により捉えた手）と内から感じる手（体性感覚により捉えた手）を同一化する行動と考えられている[17]．

③手を伸ばす（リーチ〈reach〉）

　空間の中で，そのものに届くか否かの判断ができることでリーチが可能となる（図3）．この判断は生後6カ月ごろまでに，ほぼ正確に行うことができる[18]．このことは，自分が環境内の事物に影響を及ぼしうる状態，位置にあるかどうか（自己の上肢の長さ，姿勢のバランス能力などの情報が身体図式として脳に組み込まれていなければならない）の作因としての自己が正確に捉えられている裏付けとなる．さらに，上肢に重りを付けた場合，通常はリーチできる範囲であっても，リーチしたときにバランスが崩れるほどの重さのときには，リーチしないことが確認されている[19]．これは，通常の自己の身体状況のみでなく，そこに変化が生じた場合でも，柔軟に自己の情報を書き換えることができることを裏付けている．このような能力があるからこそ，乳幼

児期の日々刻々と，かつ劇的に変化している自己の身体の状況をアップデートに取り入れ書き換え，その情報をもとに，さらなる新しい環境と主体的にかかわることができるのであろう．

④狭い所に入る

1歳前後になると，引き出しや，家具の隙間などの狭いところに入る遊びをよくみかける（図1イラスト下右）．時には，そこから抜け出せず泣いている場合もある．体性感覚を通し，自分の身体の大きさをより明確にするための遊びであると考えられる．

以上から，自分の身体を確認していくために重要な感覚として体性感覚が考えられる．これは，発達心理学の立場のみでなく神経生理学の視点からも研究されており，岩村は自己認識の基本は体性感覚であるとしている[20]．

2．一次元（自分の身体）があいまいな子ども

広汎性発達障害児の中には，一次元があいまいな子どもたちがいる．一次元があいまいな子どもたちの臨床像の特徴を以下に挙げる．

①環境に対しての適応性の低下

臆病，慎重，母親から離れることが難しい，パニックになりやすいなどの行動特性がみられることがある．子どもは環境にかかわる中で因果関係を把握し学習していく．因果関係の原因となる主なものは自己の身体運動であり，結果は環境の変化である．原因としての自分の身体があいまいな状況で，環境とかかわれば，なぜ環境が変化したのかが理解できず，非常に不安な状況となる．このような状況が継続すれば，環境とかかわることに消極的となり臆病，慎重といった行動特徴が生じる．

しかし，一次元があいまいな子どもの中には，環境に対して後先のことを考えずに，非常に無頓着にかかわろうとする子どももいる．まったく正反対の行動特性ではあるが，因果関係の原因となる「自分の身体があいまい」であることは，同じである．

②視覚による自己の確認

一次元があいまいな子どもの中には，体性感覚に過敏性や鈍さがある場合も多い．自分の身体の確認に重要な体性感覚情報がうまく処理できない場合，視覚により自己を確認しようとし，鏡を見る子どもは多い．服装に対するこだわりも，体性感覚情報で自己を確認できない子どもが，同じ服を着ることにより視覚で自分を確認していると考えられる．服装を変えることは，自己の視覚像が変化することであり，彼らにとって自己を確認できる唯一の方法がなくなることになる．服装に対するこだわりは，常に同じ服装でなければならない子どももいれば，前述したTくんのように，家庭ではこだわりはないが，新しい場所，新しい人と出会うなどの，自分にとってストレスがかかる状況になると，こだわりをもつ場合もある．新しい環境に適応するためには，自己をより確固たるものにする必要があり，その目的を果たすための一つの方法であると考えられる．

3. 一次元（自分の身体）とセンソリーニーズ（sensory needs）

センソリーニーズの明確な定義はないが，筆者は「多かれ少なかれ誰にでもある，感覚刺激に対する欲求であり，センソリーニーズを満たす行動や運動は，覚醒や情緒の安定など脳の状態を整える作用がある．また，発達の過程でも多くみられ，通常は遊びや趣味などを通して満たされるが，発達に障害があるとセンソリーニーズを満たす行動や運動が，問題行動として捉えられる可能性もある．センソリーニーズは生理的欲求に近いものであるため，センソリーニーズを満たす行動や運動を我慢する，抑制することは難しい」と捉えている．一次元があいまいな子どもの中には，あいまいな自分の身体を確認するために，体性感覚にセンソリーニーズをもち，物にぶつかっていく，ジャンプする，強く抱かれることを好む，狭い隙間や部屋の隅にいることを好むなどの行動がみられる場合がある．体性感覚による自分の身体の確認はストレスがかかる状況でも多くみられる．広汎性発達障害児のパニック時の身体をたたくなどの自傷行為も混乱した自己を，強い体性感覚刺激により再確認するための行動と考えることもできる．そのため，作業療法士が子どもの身体全体を包み込むように強く抱くことでパニックが静まることも多い．また，休み時間に教室の空きロッカーに入る，階段の下の隅に入り込むなどの行動も自分を確認するための行動だと考える．

2 二次元（平面）とのコミュニケーション

初めての実用的移動手段である，ずり這いができるようになった子どもは，好奇心に満ちあふれた目で，環境を探索し，行動範囲を拡大させていく．二次元とコミュニケーションする手段の中心は歩く，走るであり，日常生活において非常に重要な機能である．しかし，子どもの発達において，二次元平面とのコミュニケーションにとどまることはなく，次の次元である三次元とのコミュニケーションをすぐに始める．四つ這い移動の時期であっても，階段，ソファーの上に登るなど三次元空間とのコミュニケーションを積極的に始める．

脳性麻痺などにより運動障害がある子どもは，二次元でのコミュニケーションに困難さがある．広汎性発達障害児は，始歩が遅くなる児はいるものの，歩く，走ることに障害をもつことはほとんどなく，Jちゃんのように，姿勢不安や重力不安，運動企画の未熟さにより，三次元とのコミュニケーションが難しい子どもが多い．

3 三次元（空間）とのコミュニケーション

1歳を過ぎ自分で移動できるようになれば，三次元（空間）とのコミュニケーションを楽しむようになる（図1）．空間とのコミュニケーションの中で子どもは自ら高さ，不安定さ，スピードを求めて遊びを展開する．幼稚園や保育所では，階段，ロッカーの上からジャンプし，散歩では縁石の上を競って歩く，前転や側転が流行する時期もある．保育プログラムでも，平均台，マット運動や鉄棒が行われ，リトミックでは片足立ちが入る．

```
┌─────────────────┐           ┌─────────────────┐
│ 一次元（自分の身体）との │           │  三次元（空間）との │
│  コミュニケーション   │           │  コミュニケーション │
└─────────────────┘           └─────────────────┘
     ⇕                              ⇕
```

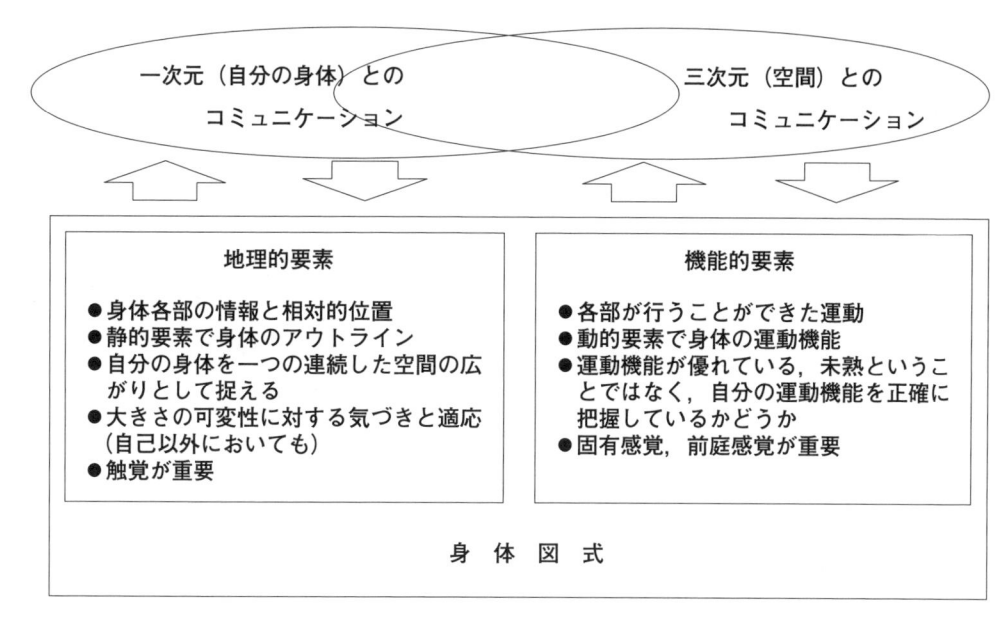

```
┌──────────────────────────────┬──────────────────────────────┐
│        地理的要素             │        機能的要素             │
│ ● 身体各部の情報と相対的位置    │ ● 各部が行うことができた運動     │
│ ● 静的要素で身体のアウトライン  │ ● 動的要素で身体の運動機能      │
│ ● 自分の身体を一つの連続した空  │ ● 運動機能が優れている，未熟と   │
│   間の広がりとして捉える       │   いうことではなく，自分の運動   │
│ ● 大きさの可変性に対する気づき  │   機能を正確に把握しているか    │
│   と適応（自己以外においても）  │   どうか                    │
│ ● 触覚が重要                 │ ● 固有感覚，前庭感覚が重要      │
├──────────────────────────────┴──────────────────────────────┤
│                       身　体　図　式                         │
└─────────────────────────────────────────────────────────────┘
```

図 4　身体図式の地理的要素と機能的要素

　空間とのコミュニケーションの中で子どもたちは自分の身体図式を明確にしていく．身体図式は「身体各部の情報とその相対的位置，そして各部が行うことのできた運動すべてについての情報が含まれる（Ayres）」[21]，「固有感覚や触覚などの統合による神経的な姿勢モデルを形成するもの（Van Deusen）」[22]，と定義されている．一次元は主として，「身体各部の情報とその相対的位置」（身体図式の地理的要素）に関連しているが，三次元とのコミュニケーションに必要な身体図式は，「各部が行うことのできた運動」（身体図式の機能的要素）と関係している．これは自己の身体機能，主として姿勢制御を中心とした運動機能に関する情報である（**図 4**）[23]．身体図式の機能的要素には，固有感覚，前庭感覚といった運動に関する感覚が重要である．三次元とのコミュニケーションの中で，身体図式の機能的要素が明確となる．そして，身体図式の機能的要素が明確となったことで，より適切な三次元とのコミュニケーションが可能となる．両者は表裏一体の関係である．

　身体図式の地理的要素と機能的要素の発達は別々に発達するものではないが，広汎性発達障害児の中には地理的要素の発達と，機能的要素の発達にアンバランスがある子どもも多い．次元とのコミュニケーションの視点からみると，地理的要素があいまいな子どもは一次元との，機能的要素があいまいな子どもは三次元とのコミュニケーションが難しい場合が多い．

4　四次元（時間）とのコミュニケーション

　子どもは主として自分の身体を媒介にして物理的環境に働きかけ，その結果，環境を変化させる．この原因と結果との間には必ず時間差がある．

　子どもが因果関係を学習するとき，はじめは「こうしたら，こうなった」というフィードバッ

クにより学習を行う．フィードバック学習を繰り返すことで，「こうすれば，こうなるであろう」という見通し，つまり未来を予測して環境とかかわることが可能となる（例えば「このおもちゃのAボタンを押すと，おもちゃが動くであろう」といった予測しての物の扱いが可能となる）．見通しをもってコミュニケーションができることで，物とのコミュニケーションはスムーズになる．

未来の予測は，生活を安心して過ごすために重要である．広汎性発達障害児はこの予測が苦手であることが多いため，絵カードなどを用い見通しをもたせる支援が，療育や教育現場でよく行われている．しかし，現実の生活場面にハプニングはつきものであり，確固たる「こうすれば，こうなる」があるわけではない．「こうすれば，こうなるであろう」に一致しない新しい状況や場面に遭遇したとき，新たな「こうすれば，こうなるであろう」を作り出せることが重要となる．

四次元とのコミュニケーションに問題がある子どもは，縄跳び，跳び箱，ボールを受けるなどの時間的協調性（タイミング）が必要な運動を苦手とする場合が多い．また，運動を行う際の姿勢セット（身体のかまえ）が未熟な子どもも多い．姿勢セットは随意運動に並行した姿勢調節であり，大脳連合野，大脳基底核，新小脳によって運動指令が準備されると同時に，最適な姿勢が選択されるフィードフォワード的な姿勢調整である[24]．例えば，ボールを受けるのがうまいかどうかは，受ける前の子どもの手の状態や身体の向きである程度判断できる．身体を正面に向け，前腕を回外し，肘を伸展させ，上肢をかまえていれば，あまり得意でないことがわかる．逆に，どこにボールが飛んできても受けられるよう，身体を半身にかまえ，肘を屈曲し手を顔の前あたりにかまえれば，うまくできそうだと判断できる．次に起きそうな運動を予測し，姿勢セットできる能力は時間とのコミュニケーションにより，学習できると考える．

四次元とのコミュニケーションについては事例を通して後述する．

5　道具を用いた，物とのコミュニケーション

物とコミュニケーションする（操作する）には，自分の身体と物が直接，もしくは道具を介して触れる必要性がある．直接であっても道具を用いても，対象を操作する原動力となるのは自分の身体であるが，身体を直接，物に触れて操作するよりも，道具を介して操作するほうがより難しい．その理由は，道具を介すことで，操作する手がかりとなる，対象から直接受ける触覚情報がなくなるためである．

しかし，道具を用いることで操作できる温度，重さ，大きさなどの物理的特性や化学的特性が拡大し，コミュニケーションできる物は格段に増加する（図5）．

6　四次元を超えた，言葉を用いた人とのコミュニケーション

言葉は人と他の動物を区別する大きな機能であり，人がコミュニケーションを行ううえで不可欠な道具である．物を操作するには，対象に直接もしくは道具を介して自分の身体を物と接触さ

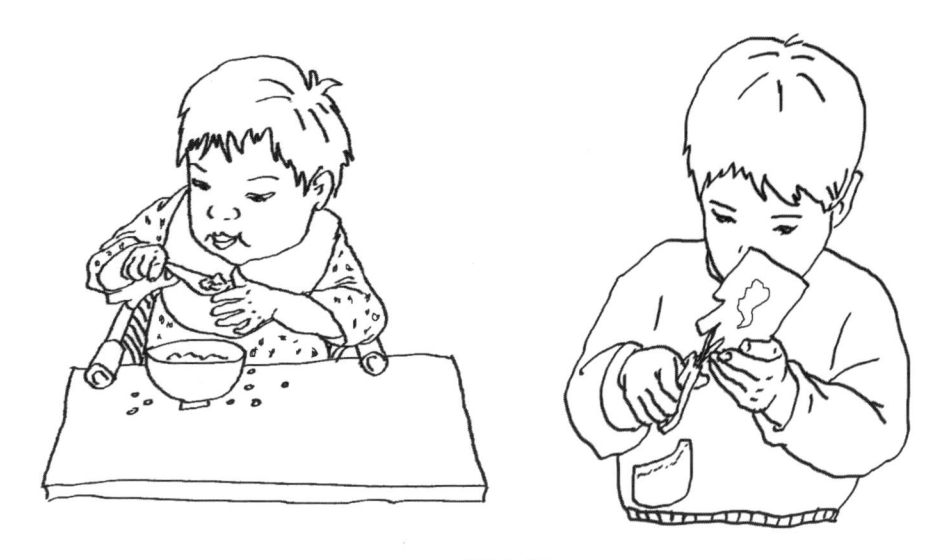

図5 道具を使う
道具を用いることで操作できる温度，重さ，大きさ等の物理的特性や化学的特性が拡大し，子どもがコミュニケーションできるものは格段に増加する．

せることが必要である．すなわち，時間，空間を超えた操作は不可能なことが多い．

　人は，自分の連れて行きたい所まで相手の手を引っ張るなどの直接的に操作をする場合と，「○○へ行こう」と言葉を用いる場合がある．言葉を用いることにより，対象を直接操作しなくとも，また空間が離れていても人の操作が可能となる．また，「明日○○へ行こう」「春休み○○しよう」のように，未来での人の操作までもが可能となる．さらに，物の操作においても，具体的な対象物がなくとも「明日，庭の花に水をあげといてね」というように，人を操作することで空間を超え，未来での，物の操作ができる．言葉は空間を超え，未来でも環境を操作できる，非常に優れたコミュニケーションの道具である．

　物とのコミュニケーションにおいて未来の行動予測（見通し）が可能となることで，予測しての物の扱いが可能となることを述べた．これは言葉においても同様であり，「こう言えば，この人はこうする（こうしてくれる）であろう」といった因果関係を予測してコミュニケーションができるようになる．このことは，相手の状況や気持ち，立場を考える能力とも関係する．

　物と人とのコミュニケーションのもう一つの違いは，因果関係の多様性，可変性の違いである．人は一人ひとり違うことはもちろんであるが，同じ人であっても，場面や状況によって変わる．昨日は，「買って」と言ったら，おもちゃを買ってくれたお母さんが，今日は「買って」と言っても買ってくれない．場面や状況，操作方法が同じであれば，結果が同じ物と異なり，人は同じではない．広汎性発達障害児の好む物として，ビデオ，ゲームやパソコンがある．これらに共通していることは，因果関係の明確さである．あるボタンを押せば，必ずある機能が実行され，故障しないかぎりは裏切られることはない．この対極にあるものが人である．

　このように考えると，人とのコミュニケーションがいかに難しいのか理解できるであろうし，物理的環境とのコミュニケーションが十分に成熟することが，人とのコミュニケーションの基盤

となることも推測できる．

4. 実践—事例研究

　主として四次元とのコミュニケーションが困難な事例の経過を通して，広汎性発達障害の作業療法を考えていく．

1　症例紹介

1. 生育歴

　症例は5歳4カ月の地域のB幼稚園に通う男児Aくんである．診断名は自閉症スペクトラム，多動傾向であった．家族の主訴は，人とのかかわりが下手，順番を守るなどの社会性に欠ける，「あとで○○しよう」がわからない，であった．生育歴は妊娠，出産時に問題はなく，運動発達も始歩10カ月と早めであった．母親は1歳半ぐらいから，自分の思いと違うと泣き叫んで暴れることが多かったため，我の強い子どもであると感じていた．2歳ごろより順番が待てず，人を押しのけてでも前へ行こうとする．本人は遊んでいるつもりだが友達を押したり，たたいたりして泣かすなどの行動がみられるようになった．4歳のとき地域のC幼稚園に入園するが，玄関に置いてある防火用バケツの水をひっくり返す行動を何度も繰り返すため，数日で退園となり，現在のB幼稚園に入園をした．5歳4カ月のとき，幼稚園入園後1年経過しても集団生活でのトラブルが多いため，幼稚園教諭からD病院が紹介され，作業療法が開始された．

2. 幼稚園での様子（幼稚園担任教諭からの聴取と作業療法士の幼稚園訪問）

　基本的な生活習慣は自立していたが，自分の興味の向くまま行動することが多く，クラスでの集団活動に参加することは少なかった．朝の集まり，歌，紙芝居，絵本の読み聞かせのときは，その場にはいるものの，奇声を発することや，特定の女の子の髪の毛を触っていることが多かった．自由遊びの時間のほとんどは，ブランコに乗って遊んでいた．友達が「代わってほしい」と言っても，譲ることは難しかった．友達には自分からかかわろうとするが，一方的であるためトラブルになることが多かった．自分の意にそぐわないことがあると，友達を噛む，たたく，つねる，突き飛ばすことが，ほぼ毎日複数回あった．そのことを担任教諭に叱られると，泣きながら反省はするが，5分と過ぎないうちに同じことを繰り返すことも多かった．数字に興味，関心が強く，4桁の加減算は暗算で可能であった．時間や順番に対してこだわりがあり，降園バスの出発時間が遅れると運転手に罵声を浴びせる，バスの乗る順番，給食のテーブルの準備など順番が一番でないと気が済まない，「あとで○○しよう」がわからず，すぐにしなければ納得しないなどの行動特性がみられた．

2 作業療法評価

1. 初回評価の遊びの場面

　作業療法室に入るなり，扇風機，棚を倒す，おもちゃを窓の外へ投げる，おもちゃに水をかけるなどの行動を起こした．このときは不安や怒った表情もなく，笑いながら行っていた．これらの行動を止められると，作業療法士に噛みつく，物を投げるなど，行動はより激しくなった．母親は，「初めての場所ではいつも，このような行動をし，そこで強く叱られると二度とその場所には行かない」と語った．入室から10分後ぐらいには少し落ち着き，ジャングルジムの上から飛び降りる，マットの上でジャンプをするなど，感覚－運動遊びを中心に遊びはじめた．ジャングルジム上で立ち上がるときに，天井に頭をぶつけることが2～3回続いたが，頭をぶつけないように慎重に立ち上がるなどの，行動の修正はみられなかった．作業療法士がAくんが立ち上がろうとするときに，「そこで立つと頭がどうなるの？」と聞くと「良くなる」と答えた．「頭をぶつけるんじゃないの」と言うと，天井を見て，初めて慎重に立ち上がった．

　ボルスタースイングには，幼稚園のブランコと同じように立位で乗ろうとしたが，ロープをもたずに乗ったため，後ろへひっくり返った．

2. 検査結果

　日本版ミラー幼児発達スクリーニング検査（Japanese version Miller Assessment for Preschoolers，以下JMAP）と，K-ABC心理・教育アセスメントバッテリー（Japanese Kaufman Assessment Battery for Children，以下K-ABC）を行った．

　JMAPは下位検査26のうち12検査を拒否したため，14検査しか施行できなかった．施行可能であった検査の結果を表1に示す．通過率5％以下の危険域の検査としては順列と迷路があった．順列は4個の積み木を作業療法士が触った順序と同じ順序で触る検査であり，迷路は迷路箱を操作し，中に入っているビーズを目的の所まで動かす検査である．通過率25％以下の注意域の検査3つのうち2つは，体性感覚系の検査であった．積み木構成，パズル，物の記憶，一般的知識，数の復唱などの認知課題は平均もしくは平均以上であった．

表1　日本版ミラー幼児発達スクリーニング検査（JMAP）検査結果

危検域 通過率5％以下	注意域 通過率25％以下	平均もしくはそれ以上 通過率26％以上	拒　否	
順　列 迷　路	立体覚 手指判別 積み上げ	積み木構成 パズル 物の記憶 一般的知識 数の復唱 舌運動 構　音 文章の反復 図地判別	人物画 肢位模倣 線引き 点線引き 指鼻テスト 片足立ち	足踏み 線上歩行 背臥位屈曲 体軸の回旋 足の交互反復 指示の理解

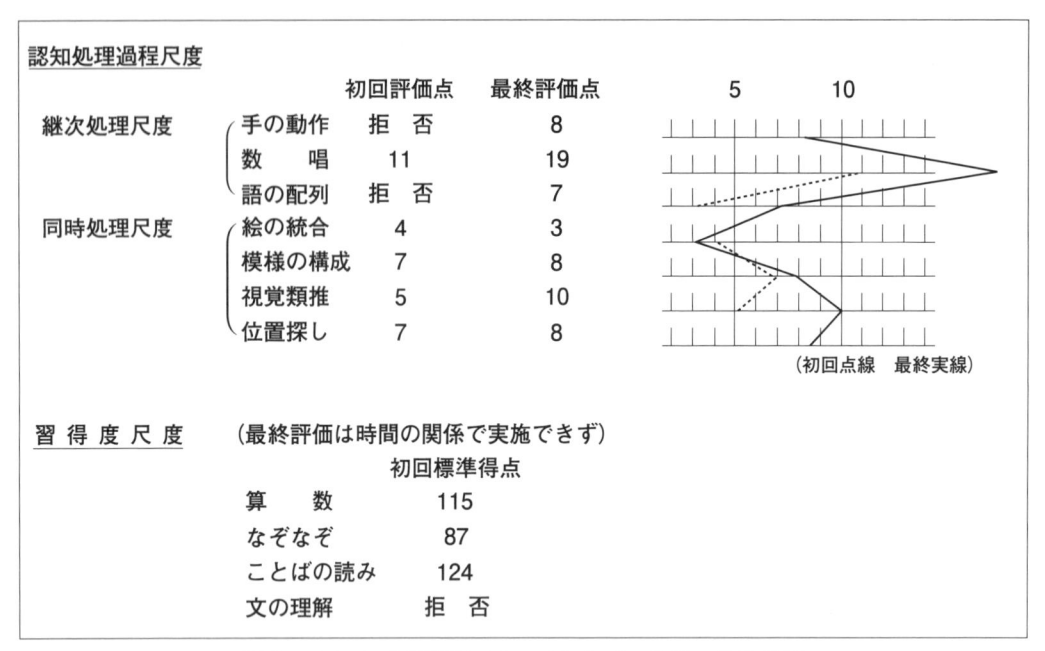

```
認知処理過程尺度
                           初回評価点    最終評価点        5      10
継次処理尺度  ┌ 手の動作    拒 否        8
              │ 数  唱      11          19
              └ 語の配列    拒 否        7
同時処理尺度  ┌ 絵の統合    4            3
              │ 模様の構成  7            8
              │ 視覚類推    5           10
              └ 位置探し    7            8
                                                     （初回点線　最終実線）

習得度尺度    （最終評価は時間の関係で実施できず）
                        初回標準得点
              算  数        115
              なぞなぞ       87
              ことばの読み   124
              文の理解      拒 否
```

図6　K-ABC 心理教育アセスメントバッテリー検査結果

　K-ABC は，はじめ検査を行うことを拒否した．3時から3時10分までは検査，3時10分から20分までは遊び，20分から30分まではまた検査というように時間を決めると，嫌々ながら応じた．しかし，11の下位検査のうち手の動作，語の配列，文の理解の3検査は検査の説明をした後に拒否をした．結果は，認知処理過程尺度よりも習得度尺度が高い傾向を示した（図6）．

③ 統合と解釈

　Aくんを次元とのコミュニケーションの視点から評価する．

　Aくんのコミュニケーションで最も困難な次元は，四次元（時間）とのコミュニケーションであると考えられる．物理的環境をうまく操作するには，運動，行動を時間に沿って順序よく組み立てていくことが不可欠である．Aくんの検査結果は，時間とのコミュニケーションの難しさを反映しているものであった．JMAP で危険域であった検査は2つとも順序が関与していた．順列では，たたく積み木は合っていたが，順番の逆転により不正解であった．迷路は，やみくもに迷路箱を振るのみで，順序立てて動かすことができなかった．K-ABC では，情報を時間的，系列的に順序を軸に処理する[25]継次処理尺度3検査のうち2検査を拒否している．その中の一つである手の動作は，作業療法士が行った一連の手の動作を同じ順序でその動作を再現する検査である．Aくんは検査の説明を聞いたのち，手の動作順序を記憶することが難しいと判断し，検査を拒否した可能性がある．

　生活場面や遊びでの行動特性も，四次元とのコミュニケーションの視点で解釈できる．遊びの場面でブランコのロープをもたずに乗ろうとしたことは，運動の順序の誤りと考えられる．

運動，行動を時間に沿って順序よく組み立てていくことで，予測して行動を行うことや，物事の因果関係を理解することが可能となる．この能力は，未来という時間があることを理解するうえで重要である．「あとで○○しよう」がわからない，順番を守れない，バスの出発時間が遅れると罵声を浴びせることは，未来が予測できない本児にとって，「あと」とはいつなのか，自分の順番はいつになったらくるのか，バスはいつ出発するのかがわからなく不安な状況であると考えられる．また，K-ABCの評価場面で時計を見ながら時間を決めたことは，「あとで」という言葉よりも，時間を視覚的（同時処理的）に捉えられるために納得しやすかったと思われる．教諭に叱られると，泣きながら反省はするが，5分と過ぎないうちに同じことを繰り返すことは，叱られたという結果には反省をしているが，原因 − 結果を関連させ因果関係として捉えることが困難なため，すぐに同じ行動を起こしてしまうと考えられる．また，遊びの場面でジャングルジムの上で立位になり，天井に頭をぶつけることが続いたにもかかわらず，慎重に立ち上がるなどの行動修正がみられなかったことも，同様に因果関係として捉えることの難しさと考えられる．

給食のテーブルの準備など一番にしないと気が済まないことは，一番であれば他のことを考えなくとも行動することができる．テーブルの準備が最後になれば，他のテーブルの位置を考慮し，テーブルをよけながら運ぶ必要，すなわち手順がより必要となる．

以上から，Aくんの幼稚園，家庭生活において，四次元とのコミュニケーションの難しさは生活に大きな影響を与えている．

さらに，この困難さはAくんが人を理解するときの方法とも関連している．初回評価のときのAくんの扇風機，棚を倒す，おもちゃを窓の外へ投げる，おもちゃに水をかけるなどの行動は，新しい場所や初めて会う人を理解する方法であったと考える．われわれが初めて会った人，場所を理解するときには手順を踏みながら徐々に理解を深めていく．しかし，運動，行動を時間に沿って順序よく組み立てていくことが困難なAくんは問題行動を起こし，その人がどのように対応するのかで人を理解しようとしていると考えた．人は両極で評価できる存在ではないが，この手段により，受け入れられるならば良い人，叱られるならば二度と会わない人という，判断はできる．四次元とのコミュニケーションが難しいAくんにとっては，人を知ることができる有効な方法である．

4 作業療法の目標と治療プログラムの設定

治療目標は「幼稚園で順番を待つことができる」とし，月に1〜2回，1回1時間，1年間を目安に，四次元とのコミュニケーションの促進を治療方針とし作業療法を開始した．治療活動は，四次元とのコミュニケーションが入る粗大運動を中心とした．粗大運動を用いた理由は運動の方向，切り替え，時間経過に伴って入力される感覚（特に前庭，体性感覚）のフィードバックが入りやすいためである．具体的には身体の時間 − 空間操作が入る，揺れているブランコに乗り移る，トランポリンでジャンプしてボールをつかむなどの活動である．また，吊り遊具（ブランコなど）をロープに付ける準備活動や，複数の遊具を組合せサーキットを作るなどの順序立てが必要

な活動もプログラムに取り入れた．

5 作業療法の経過

作業療法は，個別治療として5歳4カ月〜6歳2カ月までの（年長7月まで）10カ月間18回実施した．

1. 作業療法の経過

治療開始時は新規の遊具にかかわることに拒否をしたため，なじみのあるジャングルジム，ボルスタースイングで活動を行った．遊ぶためにボルスタースイングをロープに付ける活動では，「先生やって」とやろうとしなかった．Aくんが提案した，遊具を線路に見立てつなげていくサーキット活動は，手当たり次第に遊具をもってきて並べるが，遊具と遊具の距離が離れすぎ，上を渡ることができない状況や，セラピーボールを並べ，その上を歩くなどの実現不可能な設定をすることが多かった．できない設定も実際に体験し，実現可能な設定へと修正していこうとしたが，一度の失敗で「もうしない」「こんなん，おもしろくない」と終わってしまうことがほとんどであった．そのため，設定する前にどこに置くのか，どのようにするのかをイメージさせながら一緒に設定を行い，成功できるサーキットを作業療法士と一緒に作ることにした．失敗はあるものの，繰り返し行うことができるようになってきた．しかし，急ぎすぎてバランスを崩し，平均台から落ちるなどの同じ失敗を繰り返すことも多かった．作業療法士は，失敗した箇所のみを伝えるのではなく，うまくできているところも伝え，それを踏まえたうえで全体の点数を伝えることをした．失敗した箇所に関しては，どうすればうまくいくのかの対応方法を言葉や見本をみせることで修正するようにした．行動の点数化は本児自身が行動を振り返るうえでわかりやすく，動機づけとしても有効であった．また，失敗した箇所のみでなく，良い点を伝えることは，両極の評価（良いか悪いか，できるかできないか）になりやすい本児の特性に合っていた．

揺れているブランコに乗り移る，ジャンプする活動は，はじめ拒否をしていた．しかし，サーキット活動で失敗しても，繰り返し行う中で成功できることが増えるのと比例するように，自分から挑戦するようになってきた．乗り移る，ジャンプするタイミングは，最初でたらめであったが，治療開始半年後には，姿勢セット（身体のかまえ）も適切になりタイミングよく活動を遂行できるようになった．

2. 幼稚園での経過

幼稚園では，担任教諭の他に加配教諭1名をクラスに配置してもらった．友達とのトラブルは，行動を起こした後での対応ではなく，トラブルが起きる前に行動を止め，「何をしようとしているのか，それをすると友達がどのようになるのか」を問いかけてもらうようにした．また，時間へのこだわり，「あとで〜しよう」がわからないについては，具体的な時間を時計を用いて示すようにしてもらった．

幼稚園の年中終了時にはトラブル，混乱は激減し，やや一方的なやりとりではあるが「お店やさんごっこ」ができるようになった．また，集団ゲームでつかまり，鬼になっても「また，○○ちゃんを捕まえれば鬼じゃなくなる」などの未来についての話が増えるようになってきた．年中の3月中旬，Aくんは4月の年長クラス替えを楽しみにし，友達や担任教諭に「好きな色の青い帽子のクラスで，2名の仲の良い友達と一緒になり，3名の仲の悪い友達は別のクラス，担任は優しい○○先生」と自分の中で決めていた．幼稚園は，Aくんの希望を知ったうえで，ピンクの帽子のクラス，仲の良い友達は別クラス，仲の悪い友達を一緒のクラスにし，担任も彼の希望とは異なる教諭にした．その理由は，「半年間の発達がめざましく，思いのままにならないことも乗り越えられる力が付いてきた．学校に行くと，もっと自分の思いのままにならないことが出てくる．私たちがかかわれるうちに，もっとその力を付けてあげたい」というものであった．年長になり，最初の登園日，クラスを知ったAくんは，「こんな幼稚園，やめたる」と幼稚園から脱走を試みた．年長のスタートは荒れ気味であったが，1カ月ほどで落ち着いて生活ができるようになった．登園時には泣いている年少クラスの子どもの手を引き，教室まで連れてくる．通園バスの窓際の席を譲る．バスに乗る，遊びの順番も1番でなくともよくなるなど，ほとんど問題なく集団生活ができるようになり，秋の発表会では初めて舞台でクラスの友達と一緒に劇をし，歌を歌うことができた．

6 効果判定と成果

幼稚園や作業療法場面での変化は，前述の経過で述べている．作業療法が作業療法場面のみでなく生活の場である幼稚園においても有効であり，目標であった「幼稚園で順番を待つことができる」も達成することができた．

K-ABCの6歳2カ月時の検査結果（図6）においても，習得度尺度は時間の関係で実施できなかったが，認知処理過程尺度は全体的にスコアが上がっている．特に，初回評価時に拒否をした継次処理尺度の手の動作，語の配列の評価点が8，7であり，両検査とも−1.0標準偏差以内に入った．粗大運動を媒介とした四次元とのコミュニケーションを促進させる作業療法が，生活場面のみでなく発達検査の結果にも成果として反映された．

5. おわりに

広汎性発達障害の作業療法を次元とのコミュニケーションの視点から事例を通し解説した．広汎性発達障害の作業療法は試行錯誤の段階であるが，紹介をした次元とのコミュニケーションの視点が一つのたたき台となれば幸いである．

文 献

1) 加藤寿宏：作業療法マニュアル 28 発達障害児のソーシャルスキル．日本作業療法士協会，2001
2) 尼ヶ崎彬：なぞりとなぞらえ．山田奬治編：模倣と創造のダイナミズム．勉誠出版，2003
3) 乾 敏郎：イメージと脳．岩波書店，pp67-102，2009
4) Martineau J, et al：Impaired cortical activation in autistic children：is the mirror neuron system involved? *Int J Psychophysiol* **68**：35-40，2008
5) Schulte-Rüther M, et al：Mirror neuron and theory of mind mechanisms involved in face-to-face interactions：a functional magnetic resonance imaging approach to empathy. *J Cogn Neurosci* **19**：1354-1372，2007
6) 乾 敏郎：イメージと脳．岩波書店，2009
7) Ogawa K, Inui T：Lateralization of the posterior parietal cortex for internal monitoring of self- versus externally generated movements. *J Cogn Neurosci* **19**：1827-1835，2007
8) 岡本夏木：コミュニケーションの初相と身体性の展開．言語 **37**：18-26，2008
9) 小林春美，佐々木正人編：子どもたちの言語獲得．大修館書店，pp103-108，1997
10) 正高信男：子どもはことばをからだで覚える．中公新書，p131，2001
11) 神尾陽子：身体性なきコミュニケーション．言語 **37**：72-79，2008
12) 山根 寛：コミュニケーションとしての作業・身体．作業療法 **25**：393-400，2006
13) Gilfoire MG, et al：Children Adapt 2nd. SLACK, pp13-32，1990
14) Held R, Hein A：Movement-produced stimulation in development of visually guided behavior. *J Comp Physiol Psychol* **56**：872-876，1963
15) 森 司朗，他：幼児の運動遊びが心理的発達に及ぼす影響．日本体育学会大会号 **48**：214，1997
16) Rochat P, Morgan R：Spatial determinants in the perception of self-produced leg movements in three-to five-month-old infants. *Dev Psychol* **31**：626-636，1995
17) Rochat P：Self-perception and action in infancy. *Exp Brain Res* **123**：102-109，1998
18) Shumway-Cook A, 他著（田中 繁，高橋 明監訳）：モーターコントロール．医歯薬出版，pp381-399，1999
19) 岩田純一：＜わたし＞の発達．ミネルヴァ書房，p11，2001
20) 岩村吉晃：タッチ．医学書院，p180，2001
21) Ayres AJ（佐藤 剛監訳）：子どもの発達と感覚統合．協同医書出版社，pp148-149，1982
22) Van Deusen J：Body image and Perceptual Dysfunction in Adults. WB Saunders, Philadelphia, 1993
23) 加藤寿宏：コミュニケーションの発達．広汎性発達障害児と共に遊びを楽しむために．感覚統合研究 **10**：1-8，2004
24) Nashner LM：Adapting reflexes controlling the human posture. *Exp Brain Res* **26**：59-72，1976
25) K-ABC 中央事例研究会編：K-ABC 心理・教育アセスメントバッテリー実技講習会テキスト．丸善メイツ K-ABC センター，p7，1996

（加藤寿宏）

2-2. 広汎性発達障害の作業療法の根拠とそれに基づく実践(事例研究)

1. 日本版ミラー幼児発達スクリーニング検査(JMAP)の結果に基づく感覚統合(sensory integration:SI)療法

　現在,多くの臨床現場で発達障害児に対して感覚統合(sensory integration:SI)療法[1]が実践されている.また,保護者や教師へのコンサルテーションにおいてSI理論に基づいた指導をすることも多いと思われる.

　このようにSI療法は臨床現場ではよく用いられているが,後述するようにその効果の有無についてはまだ議論されている現状がある.また,SI療法がどのような発達領域に効果的で,どのような領域には効果がないのか,いわゆる効果と限界についての検証も不十分であると考えられる.よって,SI療法の治療効果についての研究を重ねる必要があると考えられる.

　なお,SI療法には臨床場面で用いる際の問題もある.SI療法は南カリフォルニア感覚統合検査(Southern Carifornia sensory integration tests:SCSIT),感覚統合と行為機能検査(sensory integration and praxis tests:SIPT),南カリフォルニア回転後眼振検査(Southern Carifornia postrotary nystagmus test:SCPNT),感覚統合臨床観察などの感覚統合検査の結果に基づいて計画することを基本としているが,臨床場面では時間的制約などからそのような詳細な検査はできないことが多い.また,治療対象の中に行動の問題などでSCSITが実施できない児もいる.そのため,SIの基本的な流れに沿って評価・治療を行うことは困難なことが多い.実際には,臨床現場ではSCSITよりも簡便な検査である日本版ミラー幼児発達スクリーニング検査(JMAP)[2]を実施し,そのスコアを用いて児のSI障害を推測し,SI療法の実施につなげることが多いと考えられる.よって,これまでのSCSITなどの結果に基づくSI療法の効果研究だけではなく,現在,本邦の臨床現場で行われているようなJMAP結果に基づいてSI療法を実施した際の効果について検証する必要があると考える.

1 理論─作業療法の根拠

　ここでは,SI療法について概説し,JMAPを使ったSI療法実践の根拠について述べる.

1. SI療法

　SI理論は,Ayresによって体系化された.Ayresは,昭和47年(1972年)に『Sensory Integration and Learning Disorders(感覚統合と学習障害)』[1],昭和53年(1978年)に『Sensory Integration and the Child(感覚統合と子どもの発達)』[3]を出版し,SI理論を紹介した.その後,

Ayresが体系化したSI理論は，新たな研究結果などに基づき，修正が加えられてきた．そして平成3年（1991年）に『Sensory Integration：Theory and Praxis』[4]，平成14年（2002年）に『Sensory Integration：Theory and Praxis, 2nd ed』[5]が出版され，その概要が紹介された．

SI理論に基づく治療法すなわちSI療法は，通常発達障害児に対し個別的に適用される．対象は学習障害，広汎性発達障害（pervasive developmental disorder：PDD）などである．その治療内容は，前述のSCSITなどのSI検査の結果に基づいて計画される．発達障害児のSI障害を推定する際に用いられるSI理論は，Ayresや他のSI研究者による数多くの研究を礎として体系化されてきた．同理論では，発達障害児の感覚処理機能の障害と運動行為機能障害や行動・情動の障害の関係について，検査結果などから神経科学の知見に基づいて解釈する．例えば，日常生活行為や書字に課題がある児が，検査によって体性感覚機能の障害や運動企画の障害が疑われた場合，次のように解釈することがある．「体性感覚機能の障害によって，身体図式の発達がうまくいかなくなっている．そして，身体図式が発達していないために運動企画の障害が起こり，それが日常生活行為や書字や工作などの問題につながっている」．このような解釈に基づき，治療計画を立てる．SI療法では生活や学習の困難への直接的アプローチではなく，その困難の背景にある問題へのアプローチをすることになる．そのため，日常生活行為や書字の練習をするのではなく，体性感覚機能を育てる課題や身体図式を育てる活動などを取り入れることになる．

SI療法は，世界的にも発達障害児の治療に広く用いられているようである．Greenら[6]の552組の保護者を対象にしたインターネット調査によると，SI療法はPDDの人が受けている治療・指導の中で言語療法（70％が受けている），視覚的スケジュール（43.2％）に次いで3番目（38.2％）に多く使われているものであることがわかっている．この結果からも，多くの発達障害児の家族がその有用性を認めている可能性がある．

ただし，SI療法の利用者が多い割に，効果の実証はまだ不十分といえる．これまでSI療法の効果研究は行われてきているが，その効果の有無については議論が続いている．SI療法についての初期の研究では，運動，言語，学業の領域で達成度の改善に効果的であることが示された[7～9]．Ottenbacher[10]も8つのSIの効果研究のメタ分析の結果，SI療法は運動，学業，言語機能の改善に効果をもたらすと結論づけていた．しかしながら，その後 Vargas & Camilli[11]は32のSIの効果研究についてメタ分析を行い，SI療法は初期の研究では肯定的な結果を示しているものの，後期の研究では他の方法と差がみられていなかったことを報告している．

PDD児を対象とした効果研究も実施されてきているが，行動や対人関係で改善がみられたとする報告[12～14]と，客観的評価では効果が認められなかったとする報告[15]がある．SI療法の効果について言及したレビュー[16～18]では，SI療法の効果の科学的妥当性について問題があることが指摘されている．

このようなことから，SI療法は発達障害児に有用である可能性はあるが，その効果について研究者などには十分認められていないといえる．したがって，SI療法を作業療法の手段として用いるためには，SI療法の効果があるのか否かをより多くの研究で実証していく必要があると考えられる．

2. JMAPを用いたSI療法実践の根拠

　JMAPは，本邦の発達障害領域の作業療法士が最も多く用いている検査である[19]．ここで，JMAPについて概説する．JMAPは26の下位項目からなり，その検査項目スコアを集計して結果を総合点と5つの領域指標別スコアで表す．5つの領域指標とそれぞれの評価内容と検査項目は表1のとおりで，子どもの発達を5つの領域から多面的に捉えられるよう構成されている．領域指標のスコアは表1に示したそれぞれの領域に含まれる下位項目のスコアに基づいて算出される．結果表示にはパーセンタイルスコアが用いられている．検査内容は幼児にも取り組みやすいように工夫されており，30～40分で施行可能なため，臨床場面で使いやすいと考えられる．

　JMAPには感覚運動機能を評価する項目が多く含まれていることも，大きな特徴である．例えば，触覚，立体覚等の体性感覚機能，平衡機能，運動行為（praxis）機能を評価する項目が含まれている．よって，その検査結果をみることで子どもの感覚統合障害をある程度予測できる可能性がある．もちろん，SCSITの検査結果ほど厳密ではないが，JMAPの結果によっても児のSI障害についての仮説は立てられると考えられる．そのため，著者は対象児のSI障害を推測するためにJMAPを用いることが多い．

　これまでの研究で，アスペルガー障害児，高機能自閉症児，注意欠陥・多動性障害児には高頻度にJMAPの感覚運動項目で問題がみられることがわかっており[20～22]，JMAPによってそれらの児の感覚運動障害を的確に捉えられることが可能であると考えられる．ただし，JMAPにみられる感覚運動障害から対象児のSI障害を推定し，治療に結びつける方法はこれまで体系化されていなかった．今後，JMAPの検査結果を用いてSI療法を計画，実践することで効果があることがわかれば，これまでSCSITを適用できなかった子どもにも根拠に基づいてSI療法を実施することができ，臨床現場でのSI療法の適用の幅が広がると考えた．

　なお，発達を多面的に捉えることができるJMAPを使ってSI療法の効果を分析することで，同療法がどのような発達領域に効果を及ぼし，どのような発達領域には効果がないのか検証できると考えた．

表1　JMAPの評価領域と検査項目の数

領域指標	評価内容	検査項目
基礎能力指標	基礎的な神経学的能力	立体覚，手指判別，点線引き，指-鼻テスト，片足立ち，足踏み，線上歩行，背臥位屈曲，体軸の回旋，足の交互反復
運動協応性指標	全身，手，口の協調運動	積み上げ，線引き，点線引き，線上歩行，舌運動，足の交互反復，構音
言語指標	言語能力	一般知識，指示の理解，文章の反復，数の復唱
非言語指標	視覚認知能力	順列，物の記憶，パズル，図地判別
複合能力指標	視覚-運動能力，運動企画	積み木構成，人物画，肢位模倣，迷路

2 実践—事例研究

　著者は発達障害児に対しJMAPを施行し，その結果に基づいてSI療法を行ってきた．ところが，前述のように，そのような方法による治療効果について研究が十分とはいえなかった．そのため，JMAPによってSI障害特性を評価し，その結果に応じて個別的に計画されたSI療法を実施することで，効果が上がるか否かを検証する必要があると考えた．また，効果があるとすれば，どのような発達領域に効果的なのかを明らかにすることも重要と考えられた．そこで，著者が行ったJMAP結果に基づくSI療法実践の一例と著者らが行った効果研究[23]を紹介し，JMAPを使ったSI療法の効果について示すこととする．

1. 対象児の紹介

　A児は5歳1カ月の男児で，診断はアスペルガー症候群であった．対人関係の障害や強いこだわりに加え，運動面の不器用さが目立っていた．保育園では，他児とのトラブルが多いことや，体操が苦手で集団運動活動を避けていることなどが指摘されていた．

2. 方法

　対象児の感覚運動機能を評定するためにJMAPを用いた．そして，その結果に基づいて児のSI障害を推定し，その障害の改善に向けたSI療法を計画した．SI療法は週1回12カ月間実施した．治療後に再度JMAPを施行し，治療後の変化を捉えた．

3. 対象の評価結果と解釈

　A児の初回評価時のJMAP結果を図1に示す．
　A児は，JMAPの結果から言語理解力や言語記憶には問題がないと考えられた．しかし，基礎能力指標の「片足立ち」「手指判別」などのスコアが低く，平衡機能や触覚識別機能が低いと考えられた．また，複合能力に含まれる「積み木構成」「肢位模倣」のスコアも低く，運動行為機能の問題があると推察された．SI理論に基づいて解釈すると，平衡機能や触覚識別機能の低さが運動行為機能に影響している可能性が考えられた．つまり，平衡運動に必要な前庭‐固有情報処理が正常にできなかったり，触覚識別機能に障害があったりすることで身体図式の形成に問題が生じ，身体図式をベースにした運動行為に支障が出ていると考えられた．このような解釈に基づき，SI療法の計画を立てた．

4. SI療法計画

　行動観察とJMAPの結果から推測されたA児のSI障害を改善するために，SI療法の計画を立てた．A児は平衡機能と触覚識別機能および運動行為機能に問題が認められたため，それらの感覚運動機能を高める指導を取り入れることとした．
　具体的には子どもに次のような課題を実施した．

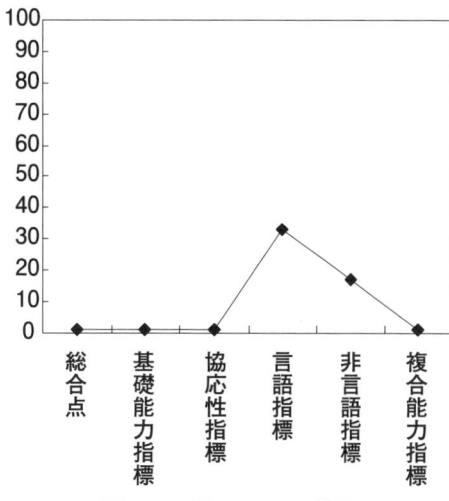

図1　A児のJMAP結果

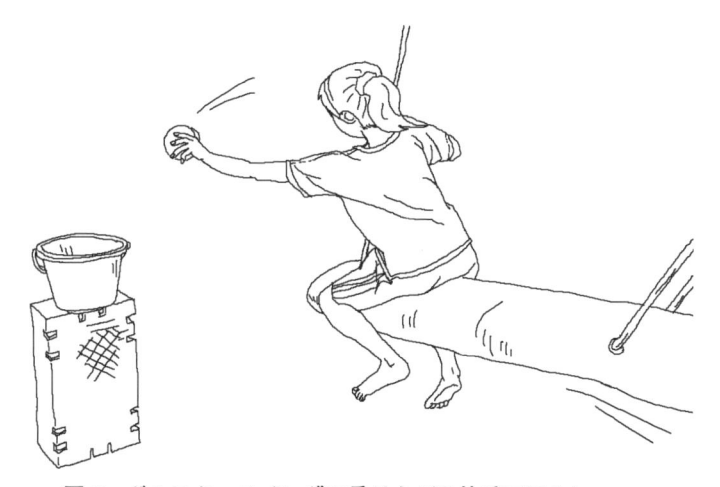

図2　ボルスタースイングに乗りながら片手で玉入れ

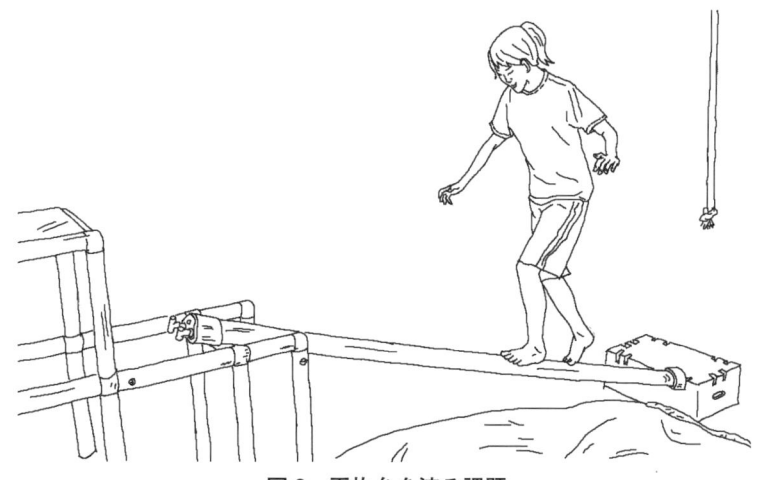

図3　平均台を渡る課題

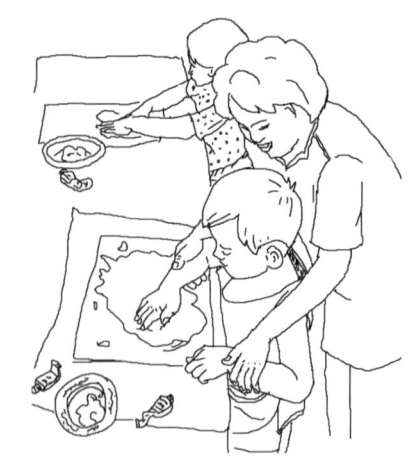

図4 フィンガーペインティング

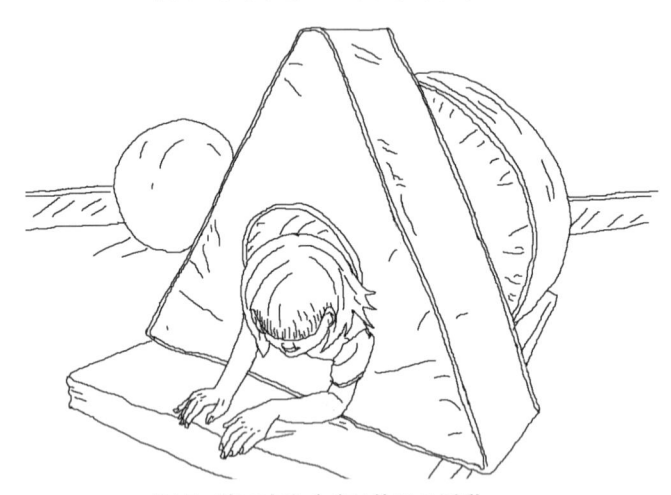

図5 狭い穴をくぐり抜ける活動

・平衡機能を改善するプログラム
　ボルスタースイングに乗りながら片手で玉入れ（図2）やボール打ちをする課題を取り入れたり，平均台を渡る課題（図3）などを取り入れたりした．
・触覚識別機能を高める活動
　フィンガーペインティング（図4），小麦粉粘土遊び，ボールプールの中からソフトブロックを触覚で探し出す課題など，触覚に注意を向ける活動を取り入れた．
・身体図式を育てたり運動行為機能を高めたりする活動
　トンネルや狭い穴をくぐり抜ける活動（図5）や縄梯子を登る活動（図6）など，運動企画を要する課題を取り入れたサーキット活動を実施した．それによって，子どもが自己の身体の大きさや位置を意識し，それを環境に合わせて効果的に使えるように促した．毎回の指導の中では，2～3回サーキットを組み替えるなど，新たな運動企画を要求する場面を設定することを心がけた．

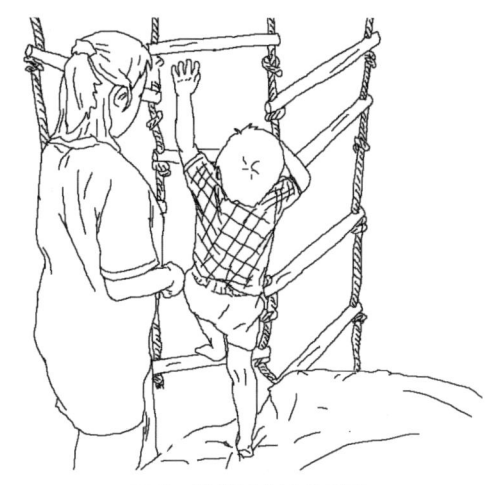

図6 縄梯子を登る活動

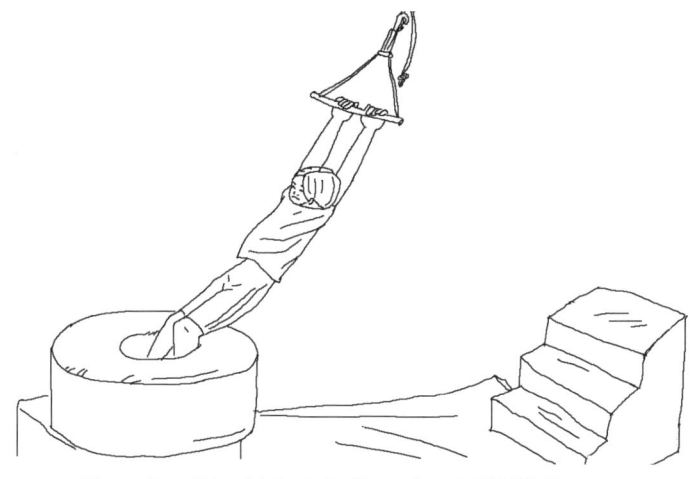

図7 ターザンバトンからブロックへの乗り移り

・運動のリズムやタイミングを育てる活動

　揺れるスイングから台に乗り移ったり，ターザンバトンにぶら下がって揺れながらタイミングよくブロックの上に乗り移ったりする課題（**図7**）など，時間的要素が含まれた運動企画課題を実施することとした．自分の体の大きさや位置だけでなく，体の動きをリアルタイムで認識し適応的行動を起こすことも課題とした．

5. 結果と経過

　A児には週1回のSI療法を12カ月間実施した．その結果，観察上でも検査上でも感覚運動面に改善が認められた．SI療法中はスイング上での姿勢コントロールが改善した．よじ登ったり，飛び移ったり，潜り抜けたりするなどの運動企画能力にも改善が認められた．保育士からは，運動活動に積極的に参加するようになったことが報告された．また，JMAPのスコア上でも改善が認められた．A児の再検査時のJMAP結果を**図8**に示す．言語指標を除くすべての指標において改善が認められた．基礎能力指標，協応性指標，複合能力指標ではスコアが大きく伸びた．

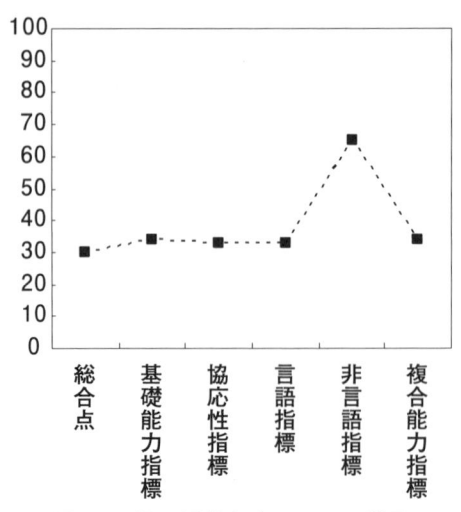

図8　A児の再検査時のJMAP結果

　以上のように，A児にはSI療法を実施した前後でスコアの変化があったことから，基礎的感覚運動能力，運動行為能力，視覚認知能力が改善したと考えられ，SI療法の効果があった可能性が高い．

6. SI療法の効果研究

　以上のように，JMAPを用いた評価結果に基づいて個別的に計画されたSI療法を実施することは，効果的である可能性が考えられたが，上記は単一事例の治療前後の変化を示したものであった．

　そこで，著者が行ったJMAPの結果に基づくSI療法の効果を実証するための，コントロールされた研究を紹介する．

　著者は，JMAPの結果に基づき，個別的に実施したSI療法を受けた子どもと，集団で実施した感覚運動指導を受けた子どもの，それぞれのデータを比較した．これらの指導間のスコアの改善の差をみることで，JMAPの結果に基づいて個別的に計画されたSI療法の効果を捉えようとした．個別指導のSI療法では，A児のようにJMAPや行動観察によるSI評価を実施し，その結果から個々のSI障害特性を推察し，それに応じて個別的に計画したSI療法を実施した．集団指導での感覚運動グループは，個別指導のSI療法を受けた子どもと同じ訓練室で感覚運動活動を行ったが，その治療プログラムは個別に計画されたものではなかった．個別指導の平均実施期間は10.5カ月，集団指導の平均実施期間は9.4カ月であった．

　両指導対象のJMAPスコアの治療前後の変化を図9，10に示す．図9のように，個別指導のSI療法を受けた群は，言語指標を除くすべての領域に有意な改善が認められた．一方，集団指導の感覚運動を行った群は，図10のように「総合点」と「基礎能力指標」のみ有意な改善が認められた．

　両指導群の治療効果を比較したところ，個別SI療法を受けた群のほうが「総合点」と「協応

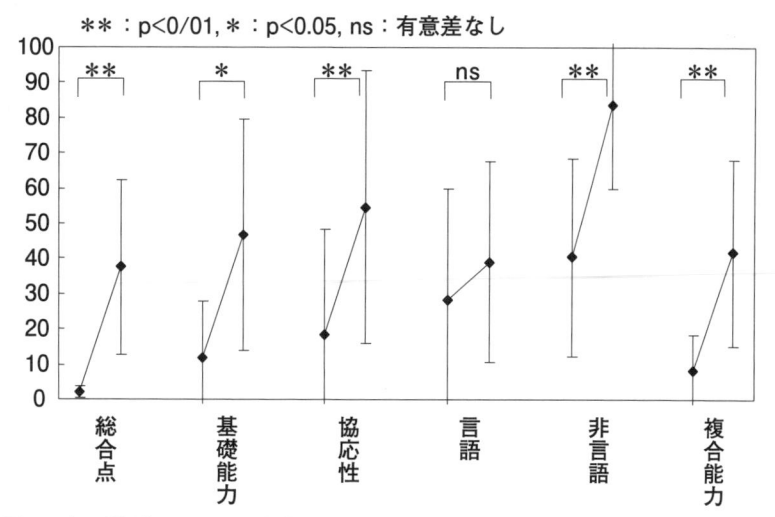

図9 個別指導によるSI療法を受けた発達障害児の治療前後のJMAPスコア

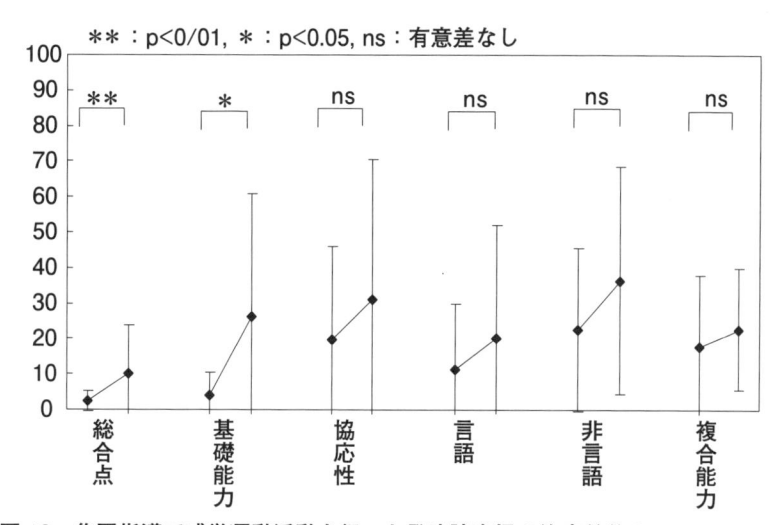

図10 集団指導で感覚運動活動を行った発達障害児の治療前後のJMAPスコア

性指標」「非言語指標」「複合能力指標」のスコアにおいて，有意に改善の程度が大きいことが示された．よって，評価の結果に基づいて個別的に実施されるSI療法は，協調運動能力や視覚認知能力，運動行為能力などに効果があることが示唆された．

7. 考察

本研究では，JMAPの結果に基づくSI療法は，発達障害児の発達支援において効果的であることが示唆された．また，そのSI療法がどのような発達領域に効果的なのかも明らかになった．

この結果から，今後，発達障害児の協調運動，視覚認知，運動行為の改善のために，JMAPの結果に基づくSI療法を根拠に基づいて適用することができると考えられる．

3 作業療法への示唆

　著者らが行った効果研究から，JMAP の結果に基づく個別的 SI 療法の効果が示された．臨床場面で用いられることが多い JMAP を，SI 障害の推定に役立てられることが示されたことは意義深いと考える．

　そして，効果研究で個別的 SI 療法が有効であることが示されたことは，これまでの SI 療法の効果に対する議論にも一石を投じることになると考える．著者らの研究では，SI 療法は発達障害児の協調運動，視覚認知，運動行為等の発達領域には有効であることが示されたため，それらの機能の改善においては根拠のある治療法であると考えられる．

　また，JMAP という子どもの能力を多面的に捉える評価を用いたことで，SI 療法によって効果がみられる領域と効果がみられない領域が明らかになった．このように効果がみられた発達領域だけでなく，効果がみられなかった発達領域についても明示できたことも意義があると考える．

　以上のように，臨床現場で用いられている新たな評価方法や，それに基づく治療の効果について明らかにしておくことは，根拠に基づく作業療法の実践において不可欠なことであると考える．また，実施する作業療法の効果だけでなく，限界を明らかにしておかなければならないと思う．臨床場面において作業療法士がある治療法を用いようとする場合に，その治療法が子どものどのような発達領域に効果を及ぼすのかわからず漠然とそれを使い続けたり，あらゆる発達領域に効果的であると過信してそれを使ってしまうことがあると思われる．このような治療の効果と限界をわきまえないやり方が，治療法の効果に対する誤解を生むのではないだろうか．SI 療法に関しても，その効果を否定する人がいる一方で，SI 療法があらゆる発達の問題に対応できると考えている人に出会うこともある．後者のような人の考え方に基づいて，SI 療法の効果が確認されていない発達領域の問題に SI 療法を使ってもうまくいくはずはなく，前者がいうような否定論が生まれてしまうのではないだろうか．SI 療法も他の作業療法手段も，その効果と限界をわきまえて治療に用いれば効果が得やすいはずで，多くの子どもの発達支援に役立つものと考えられる．そのためには，コントロールされた効果研究による検証を重ね，その治療法が効果的なのか否か，効果があるとすればどの発達領域に有効なのか，一方どの発達領域には無効なのかを明らかにする必要があると考えられる．そして，臨床場面では治療を開始する前に発達障害児に対する入念な評価を行い，作業療法士が提案している治療法の対象となるかどうかを検討してから治療に入ることも不可欠であると考える．

文献
1) Ayres AJ（宮前珠子，鎌倉矩子訳）：感覚統合と学習障害．協同医書出版社，1978
2) 土田玲子，岩永竜一郎：日本版ミラー幼児発達スクリーニング検査と JMAP 簡易版．パシフィックサプライ，2003
3) Ayres AJ（佐藤 剛監訳）：子どもの発達と感覚統合．協同医書出版社，1982
4) Fisher AG, et al：Sensory Integration：Theory and Praxis. FA Davis, Philadelphia, 1991
5) Bundy AC, et al：Sensory Integration：Theory and Praxis. 2nd ed, FA Davis, Philadelphia, 2002
6) Green VA, et al：Internet survey of treatments used by parents of children with autism. *Res Dev Disabil* **27**：70-84, 2006

7) Ayres AJ：Improving academic scores through sensory integration. *J Learn Disabil* **5**：338-344, 1972
8) Magrun WM, et al：Effects of vestibular stimulation on spontaneous use of verbal language in developmentally delayed children. *Am J Occup Ther* **35**：101-104, 1981
9) White M：A first-grade intervention program for children at risk for reading failure. *J Learn Disabil* **12**：231-237, 1979
10) Ottenbacher K：Sensory integration therapy：affect or effect. *Am J Occup Ther* **36**：571-578, 1982
11) Vargas S, Camilli G：A meta-analysis of research on sensory integration treatment. *Am J Occup Ther* **53**：189-198, 1999
12) Ayres AJ, Tickle LS：Hyper-responsivity to touch and vestibular stimuli as a predictor of positive response to sensory integration procedures by autistic children. *Am J Occup Ther* **34**：375-381, 1980
13) Linderman TM, Stewart KB：Sensory integrative-based occupational therapy and functional outcomes in young children with pervasive developmental disorders：a single subject study. *Am J Occup Ther* **53**：207-213, 1999
14) Case-Smith J, Bryan T：The effects of occupational therapy with sensory integration emphasis on preschool-age children with autism. *Am J Occup Ther* **53**：489-497, 1999
15) Watling RL, Dietz J：Immediate effect of Ayres's sensory integration-based occupational therapy intervention on children with autism spectrum disorders. *Am J Occup Ther* **61**：574-583, 2007
16) Baranek GT：Efficacy of sensory and motor interventions for children with autism. *J Autism Dev Disord* **32**：397-422, 2002
17) Dawson G, Watling R：Interventions to facilitate auditory, visual, and motor integration in autism：a review of the evidence. *J Autism Dev Disord* **30**：415-421, 2000
18) Francis K：Autism interventions：a critical update. *Dev Med Child Neurol* **47**：493-499, 2005
19) 岩永竜一郎，他：作業療法士の評価使用の考え方：質問紙によるアンケート調査の結果から～その1～．作業療法 **22**：355, 2003
20) 岩永竜一郎，他：高機能自閉症児の感覚運動障害について．小児の精神と神経 **36**：327-332, 1996
21) Iwanaga R, et al：Comparison of sensory-motor and cognitive function between autism and Asperger syndrome in preschool children. *J Autism Dev Disord* **30**：169-174, 2000
22) Iwanaga R, et al：Characteristics of the sensory-motor, verbal and cognitive abilities of preschool boys with attention deficit/ hyperactivity disorder combined type. *Psychiatry Clin Neurosci* **60**：37-45, 2006
23) 岩永竜一郎，他：軽度発達障害児に対する感覚統合療法の訓練形態による効果の差について．作業療法 **17**：455-461, 1998

2．感覚調整障害のある広汎性発達障害児の生活支援

　広汎性発達障害（pervasive developmental disorders：PDD）児には感覚調整障害がみられることが多く，中でも聴覚刺激に対する過敏反応は頻繁にみられる[1~5]．聴覚刺激に対する過敏反応がPDD児の生活面に及ぼす影響は大きい．PDD当事者の報告[6~8]にも聴覚過敏に伴う苦痛が記述されており，それが当事者の生活において大きな問題となっていることがわかる．

　そのため，聴覚過敏を伴うPDD児への支援は大きな課題である．それらを軽減するような治療アプローチを考案していくことや，その問題に対する環境面からの対応が必要である．

　著者は，聴覚過敏のあるPDD児に支援の一環としてヘッドフォン型の防音装置であるイヤーマフやノイズキャンセリングヘッドフォンを紹介することがある．その効果には個人差があるが，これらの防音装置によって，日常生活行動が明らかに改善するPDD児もいる．

　このような支援は従来の訓練室での作業療法とは異なるが，環境面を重視した生活支援であり，

作業療法の一つの手段であると考える。ここでは、感覚調整障害に対する作業療法として、聴覚過敏に対する防衛手段であるイヤーマフを使ったアプローチを紹介したい。

1 理論―作業療法の根拠

　PDD児がもつ感覚調整障害への対応が作業療法士に求められることは多い。感覚調整障害の一つである聴覚過敏への対応もよく相談に挙げられる。そのような場合、多くの作業療法士は訓練室での治療と生活場面の環境調整を考えるであろう。

　訓練室での治療として国外では聴覚統合訓練が開発され、聴覚処理過程に問題をもつ児に実施されている[9]。ただし、その効果が認められるとする研究[9]と認められないとする研究[10]がある。国内では、作業療法士は聴覚過敏のある子どもに対し、感覚統合（sensory integration：SI）療法を用いることが多いと思われる。SI療法を続ける中で、PDD児の感覚刺激に対する過剰反応が軽減することは著者も経験することがあるが、日常生活場面における聴覚過敏は改善しないケースがある。SI療法によって感覚調整障害に対する治療効果を示した報告[11]もあるが、聴覚過敏の改善については言及されていない。他の研究報告からもSI療法によって聴覚過敏が改善したというエビデンスは出されていない。このように、現在は聴覚過敏に対する有効な治療が確立されていない状況といえる。

　そのため、現段階では聴覚過敏のあるPDD児には、日常生活における環境面へのアプローチを中心とした支援を検討する必要があると考える。例えば、不快な音が発生しないような環境調整や不快音を防ぐための防衛手段の提供が挙げられる。ここで紹介するイヤーマフはその手段の一つである。

　これまでも聴覚過敏のあるPDD児にイヤーマフを適用したことのある作業療法士はいると思われる。しかし、それが聴覚過敏のあるPDD児の生活上の問題に有効かどうかの研究はなされておらず、その適用効果に関するエビデンスも出されていなかった。

2 事例研究―聴覚過敏のあるPDD児への作業療法支援の実践研究

　ここでは、聴覚過敏のあるPDD児に対するイヤーマフの効果について、著者の担当学生の生田が卒業研究[12]を行ったので、その結果に基づいて紹介する。

1. 対象

　著者が講師を務める親の会の勉強会で研究参加者を募った。研究への参加条件として、子どもがPDDのカテゴリーに含まれる診断（自閉性障害、アスペルガー障害、特定不能のPDDなど）を受けていること、聴覚過敏による日常生活上の問題がみられることを挙げた。当初、12名の対象児が選出されたが、そのうち3名は触覚過敏などによりイヤーマフの装着を嫌がったため研究対象から除外した。その結果、6～14歳の9名の聴覚過敏のあるPDD児が対象となった。

2. 研究方法
(1) 評価
　対象児の保護者に，日本版感覚インベントリー（JSI-R）と聴覚刺激に対する異常反応の出現をチェックする用紙を配布し，聴覚過敏に伴う異常反応について調査した．そして，ゴール達成スケーリング（goal attainment scaling：GAS）[13]を用いて，その変化を捉えた．GASは，個々のクライアントの目標に対する介入前後の個人の変化を個別の尺度で測定する評価法であり，個人内のわずかな変化を評価できるだけでなく，ゴール達成スコアを算出し，介入の効果を数値で表すことができる[14]．したがって，本研究でも聴覚過敏による行動の問題に対して個々のゴール（改善目標）を設定し，その変化を捉えている．

(2) 実験期間の設定
　実験期間は次のように設定した．イヤーマフ適用前の4週間をコントロール期間とし，イヤーマフを適用した8週間を使用期間とした．使用期間は4週間ごとに前後期に分けて調査した．

3. 作業療法計画
　不快反応を引き起こす聴覚刺激を遮音するために，イヤーマフ（PELTOR社製H510）（図11）を適用することとした．イヤーマフは外部の音を23dBカットするヘッドフォンタイプの防音装置である．元来，これは工事現場や飛行場の作業員が使用する目的で作られている．

　コントロール期間の後，対象のPDD児にイヤーマフを装着させた．装着時間は厳密に設定しなかったが，子どもにイヤーマフを常備させ，就寝中を除きできるだけ多くの時間装着させるように保護者および教師に依頼した．ただし，子どもが自ら外したときには，装着を強要しないように頼んだ．

4. 結果と経過
　イヤーマフを使用しないコントロール期間（4週間）に比べ，使用期間前期・後期（各4週間）のほうが，GASレベルが有意に改善した（コントロール期 - 使用前期；p=0.048，コントロール期 - 使用後期；p=0.039）．つまり，当初不快であった聴覚刺激を聴いても，それによって起こ

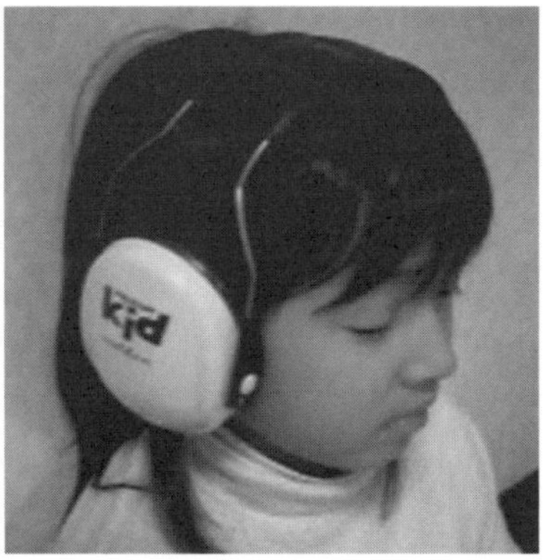

図11　イヤーマフ

る情緒や行動の問題が軽減されたといえる．

　対象となったほとんどのPDD児は，一日中イヤーマフを使用していたわけではなく，不快刺激が入りそうな時間帯など特定の時間のみ使用していたこともわかった．

5．考察
　聴覚過敏のあるPDD児にイヤーマフを適用することで，生活の中で起こっていた聴覚過敏に伴う問題が軽減することが示された．したがって，イヤーマフは聴覚過敏のあるPDD児の日常生活支援のために有用であると考えられた．

3 作業療法への示唆

　以上のように，日常生活の中で使う支援ツールを適用することで，PDD児の情動や行動面にプラスの効果が得られたことから，感覚調整障害をもつPDD児に対する作業療法士の介入方策の視点を拡大する必要性が示唆された．つまり，PDD児に対する訓練室での治療だけではなく，日常生活における環境面へのアプローチが作業療法士の役割として重要であることが示されたといえる．

　これまでも，身体障害者のための生活器具作製などに作業療法士がかかわることはあったが，PDD児に対する作業療法分野では環境面からのアプローチに関する研究と実践が不十分であったと思われる．著者は，感覚調整障害のあるPDD児・者と出会った場合，訓練室での治療を検討するとともに環境調整に力を入れるようにしている．このような取り組みは今後PDD児支援において不可欠になると考えられる．そこで，著者が行っているPDD児への環境面へのアプローチの例を以下に紹介する．

　環境面へのアプローチには，不快な感覚刺激を防ぐグッズの適用や，生活環境づくりが含まれる．感覚刺激を防ぐグッズとして，イヤーマフ以外のものをPDD児・者に適用することもある．例えば，聴覚過敏のあるPDD児・者にノイズキャンセリングヘッドフォン（図12）を適用する

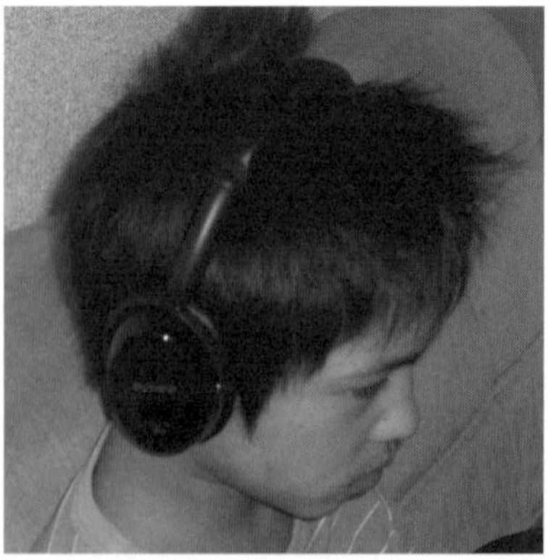

図12　ノイズキャンセリングヘッドフォン

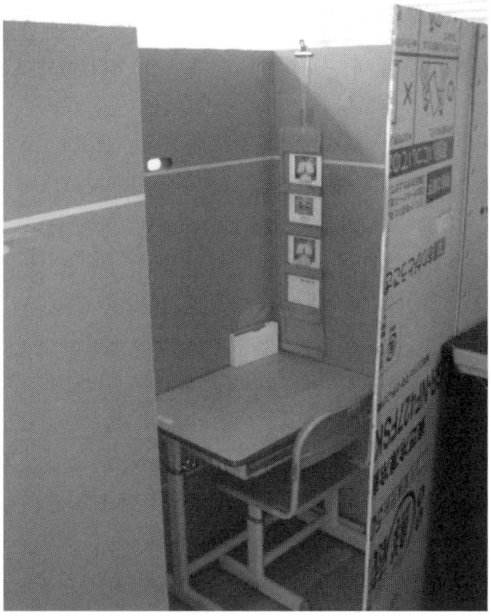

図 13 感覚刺激を遮断するためのパーテーション

ことがある．これは，ノイズキャンセリングシステムで，外部音と逆位相の音を内部に流すことで雑音を消去するように設計されているヘッドフォンである．聴覚過敏があるためにバイクの音を聞くとかんしゃくを起こし，指導員に暴力を振るっていたPDD者にノイズキャンセリングヘッドフォンを適用したところ，かんしゃくを起こさなくなり，他害が消失したことがある．また，視覚過敏があるPDD児・者には着色グラスを適用することがある．視覚過敏のあるPDD児・者には，市販のサングラスではなく，サンプルによって視覚特性に合ったレンズの色を選んでもらい，その人に合わせた着色レンズを作成して使ってもらう．着色レンズについては，自閉症当事者のドナ・ウィリアムズの著書[15]に詳しく書いてある．

　生活環境づくりでは，席や部屋の場所の配慮，パーテーションの整備などの対応を行う．例えば，年度が変わる前に学校側に説明し，PDD児の感覚特性に合わせた教室や席の配置を検討してもらったり，不快な刺激が入らないような教室づくりを考えてもらったりする．聴覚過敏のあるPDD児の教室を決めるときには，音楽室の近くや生徒が頻繁に通る廊下の近くは避けてもらうことがある．また，放送用スピーカーからの音を小さくするためにスピーカーにカバーを取り付けてもらうこともある．なお，家庭や施設での生活においても環境づくりは重要であるため，保護者や指導員にお願いすることも多い．例えば，視覚過敏のあるPDD児が蛍光灯を嫌って自宅の一室に入ることができなかったため，その部屋の照明を白熱灯に変えてもらったことがある．施設職員に感覚刺激を遮断する環境づくりをお願いすることもある．図13は，ある施設で聴覚過敏によって食堂に入れなかった子どものために設置したパーテーションである．周囲に視覚刺激や聴覚刺激を遮断する衝立を設置したことで，PDD児は気分が安定して食堂内で給食を食べることができるようになった．

　このような環境面へのアプローチは，感覚調整の問題をもつPDD児の支援において不可欠で

あると考えられる．今後，PDD 児の日常生活における環境面の問題の把握や，その改善のためのさまざまな支援ツールの開発，対象者への適用には作業療法士が貢献しなければならないと考えている．もちろん，その支援手段の有用性の検証も作業療法士の役割だと考える．

文 献

1) Gomes E, et al：Auditory hypersensitivity in children and teenagers with autistic spectrum disorder. *Arq Neuropsiquiatr* **62**：797-801, 2004
2) Gomes E, et al：Auditory hypersensitivity in the autistic spectrum disorder. *Pro Fono* **20**：279-284, 2008
3) Tomchek SD, Dunn W：Sensory processing in children with and without autism：a comparative study using the short sensory profile. *Am J Occup Ther* **61**：190-200, 2007
4) Kientz MA, Dunn W：A comparison of the performance of children with and without autism on the Sensory Profile. *Am J Occup Ther* **51**：530-537, 1997
5) O'Neill M, Jones RS：Sensory-perceptual abnormalities in autism：a case for more research? *J Autism Dev Disord* **27**：283-293, 1997
6) テンプル・グランディ（カニングハム久子訳）：我，自閉症に生まれて．学習研究社，1997
7) ニキ・リンコ，藤家寛子：自閉っ子，こういう風にできてます．花風社，2004
8) 岩永竜一郎，他：続，自閉っ子こういう風にできてます．花風社，2008
9) Berard G：Hearing equals behavior. Keats, New Cannan, 1993
10) Yencer K：The effects of auditory integration training for children with central auditory processing disorders. *Am J Audiol* **7**：32-44, 1998
11) Miller LJ, et al：A randomized controlled pilot study of the effectiveness of occupational therapy for children with sensory modulation disorder. *Am J Occup Ther* **61**：228-238, 2007
12) 生田暢彦：聴覚過敏のある自閉症スペクトラム障害児に対するイヤーマフ使用の効果に関する研究．長崎大学医学部保健学科作業療法学専攻平成 19 年度卒業研究論文集．p226, 2008
13) Kiresuk TJ, et al：Goal attainment scaring：Application, theory and measurement. Erlbaum, Hillsdale, 1994
14) 原田千佳子：ゴール達成スケーリング（GAS）．OT ジャーナル **38**：591-595, 2004
15) Williams D（門脇陽子，森田由美訳）：ドナ・ウィリアムズの自閉症の豊かな世界．明石書店，2008

3．広汎性発達障害（PDD）児の心の理論の改善を目指した小集団作業療法

　PDD 児は，他者の信念を理解する能力すなわち心の理論の障害がみられることが多い[1〜2]．また，他者の視点に立って考えることが困難である[3]．そのため，PDD 児は他者の行動の意味を理解したり，他者の発言の意図をつかんだりすることに困難が生じやすい．また，学校などで他の子どもとうまく遊べないなど，社会適応において支障が出ることが多い．

　PDD 児が社会的情報の理解に失敗しやすいことに対し，ソーシャルストーリー[4] コミック会話[5]など，心の理論の障害を代償するような方法が用いられることが多い．これらは PDD 児の認知特性に合わせて社会交流に必要な情報を教え，社会交流技能を教える方法であり，ICF モデルでいう「環境」からのアプローチによって「活動」や「参加」の改善を促していることになると考えられる．これらの手法は，PDD 児の心の理論の障害などを直接的に治療するものではなく，通常とは異なる方法（PDD 向けの教え方）で対人交流技能などを教えることにより，心の理論の障害をもちつつも社会生活ができるようにしようという指導であろう．作業療法士はその

ような指導方法を用いることも多いと思われるが，一方でICFでいう「機能」，すなわち子どもがもっている能力そのものを伸ばす目的で作業療法を行うことがあるのではないだろうか．例えば，小集団作業療法で子ども同士の交流を促し，対人意識や心の理論の能力を高めることを目指すことがあるかもしれない．特に年少のPDD児に対しては，そのような目的で作業療法を実施することがあるのではないだろうか．ただし，そのような小集団作業療法が，本当にPDD児がもつ問題に対し効果的なのか十分検証されていないのではないかと思われる．

近年，PDD児に対する支援ニーズは高まっていることから，今後臨床場面ではPDD児への小集団作業療法を実施する機会が増えるのではないかと考える．そのため，小集団作業療法におけるそれぞれの活動内容が，どのような効果を導くのかを明らかにしておくことが必要であると考えられる．

1 理論―PDD児に対する小集団作業療法の根拠

PDD児に対する小集団作業療法は，その内容によってさまざまな効果が出ることが期待される．著者は，PDD児の「機能」障害の一つと考えられている心の理論の障害を，小集団作業療法によって改善できるのではないかと考えてきた．それは，臨床場面においてPDD児の心の理論を必要とする課題の遂行能力は，小集団作業療法を繰り返す中で変化していくことを実感していたからである．そこで，著者はPDD児に心の理論を使う活動を積極的に行えば，その改善がみられるのではないかという仮説を立て，心の理論の改善に焦点を当てた小集団作業療法を考案した．その内容は，他者の考えを読むことを必要とするゲームなどであった．この中では，他者の気持ちを推測したり，冗談や皮肉を理解したり，他者の視点に立って考えたりする要素を多く取り入れ，心の理論の能力を自発的に使う機会を多く設けることとした．

これまでの研究では，いくつかの手法で心の理論課題の遂行が改善したことが報告されている．Fisher & Happé[6]は，Swettenham[7]の「頭の中の写真」について考える手法の指導や実行機能の訓練によって，自閉症スペクトラム障害児（autism spectrum disorder：ASD）の心の理論課題の遂行が良くなったことを報告している．また，Laurenら[8]は社会的認知・相互交流訓練（social cognition and interaction training：SCIT）によって，他者の感情や置かれている状況を理解する訓練を実施し，ASD児の心の理論スキルが改善したことを報告している．

これらの手法のように，他者の考えについて考える訓練を集中的に行うことによって心の理論能力が改善することが示唆されている．著者の考案した作業療法はFisher & Happé[6]，Swettenham[7]，Turner-Brownら[8]のいずれの方法とも異なるが，他者の考えを自発的に推測する課題を多く含めたため，それによって心の理論が発達する可能性はあると考えられた．

2 小集団作業療法の実践研究

高機能PDD児に心の理論を育てるための小集団作業療法を考案し，その効果について4名の

高機能PDD児を対象に研究した[9]．その内容と結果を以下に説明する．

1．対象

対象児はIQ70以上の高機能PDD児4名であった．対象児の年齢と診断は次のとおりであった．A児：9歳0カ月，自閉性障害，B児：8歳0カ月，アスペルガー障害，C児：8歳10カ月自閉性障害，D児：10歳3カ月，アスペルガー障害．

2．方法

(1) 作業療法の内容

　心の理論を改善するための小集団作業療法において，次のようなプログラムを実施した．
①目隠し案内：一人の子どもが目隠しをしてスクーターボードに乗り，もう一人の子どもが目隠しをした子どもに言葉で方向を教え，ゴールにたどり着かせる課題を行った．また，すいか割りと同様の方法で，一人が目隠しをして，もう一人が指示を与え，新聞がある所までたどり着かせ，それを棒で破らせる．これは，指示を与える側の子どもが，目隠しされている相手の子どもの心的状況を推測することを促す目的で行った．
②嘘つきは誰？：2〜3人組（だまし役）のグループのいずれかの子どもがボールを隠し持つ．そして，だまし役は相手のグループ（だましを見破る役）に誰がボールを持っているかわからないように言葉巧みにだます．だましを見破る役のグループは，誰がボールを持っているかを当てる．誰がボールを持っているかを当てることができたら当てたチームの勝ち，間違えたらボールを隠し持ったチームの勝ちとなる．これは，だます側の子どもが自分の発言によって相手がどのような想像をするかを推測させることを目的とした．
③4コママンガ劇：4コママンガに描いてある冗談や皮肉のストーリーを2〜3名の子ども（実演者）に読ませ，短時間（3分間）子ども同士で練習させて4コママンガに描いてあったことを面白く演じさせる．これは，マンガに出てくる冗談や皮肉が入ったストーリーを演じさせることによって，冗談や皮肉を言う側の心的状態を推測させる目的で行った．
④ジェスチャーゲーム：まず，ジェスチャーする内容を子どもに書かせる．出題者は，ジェスチャーする内容が書いてある紙を無作為に選び，それをジェスチャーで表現し，他の子どもに当てさせる．回答者が正答したら，出題者，回答者共に得点が与えられる．これは相手にわかるように非言語的コミュニケーションで表出する課題であった．これは，子どもが非言語コミュニケーションによって相手に伝える中で，自分のコミュニケーションは相手にどのように認識されるのか，表現を変更すれば相手の認識がどのように変わるのかなどについて，相手の回答から推測させることを目的とした．また，ジェスチャーする内容を子どもに考えさせることによって，自分の挙げた課題が他の子どもに理解できるか考えさせるようにした．それによって，自分の知識・興味が他者とは異なることを理解させることも目的とした．
⑤カテゴリークイズ：スポーツ，音楽，ニュースなどのいくつかのカテゴリーの中から，指定されたカテゴリーに関するクイズを子ども（出題者）に出させた．出題者は回答者の反応に応

じて出題の表現方法を変えたり，ヒントを出したりすることが許された．回答者が正答したら，回答者，出題者共に得点が与えられる．これは，④と同様に自分の知識や興味が他者とは異なることや，捉え方が異なることを理解させることを目的として行った．

以上のように，取り入れたすべての活動には，他者の心的状態を推測する要素が入っていた．

治療にかかわった作業療法士は，対象児の注意がコミュニケーション相手の子どもに向いていないときに相手のほうを見るように伝え，対象児が他の子どもの心的状態に気づくように促したり，相手の子どもの心的状態を配慮せずに伝えようとしたときに「○○君はわからなかったみたいだよ」など相手がわからないことを伝えたり，伝え方を例示したりした．ただし，作業療法士は対象児が自ら他者の心的状態に気づくことを促すのみで，他者の心的状態についての説明は行わなかった．

(2) 実験期間の設定

上記のような活動の治療効果をみるために，前後に 7～8 日間の治療を行わないベースライン期間を設け，治療期間を 7～12 日間設けた．ベースライン期間，治療期間の前後に心の理論検査を行った．データ収集の機会が少なかったが，単一システムデザイン研究の ABA デザインタイプの実験期間設定とした．

(3) 評価

対象児の心の理論を評価するために，①幼児・児童の社会認知スクリーニングテスト TOM 心の理論検査（TOM 検査）[10]，②日本版心の理論高次テスト（高次 TOM テスト）[11〜12]を用いた．①の TOM 検査には 1 次の心の理論検査 3 種が含まれている．②の高次 TOM テストにはより高次の心の理論が，23 項目含まれる．ここでは PDD 児の心の理論能力をみるために，① TOM 検査と②高次 TOM テストの中の 11 項目を用いた．

これらの検査は，ベースライン期間，治療期間の前後に行った．ただし，検者は著者とは別の作業療法士であり，検者は治療期間がいつであったかを知らなかった．このように，検査結果にバイアスがかからないように盲検の手続きを取った．

3 結果と考察

A 児は，初回検査時に検査途中で拒否したために，初回の高次 TOM テストは完遂できなかった（表 2）．D 児は，家庭の事情で治療後のコントロール期間後の検査ができなかった（表 5）．治療期間は A 児と B 児は 12 日間であったが，C 児と D 児は家庭の都合でそれぞれ 10 日と 7 日であった．

治療期間中の各児の観察による変化は，次のとおりである．

A 児：「⑤カテゴリークイズ」では，治療開始時，他の子どもがまったく答えられないような自分の興味に関する内容のクイズを出していた．作業療法士が A 児に，回答者が出題した内容についてわかっているか確認すること，ヒントを出したり 4 択問題にしたりしたらわかるかもしれないことを伝えると，途中から回答者が理解できないことやまったく答えられないことに自ら

表2 A児の各期の検査結果（治療日数 12 日）

検査キット	課題名	コントロール前	OT開始前	OT後	コントロール後
TOM検査	下駄箱課題	fail	fail	pass	fail
高次TOM テスト	罪のない嘘	fail	fail	fail	fail
	直喩	拒否	fail	pass	pass
	見かけと現実	拒否	fail	pass	fail
	反対の感情	拒否	fail	fail	fail
	隠喩	拒否	fail	fail	fail

表3 B児の各期の検査結果（治療日数 12 日）

検査キット	課題名	コントロール前	OT開始前	OT後	コントロール後
高次TOM テスト	一次の心の理論	fail	fail	pass	pass
	罪のない嘘	fail	fail	pass	pass
	見かけと現実	fail	fai	fail	fail
	反対の感情	fail	fail	fail	fail
	隠喩	fail	fail	fail	fail

気づくようになり，自発的に4択問題を出せるようになった．

B児：治療開始当初は，「①目隠し案内」で誘導者をしているときに誘導される側の子どもがどう動いてよいかわからないときにもまったく指示を出さず，立っているだけのことが多かったが，誘導される側の子どもが「わからない」とB児に伝えると指示を出すことができるようになり，治療期間後半には的確に指示を出し，相手の子どもを目的の方向に誘導することができるようになった．

C児：治療経過中に「②嘘つきは誰？」「⑤カテゴリークイズ」などで，他者の顔を見て話しかけることが増えてきた．しかし，他の活動の遂行状況には明らかな変化は認められなかった．また，治療期間中情緒が不安定になり，かんしゃくを起こすことが多かった．

D児：治療開始時より，「①目隠し案内」の誘導はスムーズで，「②嘘つきは誰？」では相手を巧みにだますことができた．

次に，TOMおよび高次TOMテストのスコアの変化について検討する．対象児の各期の検査結果を示す．表には，いずれかの時期の検査において不通過であった課題の結果について記載している．「pass」は通過を「fail」は不通過を示している．

表2，3のように，A児は3つの課題，B児は2つの課題において治療前のコントロール期間中に変化しなかったスコアが，小集団作業療法実施期間中に改善した．B児は改善がみられた項目のスコアが，治療を終了した後のコントロール期間後の評価でもそのまま維持されていたため，治療効果が持続していた可能性がある．しかし，A児は改善がみられた3項目の中で，2項目は治療終了1週間後に再び低下した．したがって，A児にみられた改善は，治療中の一時的なものであった可能性がある．

C児，D児は，表4，5のように明らかな改善が認められなかった．C児は，A児，B児に比べ治療期間が短かったことと，情緒が不安定で活動への集中度が不十分であったことが，その理由と考えられた．一方D児は，最初から小集団作業療法で取り入れたすべての課題が難なくで

表4 C児の各期の検査結果（治療日数7日）

検査キット	課題名	コントロール前	OT開始前	OT後	コントロール後
TOM検査	はさみ課題	fail	fail	fail	fail
高次TOMテスト	罪のない嘘	fail	fail	fail	fail
	見かけと現実	fail	fail	fail	fail
	反対の感情	fail	fail	fail	fail
	隠喩	fail	pass	pass	fail

表5 D児の各期の検査結果（治療日数10日）

検査キット	課題名	コントロール前	OT開始前	OT後	コントロール後
高次TOMテスト	直喩	fail	fail	fail	未実施
	冗談	pass	fail	fail	未実施
	皮肉	fail	fail	fail	未実施
	見かけと現実	fail	pass	pass	未実施
	隠喩	fail	pass	pass	未実施

きたため，課題の難易度が本児にとっては低すぎた可能性がある．よって，課題がD児の心の理論能力を伸ばすレベルではなかったために，D児の検査結果には改善が認められなかった可能性がある．

　A児とB児の心の理論課題のスコアの改善がみられたことから，前述の小集団作業療法プログラムは一部の高機能PDD児の心の理論課題遂行能力の改善に有効であると考えられた．ただし，C児とD児のスコアには改善が認められなかったことから，小集団作業療法は治療期間が短かったり，活動内容がPDD児に適度なチャレンジを促すものでなかったりした場合には，効果がみられない可能性があることも考えられた．

　この研究では，小集団作業療法であったために，個々の心の理論の発達レベルに合わせて個別的に課題を設定することができなかった．おそらく本研究で用いた課題は，A児，B児の心の理論の発達レベルに対しては適当であり，適度なチャレンジを促すことができたために効果的であったと考えられる．しかし，C児やD児には不適当な課題であったのかもしれない．小集団作業療法は，他者との交流を治療的に用いることができるため，社会的交流能力やそのスキルを獲得するためには有用であると考えられるが，個々のニーズや発達レベルに合わせにくいという問題もある．よって，小集団活動を実施する際には，対象児の治療ニーズや発達レベルが同一であったほうが，参加メンバー皆に適度なチャレンジを促し，治療効果を高めることにつながると考えられる．

　なお，A児のスコアの一部は治療終了直後に一時的にのみ改善が認められたため，PDD児は心の理論を伸ばす小集団作業療法を継続的に行っている最中には他者の心的状態を理解する能力が高まるものの，それが終わると再びその能力が低くなる可能性が疑われる．それは，PDD児はもともと他者の心的状態に注意を向けにくいが，それに注意を向ける活動を繰り返しているときには注意が向くようになり，その理解も高まることを示しているのかもしれない．この推察が妥当であれば，PDD児に日常的に他者の心的状態に注意を向けるように促し続けることで，心

の理論能力を改善できる可能性があると考えられる．

4 おわりに

　本研究結果は，対象児が少なく統計学的に改善を実証することはできていないが，4名中2名について小集団作業療法によって心の理論課題スコアの改善を実験的に示すことができたことは意義深いと考えている．ここで紹介した小集団作業療法の内容は，一部のPDD児の他者の心的状態を理解する能力を伸ばすことに役立つ可能性はあるため，多くの作業療法士に活用していただき，その有用性をさらに検証してもらいたい．

　この研究はパイロットスタディであり，課題が多く残されているが，このような治療効果を確認していく研究は，これからの作業療法実践において不可欠であると考える．自身が提供する一つひとつの活動にしっかりとしたエビデンスを与えていくことは作業療法士の責務であると考える．

文　献

1) Frith U（冨田真紀，清水康夫訳）：自閉症の謎を解き明かす．東京書籍，1991
2) Happé F（石坂好樹，他訳）：自閉症の心の世界．星和書店，1997
3) Garcia-Péres RM, et al：Narrative role-taking in autism. *J Autism Dev Disord* **38**：156-168, 2008
4) Gray C, Gerand JD：Social Stories, Improving responses of students with autism with accurate social information. *Focus on Autistic Behavior* **8**：1-10, 1993
5) Gray C（門眞一郎訳）：コミック会話．明石書店，2005
6) Fisher N, Happé F：A training study of theory of mind and executive function in children with autistic spectrum disorders. *J Autism Dev Disord* **35**：757-771, 2005
7) Swettenham JG, et al：What's inside someone's head? Conceiving of the mind as a camera helps children with autism acquire an alternative to a theory of mind. *Cognit Neuropsychiatry* **1**：73-88, 1996
8) Turner-Brown LM, et al：Brief report：feasibility of social cognition and interaction training for adults with high functioning autism. *J Autism Dev Disord* **38**：1777-1784, 2008
9) 岩永竜一郎，他：小集団作業療法が高機能広汎性発達障害児の心の理論に及ぼす影響―パイロットスタディ．作業療法 **24**：474-483, 2005
10) 森永良子，他：幼児・児童の社会認知スクリーニングテスト TOM 心の理論課題検査．文京資料協会，2003
11) Itoh M, Takada S：Development and sex differences in social communication from primary school to adolescence：Formulation of an advances test of theory of mind　Japanese version. *Bulletin of Health Sciences Kobe* **19**：63-79, 2004
12) 伊藤斉子，他：学齢期の健常児と高機能広汎性発達障害児における心の理論の高次テスト（日本版）における比較．脳と発達 **36**（総会号）：S 203, 2004

（岩永竜一郎）

2-3. 広汎性発達障害の生活制限に対する治療的な支援—乗馬活動を利用して

　筆者は精神科における作業療法の教育と研究を展開し，休日は障害者の乗馬活動を手伝っている．20年ほど前の精神病院において，大人になった自閉症患者を時々みかけ，統合失調症とは異なる病態をもった患者の作業療法の経験をした．そして，最近，広汎性発達障害の一つのアスペルガーと診断される患者が増え，臨床での対応が重要となってきている．

　今回，広汎性発達障害の作業療法—根拠と実践—を紹介することとなり，「作業療法」全般における私の考え方と，休日手伝っている障害者乗馬についてまとめてみた．作業療法でのかかわりには，その作業療法士の考え方，方法論が重要であると日頃感じる．それには，作業療法士は自分の行っている作業療法の根拠の探求と，その根拠に基づいた実践が必要である．今回まとめた私の「根拠と実践」が，他の作業療法士の役に立つことがあればと思う．

1. 作業療法の根拠

　広汎性発達障害の作業療法を進めるうえで，「人間作業モデル」「生活行動の内容とそのバランスが健康を保つ」「広汎性発達障害者は人間関係をもつことへの困難さがあり，人間を含めた生き物とかかわることにより人間らしさが形成されていく」という3つの方針をもっている．このように作業療法は，その対象に対していくつか考え方を応用させてより良い治療ができるとてもユニークな療法と考えている．以下，その内容について報告する．

1 Gary Kielhofner の人間作業モデル

　広汎性発達障害に限らず，全般の疾患における作業療法の基本的な考え方としてもっているのは，「Gary Kielhofner の人間作業モデル」である．

　このモデルでは，①作業に対する動機づけ，②作業行動や日課や生活様式へとパターン化すること，③熟達した遂行の特性，④作業行動に対する環境の影響に焦点を当てており，作業療法の本質と根拠を述べることが容易にできる理論である．ここで，簡単にそのモデルと広汎性発達障害での特徴について紹介する．

1. 作業に対する動機づけ[1]

　作業に対する動機づけは意志（volition）という概念で説明ができ，意志の中に①興味，②価値，③個人的原因帰属が含まれている．

①興味

興味は，簡単にいうと好みである好きか嫌いか，魅力があるのかないのか，楽しいのか楽しくないのか，気にさせるかそうではないかなどの言葉で置き換わると思われる．

広汎性発達障害の子どもたちは意志を言葉で表現できないことが多く，表情や活動の取り組み方によりそれを推測しなければならない．プログラムに参加するかしないかも良い判断基準となる．

②価値

価値は，個人的あるいは文化的に生活に重要であるかどうかという個人的で各人の義務感として置き換わる．

広汎性発達障害の子どもたちは何が重要であるのかを表現できないため，健常の子どもの発達を理解することと，生活の内容を把握することで価値を推測する必要があると考える．

③個人的原因帰属

自分の能力に関する認識や意識と行動が，好ましい結果を達成するという統制ができるかを認識することで，やればできると感じているかどうかである．

広汎性発達障害の子どもたちが，どのように自分の能力に関する認識や意識をもっているかは理解しにくいが，能力の認識を促す達成感や充実感，褒められる経験は健常児に比べて少ないことは明らかで，いろいろな機会において賞賛や自信づけが必要である．そのため，喜んで参加できる作業活動を提供することが必要となる．

2. 作業行動や日課や生活様式へとパターン化すること[2]

作業行動や日課や生活様式へとパターン化することは，習慣，役割が含まれている．

①習慣

習慣は，A) 生態学に適切で効率的な行動パターンを作り出す傾向があること，B) 遂行に必要な意識的な努力の量を軽減させること，C) 人々を社会の円滑な機能状態へと統合すること，D) 個々人を習慣の運搬者とするし，社会集団を永続させるのに寄与している．

広汎性発達障害の子どもたちは習慣化する作業活動の数が少ないと考える．

②役割

役割は，A) 社会的同一性と関連する義務意識，B) 適切な状況を評価し，適切な行動を構成する枠組みである．

広汎性発達障害の子どもたちは家庭や社会での役割行動が少ない．

3. 熟達した遂行の特性[3]

人が単にある課題を行いたいと意欲をもつだけでは十分でなく，作業を遂行するには基礎的な能力をもつ必要がある．これを精神-脳-身体の遂行サブシステムとよんでいる．このシステムの構成要素として，①筋骨格的：機能的な生体力学的単位を作り上げている筋，関節，骨，②神経学的：感覚および運動のメッセージを組織し，伝達する中枢および末梢神経系，③心肺系：心

臓血管系と肺系，④象徴的イメージ：行動の計画，解釈，生成へとシステムを導くものがある．

　広汎性発達障害の子どもたちは，遂行能力の習熟が困難なことが多い．ただ，興味があることには驚くほどの能力を発揮する．

4. 作業行動に対する環境の影響[4]

　環境は，作業行動に対して，①遂行の機会を提供する（afford）もの，②あるタイプの行動を求めて圧力をかける（press）もの，として影響している．そして，環境を物理的環境：物理的世界において存在する自然環境，人工環境とそれぞれの中にある対象物，社会的環境：家族や仕事の同僚などの社会的集団と自転車乗りや芝刈りなどの作業形態に分けて考えている．これらの環境が作業行動に影響を及ぼしている．

　広汎性発達障害の子どもたちは，環境的に貧困であるため，作業行動を提供されることも圧力をかけられる機会も少ないと考えられ，その影響によりこだわりのある行動や奇異な行動が誘発されると思われる．

② 生活行動の内容とそのバランス

　作業療法士は，その年齢の発達課題を知ること，その時代に生きている者たちがどのような生活を送っているのかを理解することが，人への介入で非常に重要なことと考えている．そのため，障害者がどのような「生活」を送り，その生活が自分の思いどおりになっているのか，また思いどおりになっていないのなら，それを検討する．その際，それが健常者とどのように違うのかを明らかにし，働きかけの戦略を策定することが必要である．

1. 生活について

　作業は，人間が行う作業活動のすべてをいう．作業の分類として鷲田[5]が行っており，作業を，①日常生活活動：個体の生存に必要な作業活動（生きる），②仕事・生産活動：社会的に必要な義務的作業活動（働く），③遊び・余暇活動：自由な時間における作業活動（楽しむ），としている（表1）．さらに，作業バランスは人間にとって非常に重要な要素で，バランスが整うことにより健康が維持されると考えられている．そのバランスは，前述した3つの要素の生活時間で表すことができる．今回の対象である広汎性発達障害児の生活時間バランスは，健康の子どものバランスと比較し，バランスを整えることが治療の一環であると捉えている．

　子どもの作業バランスは大人とは異なっており，「あそび」に費やされる時間が非常に長い．遊びを通して現実的なルールを習得し，今後増えていく社会的に必要な義務的作業活動である，仕事・生産活動の練習をする役割がある．また，運動やごっこ遊びなど原始的遊びを通して，心身の基本的機能や対人関係の基礎を形成していくこととなる．そして，生活圏を徐々に拡大し，自立への準備を行う．

表1 作業の分類

大分類	中分類
日常生活活動： 個体の生存に必要な作業活動（生きる）	睡眠 食事 身のまわりの用事 療養・静養
仕事・生産活動： 社会的に必要な義務的作業活動（働く）	仕事関係 学業 通勤 通学 社会参加
遊び・余暇活動： 自由な時間における作業活動（楽しむ）	会話・交際 レジャー活動 マスメディア接触 休息

2. 障害児の放課後の自由な時間の過ごし方

障害児の放課後について津村[6]は，1年365日（8,760時間）の約8割の時間である7,168時間を家庭で過ごしていると報告している．つまり，障害児が過ごす場所のほとんどが家なのである．この現実は子どもの発達を妨げ，家族にとってもいろいろな問題を引き起こすことになる．障害児の放課後白書について概説したい．

この調査は，平成14年（2002年）4月にスタートした学校完全週5日制を受けて，障害児の放課後の生活や家族負担の実態を明らかにすることを目的に行われた調査である．

調査は，平成14年（2002年）12月〜平成15年（2003年）3月までとしている．対象は，京都の障害児学校，障害児学級，普通学級に通う障害のある子どもたち約3,500人とした．対象の約3,500人のうち，回答者は666名20％と少なかったが，その結果には障害児の時間の過ごし方の問題が隠されていると思われる．特に，対象となった子どもの約30％が自閉症であり，多動の症状をもった障害児が約56％含まれている．

以下，障害児が学校以外の生活時間，どのような生活を送っているかを説明する．一緒に過ごすことが多い人では，「母親」が80％を超え，「友達」は5％にすぎないことがわかり，多くの障

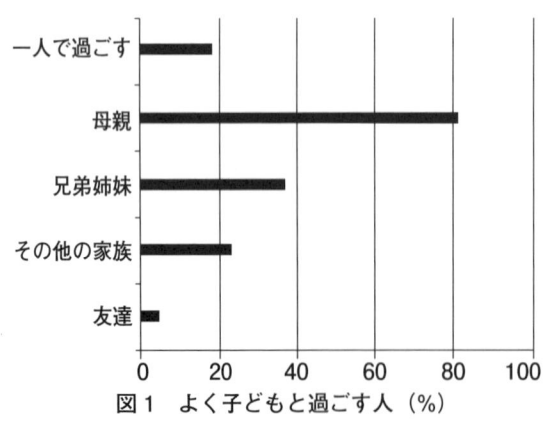

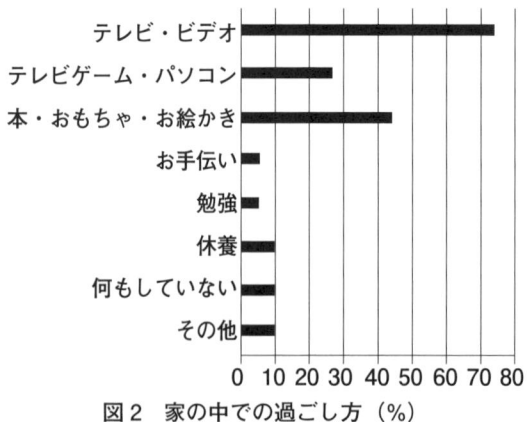

図1　よく子どもと過ごす人（%）

図2　家の中での過ごし方（%）

害児は家で一人または母親と暮らしている結果だった（**図1**）．

主な活動内容（制度・サービスを利用していないとき）を，家の中での過ごし方と家の外での過ごし方の2つに分けている．

家の中での過ごし方は，約70%が「テレビ・ビデオ」を挙げており，特徴的なことは，それと同時に他の遊びが少ないことである．加えて，何もしていないが10%弱もあった．家の中で過ごす理由として挙げられていたのは，「家の外に出してやりたいが，親の体力などの問題で外に出してやれない」が最も多かった（**図2**）．

家の外での過ごし方は，約60%の家庭が買い物としており，次に多かったのはドライブだった．このことについては，親の提供しやすい活動で，親の都合に左右されやすい状況であることがわかると述べている．ほとんど外出しないも20%弱あった．外で過ごす理由は，「子どもが喜ぶから」が最も多かったが，「ずっと家の中ではもてあます」「出ないと暴れる・近所迷惑，家で遊ぶことができない」など，外出せざるを得ない状況もあった（**図3**）．

この調査では，「子どもに過ごさせてやりたい放課後・休日の内容」も質問されていた．その回答には，①同世代の友達と過ごさせたい，②家族以外の人と人間関係を広げて，③外の世界で豊かな経験をしてもらいたい，好きなことをみつけてもらいたい，④スポーツや運動をさせたい，⑤親も子も気兼ねなく自分のペースで遊べる場所で過ごす，⑥子どもだけでも安全，安心に過ごせる場所で過ごす，⑦将来に向けて社会性を身に付けられるように，⑧ゆっくり過ごす，のんびり休養させたい，⑨家族の時間を大切にしたい，⑩医療的ケア・専門的配慮が受けられるところで有意義に過ごす，⑪とにかく今の生活から脱出させたい，と述べられていた．

また，「こんな場所や機会がほしい」という項目には，①体を使う・スポーツができる，が最も多く，次に②学校で，③音楽を楽しむ・文化に親しむ，④趣味・実技，⑤外出・自然の中で，⑥遊び・セラピー，⑦みんなが集えるセンター的な場，友達との遊び場がほしい，⑧行政，公的機関，が挙げられていた．

加えて，林[7]は軽度発達障害児に関して検討し，実体や課題を5つにまとめている．①過ごし方は家で過ごすことが多く，テレビやゲームが中心である．そして外出しない理由は，「友達が

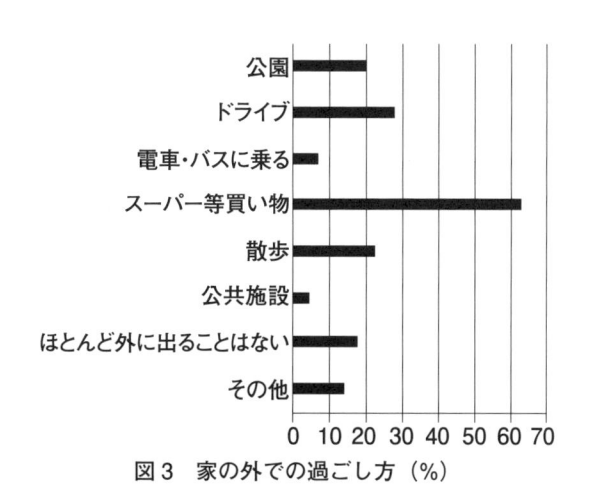

図3　家の外での過ごし方（%）

いない」が最も多かった．②友達がいないことは深刻な問題である．軽度発達障害児の「友達がいない」「友達とうまく遊べない」などの問題は，軽度発達障害児の障害のみえにくさが原因で，それが他の人の理解を得られず，いじめへとつながる例もあることも報告している．③経験をたくさん積み，多くの人と出会いたいという希望がある．これは放課後の過ごし方の要望について，「いろいろ経験をさせたい」「のびのびできる生活」「友達とかかわらせたい」との回答が大多数を占めていたことの総括である．④制度・サービスを受ける権利がある．⑤今後求められることとして，今後も調査を押し進めていく必要があること，を挙げている．

3. 健常な子どもの放課後の生活

障害児の生活調査と同様なものとして，ベネッセが健常な子どもの調査「第1回子ども生活実態調査」[8]を行っている．この調査結果と比較すると，障害児にとってどんな生活の過ごし方が必要かが示唆されると考える．

この調査では「毎日の生活の様子」が調べてあり，武内らによると小学生4,240人の放課後の生活で平日の「よく遊ぶ」場所は，自分の家が32.5％，公園や広場23.6％，友達の家22.6％で，学校の運動場，児童館や図書館など公共施設が続いている（図4）．また，ふだんすることで「よくある」「ときどきある」割合で高かったものは，「マンガや雑誌を読む」77.9％，「テレビのニュース番組を見る」74.8％，「体を使って遊ぶ（スポーツなど）」73.2％，「家の手伝いをする」71.6％，「（マンガや雑誌以外の）本を読む」58.4％，新聞記事を読む，日記をつける，ボランティア活動をするが続いていた（図5）．

さらに興味深い調査として，「経験していること」と「成績，社会，将来への関心」との関係を検討していることである．その内容によると，経験の多い内容の割合は，「かくれんぼやおにごっこをして遊んだこと」85.9％，「地域のお祭りやイベントに参加したこと」82.6％，「海や山で遊んだこと」71.6％，「親が働いている姿を見たこと」67.1％，「虫をつかまえて遊んだこと」57.8％，と高率であった．これらの経験が多めの群は，経験が少なめの群に比べて，成績の上位者が10％，新聞の記事をよく読む者は18％，テレビのニュース番組を見る11％，なりたい職業がある者は14％高かった．能力が高いから経験が多いのか，経験が能力を高めるのかは検討す

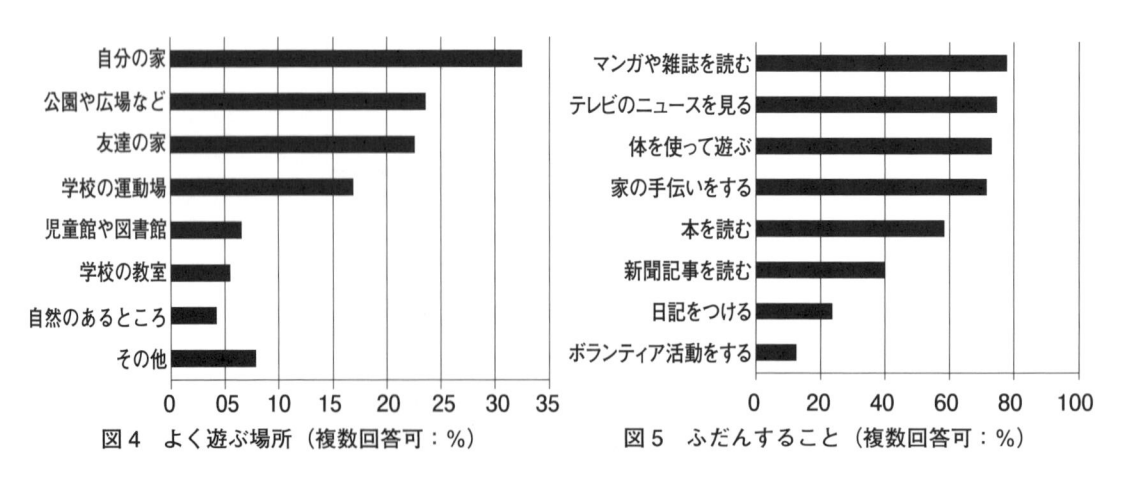

図4 よく遊ぶ場所（複数回答可：％）

図5 ふだんすること（複数回答可：％）

る余地があるが，経験は学習能力，社会性，将来への関心に関与していると考えられる．

4. 健常児と障害児における放課後の時間の使い方の違い
①障害児のほうが健常者に比べて遊ぶ場所は家が多く，家族が中心である．
②障害児のほうが健常者に比べて遊ぶ内容は，障害があるためか，テレビ，パソコン，本，勉強など静的な活動が多かった．
③そのため，障害児は遊びの種類や経験が少なくなっている．
これらのことは，障害児の発達に大きく影響する因子であると考える．

3 広汎性発達障害者と動物

広汎性発達障害者は人間関係をもつことへの困難さがあり，人間を含めた生きものとかかわることにより人間らしさが形成されていく．

広汎性発達障害者は人との関係をもつことが困難であるため，人との関係ではなく，動物とかかわることにより段階づけて関係をもつことの効果がある．アニマル・セラピーの考え方を基礎としている．加えて，著者が実践で報告する「乗馬活動」を用いた作業療法（乗馬療法）について概説する．

1. アニマル・セラピー

アニマル・セラピー[9]とは，「人と動物がかかわることによる心理的，身体的，社会的な効果を期待する行為」として定義できる．アニマル・セラピーは，アニマル・セラピーの世界的な情報発信拠点である米国のデルタ協会（Delta Foundation）の指針として，治療と評価を伴う動物介在療法（animal assisted therapy：AAT）と，治療と評価が伴わない動物介在活動（animal assisted activities：AAA）に分けて用いられている．現代的なアニマル・セラピーの使用は，心理学者レビンソン（Levinson BM）[10]が昭和37年（1962年）に飼い犬と子どもの患者とのかかわりを紹介したことに始まる．その後，さまざまな障害者において適応されるようになった．アニマル・セラピーの効果としては，心理的効果：自己認識や情緒面の改善，身体的効果：病気からの回復，血圧や心電図の正常化，四肢の麻痺の改善，社会的効果：他者との会話の増加，引きこもりからの脱却，治療スタッフとの協力関係の形成などの対人関係の改善が挙げられる．

広汎性発達障害に対する効果としては，情緒障害・学習障害としての応用として用いられている．これらの子どもは自信と自尊心，そして社会性が低くなると考えられており，その向上に役立つという報告がなされている[11]．アニマル・セラピーの効果のいくつかの理論的根拠は，次のとおりである．

　①社会的潤滑剤説：ペットがそばにいることで，その人と周囲の人の社会的関係が促進され，心理的状態の改善に結びつく．
　②印象形成媒介説：ペットと人が一緒にいることにより，その人の印象に変化を生じさせる．

③社会的役割理論：ペットを飼うことで，自分が主人になり，飼育する責任や役割を感じ，世話をすることで自己効力感が高まり，自信が深まり，無力感が低下する．

④強化説―社会的交換理論からの説明―：ペットと接する理由は友情や安心感，感情の支えといった心理的利益のほうが，世話の時間や金銭的支出という犠牲より大きいためである．

⑤注意コントロール説：動物を持ち込むと，それが患者の注意を引きつけ，それまで注意を集中させていた自分の症状や問題から気をそらすことになり，結果的に緊張や不安を和らげることになるという仮説．

⑥文化的遺伝説：人には動物と交わる内的要求があると仮定して動物による治療効果を説明する仮説で，動物がそばにいて，動物とかかわることでその要求が満たされ，心理的に安定するとされるもの．

⑦世話をすることによる活動促進説：動物を飼うことは餌やり，運動，排泄物の処理などが必要であり，それに伴い身体的活動や社会的交流を促進することになり，身体の健康や心理的な健康に結びつく．

⑧皮膚接触感覚説：動物に触れる感覚が感情を喚起し，抑制や緊張を低下させる．

⑨内因性物質分泌説：動物と接することがエンドルフィンの分泌を促進し，それが不安を軽減させる．

子どもの発達には動物の存在が影響することがいわれている．ペットとしての動物飼育の研究としては，ボサード（Bossard JHS）[12]が犬を所有することが人間関係の精神衛生に有効であること，レビンソン（Levinson BM）[10]はペットの存在が子どもにとって大きく影響していることを報告している．

2. 乗馬療法[13]

乗馬療法は，動物介在療法の中でも最も古い歴史をもっている．欧米では広く普及しているが，日本ではその歴史は浅い．

乗馬療法の対象者は，運動機能の回復を促進し，抑うつ感や自信の喪失といった情緒障害を改善することを主な目的としている．

乗馬療法の目的は，①治療目的として理学療法や作業療法と同様な治療効果を得る，②教育目的として乗馬で勉強する態度や規律を学ぶ，③娯楽目的として乗馬で楽しみを得る，④スポーツ目的として競技に参加すること，の4つが挙げられる．

乗馬療法の効果は，①身体面の効果として姿勢の改善，バランスの向上，歩行時の協調運動の改善，下肢の筋の強化，筋緊張の緩和，循環器および心肺機能の改善，②心理面の効果として意欲・自尊心の向上，自信・勇気・やる気の向上，注意の範囲・幸福感の向上，動機づけ，空間認知機能・自己コントロール・自己効力感・集中力・身体イメージの改善，自己概念の向上，③社会面の効果として乗馬介助スタッフなどの多くの人に出会う機会ができること，が挙げられる．

治療の適応疾患として，身体障害と心理的障害に分けられる．身体障害の中で整形外科的障害を有するものに行われることが多く，小児麻痺，脳性麻痺，多発性硬化症，頭部外傷，二分脊椎，

脊髄炎，脊柱奇形，多重骨折，先天性の奇形，四肢の切断が挙げられる．心理的障害としては，精神遅滞，情緒障害，注意障害，言語障害，認知・知覚障害，学習障害，自閉症，精神病が挙げられる．

2. 作業療法の実践

今回，作業療法の実践として報告するのは，著者が加わっている障害者乗馬クラブである「レモンクラブ」での報告である．この実践を前述した作業療法の根拠とともに説明する．著者は，障害者乗馬を作業療法の作業活動「乗馬活動」として捉えて，このクラブの活動に加わっている．乗馬活動として捉えることにより，人（この場合，広汎性発達障害者）の生活全体において，この活動がどのようにかかわっているかという視点をもつことができる．乗馬活動は治療として用いられているのだが，その本来の意味は「遊び・余暇活動」である．この活動が増加することにより，子どもの健康を取り戻すという視点が加わると考える．

作業療法は他の治療と違い，治療という視点だけではなく，「生活」という大きな視点から作業を捉えることにより，対象者の生活の質に及ぼすリハビリテーション行為である．以下，乗馬活動を通した実践について，その全体的な効果と症例の回復経過を報告する．

1 障害者乗馬クラブに参加している児の家庭における行動変化[14]

障害者乗馬クラブである「レモンクラブ」に参加している児の行動が，家庭でどのように変化したのかをアンケート調査した結果を報告する．

1. 対象

乗馬クラブに通っている広汎性発達障害児20名（男性17名，女性3名，平均年齢9.5±2.9歳）を対象とした．乗馬活動への参加は，週1回の個人活動3名，月1回の個人活動4名，月1回の5人グループ活動13名に分かれている．疾患名は，広汎性発達障害3名，自閉症15名，アスペルガー症1名，自閉傾向1名である．乗馬活動の継続月数は，1カ月～81カ月で，平均36.9±26.9カ月であった．詳しい内容は表2に記した．

2. 調査内容
①質問紙による調査

対象の保護者に対してアンケート調査を実施した．質問紙は乗馬活動の参加時に手渡すか，郵送にて依頼し，回収も同様に行った．アンケートの内容はDSM-Ⅳの広汎性発達障害の診断基準を参考に，症状や特性とされているものを項目として取り上げた．

アンケート項目は以下のとおりである．

表2　対象者のプロフィール

氏名	性別	参加頻度	疾患名	年齢(歳/月)
A	男	1回/月	自閉性障害	16/0
B	男	1回/週	自閉性障害	15/1
C	男	1回/月	自閉性障害	13/7
D	男	1回/月	自閉性障害	13/6
E	男	1回/週	自閉性障害	13/3
F	男	1回/月	アスペルガー症候群	11/2
G	男	1回/月	自閉性障害	10/10
H	男	1回/月	自閉性障害	10/8
I	男	1回/月	自閉性障害	10/8
J	男	1回/月	自閉性障害	9/9
K	男	1回/週	自閉性障害	9/8
L	男	1回/月	自閉性障害	9/6
M	男	1回/月	自閉性障害	9/6
N	女	1回/月	自閉性障害	9/3
O	女	1回/月	自閉性障害	8/8
P	男	1回/月	自閉性障害	7/7
Q	男	1回/月	自閉性障害	7/1
R	男	1回/月	自閉性障害	6/8
S	女	1回/月	自閉性障害	6/1
T	男	1回/月	自閉性障害	4/10

A)「感覚・知覚面」9項目：バランス感覚，光るものへの興味，自己刺激行動の有無，臭い，手触りへの興味，口部感覚，触覚防衛，音刺激への反応（いやがる様子・耳ふさぎ）

B)「日常生活活動面」10項目：寝つき・寝起きについて，偏食の有無，奇妙な癖の有無，ぎこちなさ，器用さ，パニックの有無，習慣の変更に対する反応，こだわりの有無，落ち着きのなさ，自傷・他害の有無

C)「対人関係面」10項目：友達関係の困難さ，友達づきあいの有無，相手への思いやり，友達関係での積極性，勝ち負けの遊びの有無，順番の厳守，ごっこ遊びの有無，子どもとの交流，好きな遊びの有無，家族との遊びの有無

D)「言葉やコミュニケーション面」10項目：自発語の有無，意思表示の合図の有無，挨拶，指差しの有無，人の好き嫌いの有無，感情表現，言葉の理解，目を合わせること，呼びかけへの応答，しゃべることの興味

39項目に対して，保護者に乗馬活動の開始からの変化として，「とても悪くなった」「悪くなった」「変化なし」「良くなった」「とても良くなった」の5つから選択して回答を求めた．

2　家庭での行動の変化

1. 感覚・知覚面における変化

親が，「良くなった」「とても良くなった」と感じている項目で最も多かったのは，「バランス感覚」（44％）であった．他の感覚・知覚面の項目においては約20％であった．「光るもの・臭いに対する行動」「自己刺激行動」「耳ふさぎ行動」においては，乗馬活動の開始時より悪化して

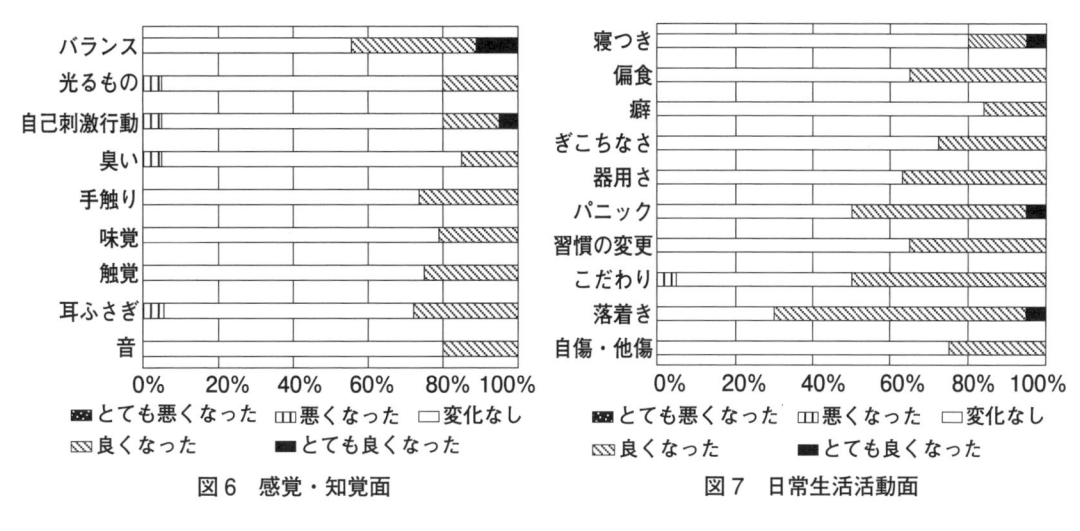

図6　感覚・知覚面

図7　日常生活活動面

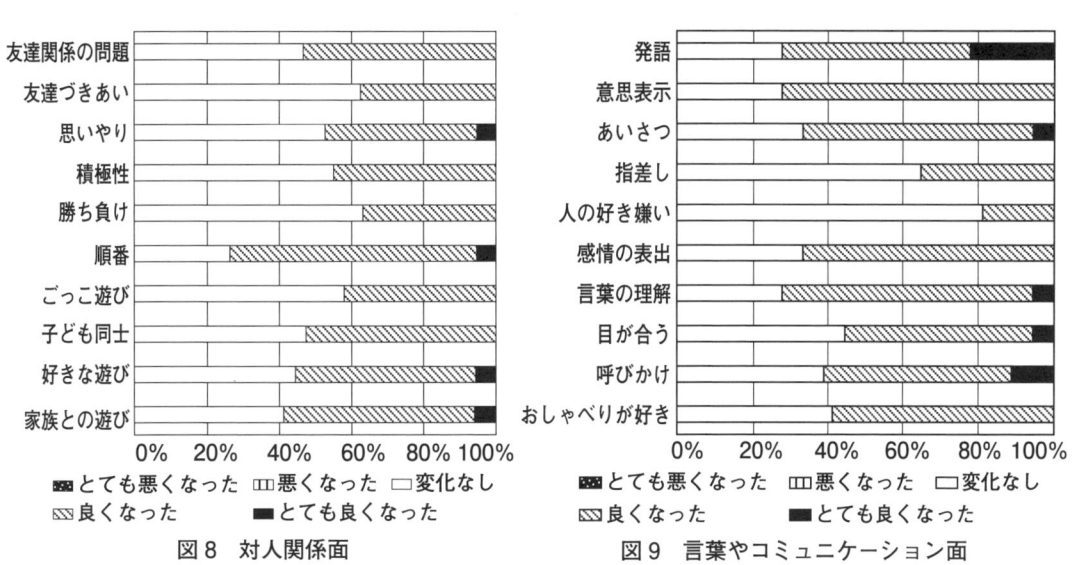

図8　対人関係面

図9　言葉やコミュニケーション面

いる児もいた（図6）．

2. 日常生活活動面における変化

「落ち着きなく動き回る行動」（65％）が最も良くなっており，次に「こだわり」（50％），「パニック」（47％），「器用さ」（36％），「習慣の変更・偏食」（35％）が続いていた．「奇妙な癖」は10％程度の改善にとどまったが，他の項目は20％以上が改善していた（図7）．

3. 対人関係面における変化

最も改善していた項目は「順番を待つことができる」（74％）で，その他50％以上改善した項目は，「家族との遊びがあること」「好きな遊びがあること」「友達関係の問題」「子ども同士で遊ぶこと」であった．他の項目でも約40％の親が改善したと述べている（図8）．

4. 言葉やコミュニケーション面における変化

「目を合わせる」（52％），「指差し」（35％），「人の好き嫌い」（19％）以外の項目は，60％を超える親が改善したと感じていた．特に，「発語」「意思表示の合図」「言葉の理解」においては，70％以上の親が改善したと感じていた（図9）．

③ 乗馬活動を行っているときの変化

1. 乗馬活動

乗馬活動では，患児と親が一緒に参加し，親が家から馬場まで患児を送ってくる．親はプログラム開始時に患児への実施プログラム内容とその目標を聞き，終了後にプログラムの感想を述べる．同時に，スタッフから患児の障害者乗馬の観察事項や感想を聞く．さらに，親は個人記録帳に参加内容を記載して終了する．加えて，プログラムでは，親はスタッフの手伝いをしたり，患児と一緒に馬に乗ったり，他の馬に乗って患児の前を部班（馬を連ねて活動すること）したり，ゲームに参加するなど家族参加型の形態を取っている．

障害者を対象とする乗馬は乗り手1名に対し，インストラクター：乗馬プログラム立案・プログラム指示を担当，リーダー：手綱により馬の誘導を担当，サイドウォーカー：乗り手を馬の横から支持する役割のもとで行われる．使用する馬は，温和な気性で十分調教されている（図10）．

乗馬活動のプログラム内容は以下の3つに分かれている．

①馬に乗り，12m四方の馬場を回る．
②馬上体操（体幹を回旋させたり上肢を動かす）を行う（図11）．
③療育的な効果を目指したゲームとなっている．ゲーム内容は，「おもちゃやぬいぐるみをつかんで馬場を回る」「乗馬中，ママ・パパと呼ぶ」「木の枝にかけたおもちゃを手や道具を用いて外す」「馬の上から棒に輪をかける」「馬上で弓矢により的を射る：流鏑馬」などで，その子が興味をもつものや療育上必要なものを用いる（図12, 13）．また年に1回，障害者を受け入れてくれる乗馬クラブで山野を馬に乗って歩く外場体験やキャンプを行う（図14）．さらに，自分で馬に乗れる参加者においては障害者を対象とした乗馬の競技会への参加も行っている（図15）．

2. 調査内容

① Scale for evaluating the effect of Human-Equips-Interaction on Mental activity：HEIM スケール調査

HEIM スケールとは，障害者を対象とした乗馬活動の精神的効果を評価する基準[15]で，自閉症の診断基準の一つである小児自閉症評定尺度（CARS）をもとに10評定項目（対人関係，模倣行為，情緒発現，突発動作，執着行動，変化順応，注目行動，恐怖反応，言語コミュニケーション，非言語コミュニケーション）を選定し，それぞれ5段階に評価する．満点が50点で，

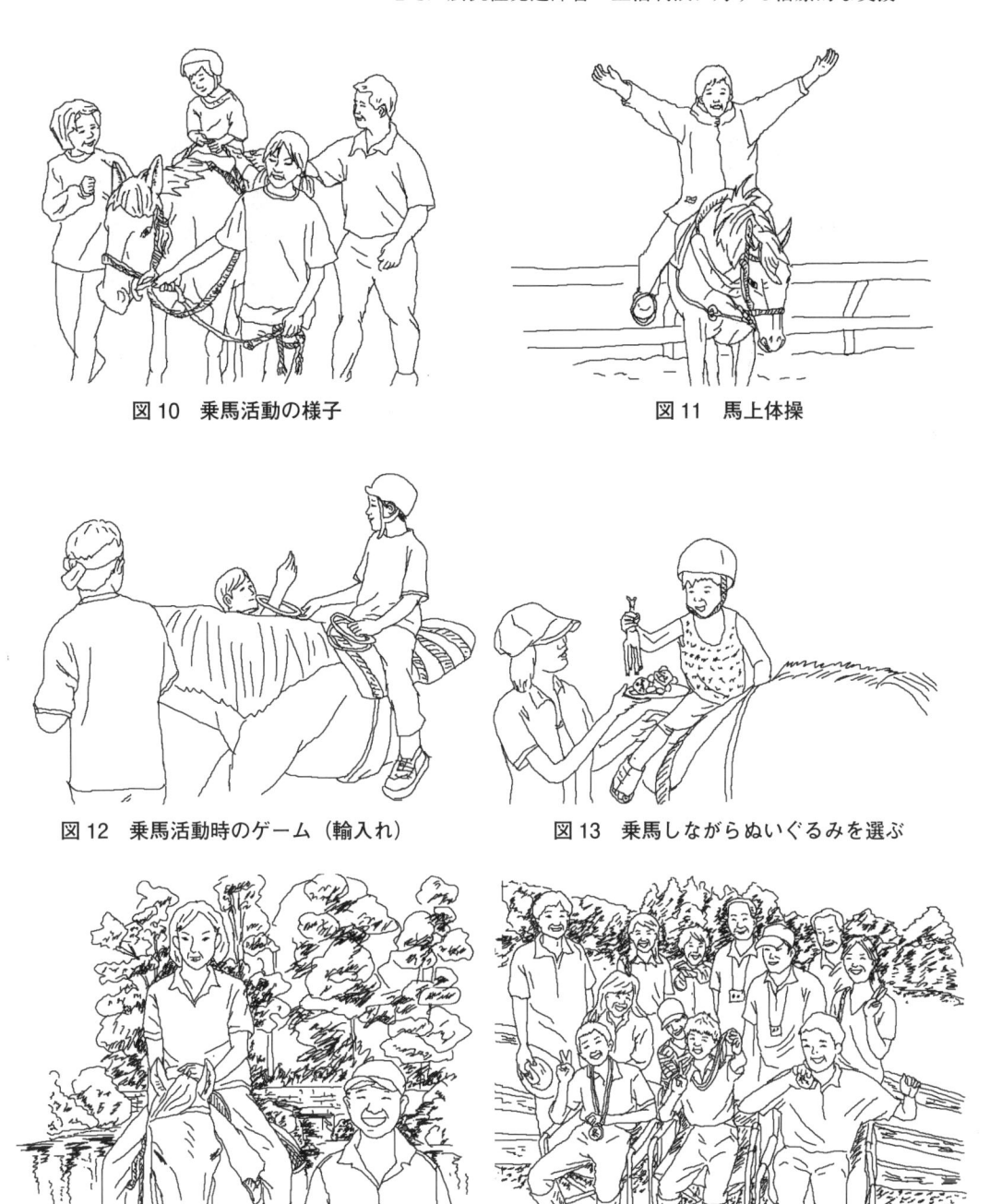

図10　乗馬活動の様子

図11　馬上体操

図12　乗馬活動時のゲーム（輪入れ）

図13　乗馬しながらぬいぐるみを選ぶ

図14　外場体験（他の乗馬クラブにて）

図15　障害者を対象とした乗馬大会

点数が高いほど精神機能が高いことを表すものである．

②保護者に対する乗馬活動の満足度

今回，このHEIMスケールは乗馬活動を開始したときと今回のアンケート時に評価し，乗馬活動場面での継時的変化を測定した．

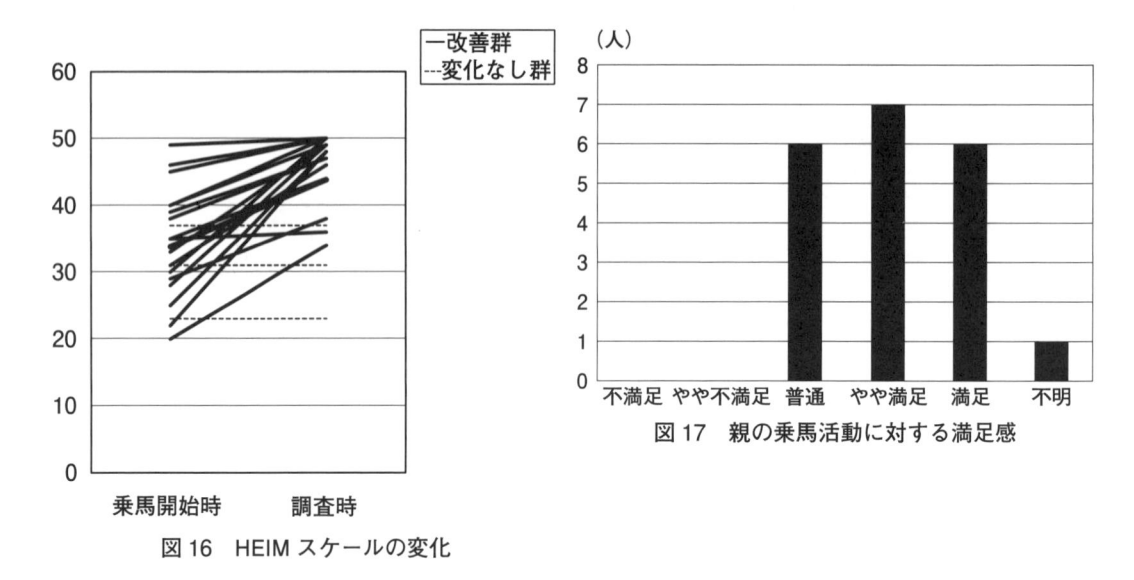

図 16 HEIM スケールの変化

図 17 親の乗馬活動に対する満足感

3. 調査結果

① HEIM スケールの変化

HEIM スケールでは，乗馬開始時から今回のアンケート調査時において17名の患児の評価点が増加しており，3名の患児が変化していなかった．全体では有意な改善が認められた（図16）．

② 親の乗馬活動に対する満足度

親の乗馬活動に対する満足度は，「やや満足」が7名，「満足」が6名で，満足している家族は計13名（65%）あった（図17）．

4 症例紹介[16]

1. 症例 A 君

性別：男　**年齢**：11歳　**診断名**：自閉症

家族構成：父（50歳代），母（40歳代），兄弟3人

生育歴：3歳児検診で自閉症の疑いがあり，紹介されたC病院で受診し，確定診断された．療育施設Dへ通った後，E幼稚園へ入園．この頃1年ほど言語訓練を受ける．そして6歳でF小学校障害児クラスへ入学．その後，一時期作業療法や再度言語訓練を受け，X年1月～X＋1年2月まで毎月1回乗馬活動に参加，馬場を2周ほど乗った経験を経ている．

発達レベル：G県H市が行った発達検査では，X＋1年4月時点で，2歳8カ月程度の発達段階と判定されたが，この評価名は不明である．

問題点：本人の主訴は聞くことが困難なため，母親の情報によると，「有意的な発語はなく，他者と積極的にかかわりをもとうとしない」「行っている活動に注意を向け続けられない」の2点が挙げられた．

2. 乗馬計画

①目的：乗馬活動を通して対象児の能力を発揮させる．乗馬活動を習得すると同時に症状である発語，コミュニケーション，活動に注意を向けさせ，集中力を高める．

②**乗馬活動プログラム**

乗馬活動：この活動は，小児施設の研究所の職員が定年を機会に主催者となり，乗馬クラブ「I牧場」の協力を得て行われているものである．多くのボランティアが参加しており，作業療法士も医学的側面の評価および乗馬活動の研究活動という側面で参加している．作業療法的な視点として，次のことが挙げられる．A）乗馬活動は馬に乗ってその運動を用いて行うことが主である．この運動は身体的な運動促進や感覚の入力を増加するのに役に立つ．しかしながら，それだけでは単調になりやすい側面をもつ．そこで，B）今回のプログラムでは乗馬活動しながら対象の発達に合った活動を導入することにした．選択された活動には「色の付いた輪を通す」「家族への呼びかけ」である．これらの活動は，言語コミュニケーションを促進しながら行うことで対象の発語を促す目的がある．また，乗馬活動は高い位置で動きがあるため，自然と集中しなければ落馬する危険性がある．乗馬活動をすることで，他の活動をするときも集中力の持続が期待できるという利点が生まれた．

期間：X＋1年3月〜X＋1年10月の8ヵ月間

頻度および時間：毎週1回（木曜日），学校から帰宅後の夕方に1時間の個人レッスン

馬場と馬装：G県J市にあるI牧場の馬場にて，4歳の木曽馬（牝馬）を利用した．馬には，簡単に乗り降りができる特製の鞍を装着し，足を載せる鐙を，指導者が馬の走る速さを調節できる調馬索を使用した．

内容：乗馬活動プログラムは，A）指導者，介助者へのあいさつ，B）馬具および手入れ道具の用意，C）馬のブラッシング，D）馬場への移動とヘルメットの着用，E）馬が来るのを待つ，F）馬に乗るための足台の用意，G）騎乗（引き馬による常足，速歩，馬上での体操，馬上でのリング入れ），H）馬から下りる，I）馬を厩舎へ移動させる，J）厩舎での馬のブラッシング，K）馬具および手入れ道具の片づけ，L）ヘルメットを脱ぐ，M）指導者と介助者へのお礼とあいさつ，とした．しかしながら，指導方法や対象児の状態によっては内容を変更し，乗馬活動には，指導者，A君，母親，介助者1名が計画的に参加した（図18）．

③**評価方法**

A）乗馬活動時にみられる精神面での変化を捉える目的で，HEIMスケール[16]を用いて評価した．得点は，満点が50点で，点数が高いほど，その能力は高いと評価できる．

B）子どもの活動への動機づけを捉えるため，小児版・意志質問紙評価様式[17]を用いて，①目新しいものを探索する，②行動を始める，③課題試行的である，④新しい物を試す，⑤携わり続ける，⑥習得の喜びを表現する，⑦問題解決を試みる，⑧結果を出そうと試みる，⑨技能を練習する，⑩挑戦を求める，⑪環境を組織化する／修正する，⑫達成を誇らしげに示す，⑬想像力／象徴的意味を使う，⑭他人に注意を引く，⑮他人の中に入る，の15項目について，受け身的，躊躇，参加，自発的の4段階で評価し，点数が高いほど活動への動機が高いと評価できるものを

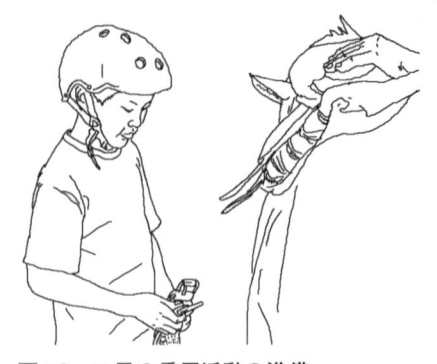

図18　K君の乗馬活動の準備

図19　乗馬活動期間および評価時期と内容

用いた．

　C）母親に対し，乗馬活動プログラム開始前と施行後で，家やプログラムにおける対象児の変化について聞き取りを行った．

　D）乗馬活動の習得内容を捉える目的で，プログラムの乗馬活動の準備，乗馬活動，片づけ等の過程を，①始めのあいさつ，②道具の準備，③ブラッシング，④ヘルメットの装着，⑤待機，⑥騎乗台の準備，⑦道具の片づけ，⑧ヘルメットの片づけ，⑨終わりのあいさつの9項目に分け，満点が45点で，「うまくできる：時間，目的，達成度において十分である」を5点として，「行えない」を1点として5段階で評価した．

　評価を施行したのは，母親からの聞き取り調査のみ X＋1年10月の1回，その他の評価は X＋1年3月，8月，10月の計3回行った（図19）．

3．介入結果
①精神面での変化

　3月の評価開始時の HEIM スケール得点合計は35点であったが，8月40点，10月41点と増加した．増加がみられた項目は，「対人関係」「情緒発現」「変化順応」「恐怖反応」「非言語コミュニケーション」であった．以下，具体的にその内容を記載する．

　変化順応の項目は，当初乗馬活動への意欲をみせる行動や表情はみられなかったが，騎乗時の準備などで自ら積極的に取り組むようになり，「乗りたい」という意志が表れた．対人関係の項目では，周囲の人を積極的に意識する様子がみられなかったが，馬上活動時には母親や指導者に働きかけるようになった．一方，言語コミュニケーションでは「馬に乗ると言葉を出すが会話にはならない」，模倣行為では「手綱の持ち方を示すと手綱を握れる」，注目行動では「働きかけた人の目を見て家族の姿も見るが手は振らない」状態で変化がみられなかった（図20）．

②動機づけの変化

　小児版・意志質問紙[17]を利用した評価得点は，3月の評価開始時には合計30点であったが，8月35点，10月37点に増加した．改善がみられた項目は，「行動を始める」「課題指向的である」「携わりつづける」「習得の喜びを表現する」「技能を練習する」「挑戦を求める」「達成を誇らし

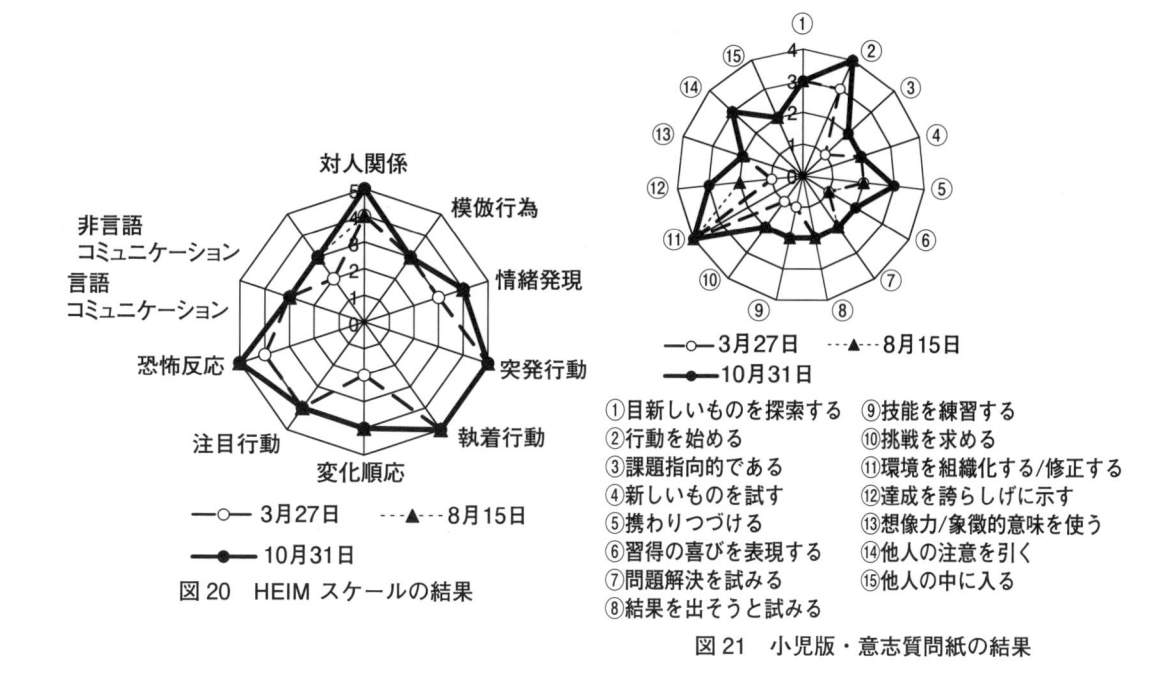

図20 HEIMスケールの結果

図21 小児版・意志質問紙の結果

①目新しいものを探索する　⑨技能を練習する
②行動を始める　⑩挑戦を求める
③課題指向的である　⑪環境を組織化する/修正する
④新しいものを試す　⑫達成を誇らしげに示す
⑤携わりつづける　⑬想像力/象徴的意味を使う
⑥習得の喜びを表現する　⑭他人の注意を引く
⑦問題解決を試みる　⑮他人の中に入る
⑧結果を出そうと試みる

げに示す」であった．以下，具体的にその改善点を記載する．

「達成を誇らしげに示す」の項目は，達成感をはじめとする感情の表出場面が特に向上した．感情の表出は，「習得の喜びを表現する」の項目における得点増加にも表れた．その一方で，「新しいものを試す」「問題解決を試みる」「結果を出そうと試みる」など，一般的に自閉症児が苦手とされる項目，「他人の注意を引く」「他人の中に入る」という，積極的に人とかかわろうとする行動に関する項目については変化しなかった（図21）．

③母親からの聞き取り

母親からの聞き取りにより挙げられた，平成14年（2002年）3月以降の変化を以下に記す．

「最初，馬上で恐がっており，笑顔がほとんどみられなかったが，後半笑顔をみせる回数が増えた」

「最初，乗馬活動中，ストレスの兆しだと思われるあくびをみせることがあったが，徐々になくなっていった」

「だんだん乗馬活動中，周囲を見回したり，変化に反応したり，自ら手綱（たづな）を離すような，"余裕"の行動がみられるようになった」

「自宅で乗馬活動の準備のときに，自らたんすからズボンを出すようになった」

「補助輪付きの自転車に乗れるようになり，積極性が感じられるようになった」

④乗馬活動の習得状況

乗馬活動プログラムの習得状況の変化について，3月の評価開始時点では得点合計が31点であったが，8月では38点，10月では39点に増加した．習得されていった項目は，「始めのあいさつ」「道具の準備」「ブラッシング」「ヘルメットの装着」「道具の片づけ」「ヘルメットの片づ

図22 乗馬活動の習得内容

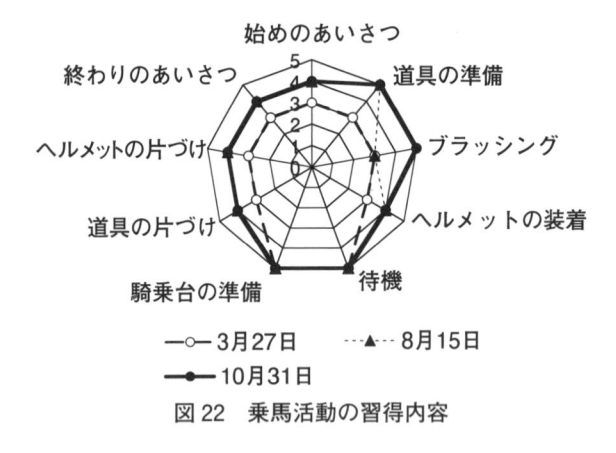

け」「終わりのあいさつ」であった．特に，道具の準備・ヘルメットの装着の項目は，最高の5点に達した．初期には多くの道具の中からどれを選んでよいかわからず，次の活動へ移れなかったが，自ら率先して選択し，活動への積極性が出てきた．ブラッシングでは，手元へ注意が向かず視点が定まらず，手だけ動かしていたが，10月には次第に手元を見続けながらできるようになり，集中力が出てきた．始めのあいさつ，終わりのあいさつは，初期には「おねがいします」「ありがとうございました」とすべての語を先導しないと言えなかったが，後期には「お」「あ」ときっかけを与えることで言えた．しかし，「オ・ネ・ガ・イ・シ・マ・ス」とすべての語を区切って発音し，意味を含めた発語に至らなかった（図22）．

4．効果要因

以上，行動面の変化と乗馬活動，症例A君の変化について乗馬活動の効果として，①乗馬すること自体に効果があること，②プログラムの運営が家族を巻き込んで行っていることから生じる効果があることを述べていく．

①乗馬すること自体の効果

乗馬という活動を行うことによる教育的効果と，乗馬が動的で感覚統合的な作用を及ぼしているのではないかということを説明する．

A）教育的効果

「自閉症および関連するコミュニケーション障害の子どものための治療と教育」[18]にあるような教育的効果があり，順番が待てるなど人とのかかわりのルールが具わっていき，家族や子どもたちの中で好きな遊びを用いて遊ぶことができるようになっていくことを示唆した．さらに，乗馬活動を用いた障害者乗馬における症例A君の改善に対する解釈として，乗馬活動という現実場面で，「構造化」された物理的環境により患児がどう振る舞うかをていねいに指導できたこと，1時間という決まった内容でスケジュールが提示できたこと，乗馬活動は馬を利用して行うことで視覚的な手がかりがはっきりしており，行うことが単純化していること，ランゲージ・スキルよりコミュニケーション・スキルによってできたこと，家族が患児を馬場までの送り迎えを行い，乗馬活動中は子どもの様子を見学し，乗馬活動に参加するという家族の協力が得られやすかった

ことが，乗馬活動により自閉症の症状および習得状況において変化への順応，非言語コミュニケーションの促進，対人関係の良好につながったものと思われる．これらのことが，患児の乗馬活動に対する意欲を向上させ，乗馬活動の習得の喜び，技能の練習，挑戦へとつながっていったと考えられる．三田ら[19]は，乗馬活動の特徴として，対象者の多くは馬に乗ることの興味や楽しさがあることを述べている．加えて，乗馬という非日常的な趣味や運動という面も良い効果を及ぼしたと考える．徳永[20]は好きな遊びを通し，自分からのかかわりが増えていくA君の事例を報告しているが，その中で「言葉が出たときに伝わったことを実感できるような工夫が功を奏した」と述べている．また，松本ら[21]は自閉症幼児の療育支援として運動療育を取り入れている．彼女らは自閉症児において日常生活場面だけでは運動経験が偏り，必要な技能を獲得しにくいため，意識的な機会を提供する必要があること，そして運動療育は運動技能のみならず，言語社会性領域の発達に効果があることを述べている．高橋[22]は集団での取り組みについて広汎性発達障害児にプールを使用し，そのことは子どもを落ち着かせ，ルールのある活動により順番が待てるようになり，母親は子どもの変化をみることにより不安が軽減し，このような集団活動の場が保護者と子どもの行き場になりストレスの軽減が図られることを報告している．

B) 感覚統合療法にみられる感覚統合の促進効果

感覚統合的な解釈をすると，馬の歩行による揺れの刺激は非常に強く，彼らの遊びである単純な繰り返しの多量の運動として，自閉症の患児の脳に外部からの刺激の一つで自分にとって価値があるものであると認識され，さらに視線が高くなり乗馬活動することの不安と緊張感が，重力に対する不安を淘汰してしまったように思われる．これらの乗馬活動の運動は，患児の姿勢の保持，バランス感覚の向上，筋緊張の発達，重力に対する安心感を徐々に育成し，身体の両側面の協調性，注意の持続，情緒の安定が図れ，集中力，自己抑制，自信につながったと考えられる．乗馬活動プログラムにおけるブラッシング行為および活動に携わり続けるといった点，また母親から述べられた「活動時のあくびがなくなった」という言葉は，自閉症の症状の一つであるさまざまな感覚刺激の中から必要な刺激以外を排除することが難しく，注意散漫になりがちであることの改善に役立ったと思われる．

②家族を巻き込んだプログラム運営の効果

緒方ら[23,24]は，軽度発達障害の治療において家族を巻き込んだ家族支援が重要で，家族の障害受容が非常に大切であると考えている．今回参加した対象の親は，病院外の治療を求めて乗馬活動に参加している．このためには，自分の子どもの障害を受容している人が多いと考える．また，乗馬活動では家族とともにプログラムを運営し，家族が子どもの障害を認識できる家族への教育支援の働きを自然としていると思われる．このことは，今回調査した乗馬活動に対する家族の満足度に反映している．

さらに，定期的な乗馬活動の開催は，患児・家族において野中[25]が述べている地域における社会的支援として有効に作用している．この活動を通して，緒方[24]が障害児の親に対して重要であるとしている，親の子どもの障害に対する罪悪感・自責感や自分一人が悩んでいると思う孤立感を軽減させ，専門的・教育的なバックアップによる安心感をもたせている．Eric Schopler[26]

は自閉症のリハビリテーションモデルにポニー療法を挙げ，その効果において家族との絆を深めることに役立ち，この活動を楽しめることを挙げている．そして，家族は自分の子どものために障害があろうとなかろうと良い環境，良い生活を求めていることを述べている．

5 根拠と実践との関係

筆者は，「作業療法とは，対象者に作業活動へ興味をもたせ，その過程を通して身体的または精神的な障害を回復させ，社会生活において最大の機能を発揮させる治療や援助であり，この目的のために日常生活活動，芸術，スポーツ，遊びなどさまざまな手段の作業活動を使用する」ものとして捉えている．特に，広汎性発達障害のような外界との交流に乏しい障害においては，その作業活動が対象者に興味をもたせることができ，積極的に受け入れられるものが治療効果をより発揮できると考える．

1. 人間作業モデルと生活を考慮して

乗馬活動は，自由な時間における作業活動である「遊び・余暇活動」に含まれるものである．「遊び」は，広汎性発達障害のような発達途中の障害をもつ若者にとって重要な作業活動と考える．このような病院や施設内の活動にとどまらない，地域における「遊び・余暇活動」の作業活動を整備し，利用させることも作業療法士の重要な役割だと考えている．

広汎性発達障害の子どもたちは，Kielhofnerの人間作業モデルおける「意志」を作業療法士が的確に捉えることは非常に困難な場合が多いが，「子ども」たちが好む，「動的」で，「開放的（屋外活動）」な活動を提供することは可能である．そして，外出できる機会を作り，経験をたくさん積み，多くの人と出会える場所を提供できる「環境」によって作業行動を提供し，それを「習慣」として定着させることにより，「遂行能力」を高める働きかけをすることが重要である．特に，身体を用いる運動は発達を促進するには重要な働きかけをするものと考える．

また，同時に家族への働きかけも考慮し，家族に何かができる「子ども」をみる機会を作業療法士が作っていくことにより，子どもの身近な「環境」である家族の子どもの見方を変えていくことが必要になる．

そして，これらの活動が健常児に比べて圧倒的に少ない「あそび」の時間を補完し，保護者が求めている障害のある子どもの外出の時間，運動できる時間を提供すると考える．われわれ作業療法士は乗馬活動だけではなく，さまざまな活動が地域で行われ，それを障害者が選択できるような環境を作っていくのも役割であると思う．

2. 生き物（動物）とかかわることでかかわりを発達させる

人間と違って動物は，単純なかかわりにより成立する関係をもつことが可能である．複雑な人間関係の形成が非常に困難な広汎性発達障害の子どもにとって，「人間以外の生き物（動物）」から徐々に人との関係へと移行することが段階を踏んだ働きかけとして有効な手段の一つになると

考える．

文　献

1) Gary Kielhofner 編著（山田　孝監訳）：意志サブシステム．Gary Kielhofner 編，村田和香訳：人間作業モデル　理論と応用．協同医書出版社，pp35-60, 2003
2) Gary Kielhofner 編著（山田　孝監訳）：習慣化サブシステム．Gary Kielhofner 編，竹原　敦訳：人間作業モデル　理論と応用．協同医書出版社，pp61-80, 2003
3) Gary Kielhofner 編著（山田　孝監訳）：精神—脳—身体の遂行サブシステム．Gary Kielhofner 編，山田孝訳：人間作業モデル　理論と応用．協同医書出版社，pp81-88, 2003
4) Gary Kielhofner 編著（山田　孝監訳）：作業行動に対する環境の影響．Gary Kielhofner 編，笹田哲訳：人間作業モデル　理論と応用．協同医書出版社，pp89-110, 2003
5) 鷲田孝保：作業療法における作業．鷲田孝保編：基礎作業学．協同医書出版社，pp1-14, 1999
6) 津村恵子：673人の放課後・休日に込める思い—調査A「京都障害児放課後・休日実態調査」—．津止正敏，他編：障害児の放課後白書．クリエイツかもがわ，pp24-92, 2004
7) 林　孝司：軽度発達障害児に関する検討．津止正敏，他編：障害児の放課後白書．クリエイツかもがわ，pp116-118, 2004
8) 武内　清：毎日の生活の様子．第1回子ども生活実態基本調査報告，Benesse 教育研究開発センター，pp18-33, 2007
9) 山田弘司：アニマル・セラピーの歴史．岩本隆茂，他編：アニマル・セラピーの理論と実際．培風館，pp6-17, 2001
10) Levinson BM：The dog as a "co-therapist". *Ment Hyg* **46**：59-65, 1962
11) 山田弘司：アニマル・セラピーの理論と研究法．岩本隆茂，他編：アニマル・セラピーの理論と実際，培風館，pp21-51, 2001
12) Bossard JHS：The mental hygine of owning a dog. *Ment Hyg* **28**：408-413, 1944
13) 山田弘司：身体障害と動物介在療法．岩本隆茂，他編：アニマル・セラピーの理論と実際．培風館，pp74-97, 2001
14) 美和千尋，他：広汎性発達障害児の行動面における乗馬活動の影響．作業療法　**29**：299-308, 2010
15) 慶野裕美，他：乗馬することによる障害児の精神的変化をとらえる試み．ヒトと動物の関係学会誌　**11**：71-75, 2002
16) 美和千尋，他：自閉症児における乗馬活動による症状改善と乗馬習得過程—1 自閉症児を通して—．作業療法　**24**：262-268, 2005
17) 近藤　敏：基礎技法　発達障害領域．生田宗博編：作業療法評価学（作業療法学全書第3巻），協同医書出版社，pp163-196, 2009
18) 内山登紀夫：TEACCHプログラムとは何か．中根　晃編：自閉症．日本評論社，pp151-170, 1999
19) 三田勝巳，慶野裕美：障害者乗馬．臨床リハ　**8**：870-871, 1999
20) 德永英明：主体性を引き出す授業づくりの実際　遊び　好きな遊びを通し，自分から関わりが増えていったK君　僕と一緒にバトミントンしようよ．特別支援教育の実践報告　**23**：12-13, 2007
21) 松本真純，他：自閉症幼児の療育支援　運動療育を中心として．旭川荘研究年報，pp98-99, 2004
22) 高橋京子，他：広汎性発達障害児の集団活動への取り組み．岐阜作業療法　**7**：5-7, 2005
23) 緒方　明：家族療法　ミニレビュー　軽度発達障害．家族療法研究　**24**：161-163, 2007
24) 緒方　明：軽度発達障害の家族支援について，障害受容が困難な例を通して．家族療法研究　**22**：38-43, 2005
25) 野中和泉，一門惠子：就学前後の自閉症児2事例を対象とした母親支援の試み．九州ルーテル学院大学発達心理臨床センター年報　**4**：49-58, 2005
26) Schopler E：Treatment for autism：From science to pseudo-science or anti-science. In Schopler E, et al（eds）：The research basic for Autism Intervention. Kluwer Academic/Plenum Pub., New York, pp9-24, 2001

〈美和千尋〉

2-4. 情動的コミュニケーションを基礎にした働きかけと現象学的視点
―広汎性発達障害児の志向性から作業療法の成果を問う

1. はじめに

「やった，やった，テッちゃん」「イテテ，だっだね，テッちゃん」「アー疲れたね，テッちゃん」など，体をいっぱい使って楽しんでいる子どもと保育士の間で，大きな声が飛び交う，母子通園センターの日常である．大勢の子ども集団の中にありながら，私は，一人ひとりの子どもに関心を寄せ，この子どもの心に自身の心を重ねて，共振し合う光景に発達障害をもつ子どもへの作業療法の原点をみる．

発達障害をもつ子どもの作業療法とは，子どもにとって意味のある活動の遂行をさまざまな手段，方法で治療，援助するとともに，子どもの心に「楽しい，やった，できる，もっとしたい」という快情動をベースにした，達成感，有能感，自尊感情を誘い，育てる療法である．

発達障害の作業療法は，子どもと作業療法士の2者関係が基礎となり，子どもの活動遂行を促す療法であるにもかかわらず，その2者関係において育まれる情動的（affective）コミュニケーション[1]の発達に着眼して介入し，成果を報告した研究はない．本著では，象徴的（symbolic）コミュニケーション[1]の扉をたたこうとしている広汎性発達障害をもつ子ども（以下，児）の生活世界における意識の志向性を作業療法士が意味づけする重要性を再確認していきたいと考える．志向性（intentionalitat）[2,3]とは，心理的距離が近いときに一方，または双方の気持ちや情動のつながりと共有を目指しつつ関係を取り結ぼうとする特定の2者関係において，話し言葉や身振り言語として表現できない児の意図をいう．これは，象徴的コミュニケーションが発達する基盤ともいえる．そして，養育者と子どもに代表される2者関係の中で育まれる情動的コミュニケーションに脈々と生きる，主観と主観の交流が，お互いにわかり合える共通の意味を作り上げていく．作業療法の実践においても，計画に沿った作業療法士の働きかけが，児の行為や情動に変化をもたらす．その変化を意味づけることができるのは，児と2者関係を保ちながら，情動的コミュニケーションの主体と客体の関係を維持している作業療法士である．

2. 理論―作業療法の根拠

本著では，児の作業療法において，作業療法士と児の2者関係のいとなみ，関係性に着目する（関係発達理論）[4,5]．作業療法とは，児にとって意味のある活動が遂行できるように児と環境，その交互作用を評価し，統合解釈したうえで目標，目的を明確に定め，それらを達成するために

手段・方法を駆使して働きかけを行うことである．その結果，活動の遂行と達成感，自尊感情，満足感を誘う療法である．

広汎性発達障害の作業療法では，感覚統合理論[6]の功績が高い．皮質下レベルに注目して，機能の改善，回復，調整を図ることを目的として，児の対人関係，コミュニケーション障害の基盤となる感覚統合を目指すものである．このような機能改善の考え方からボトムアップの治療方法を取り効果を得る反面，日常生活場面での対人関係や象徴的コミュニケーションが問題となる児に対して，日常場面での2者関係での情動的コミュニケーションの成立を意図することは大切である．そして，そのプロセスで児にとって意味のある活動が遂行できるよう働きかけている作業療法の成果を児の志向性から探索する重要性を強く感じた．

また，このような情動的コミュニケーションを基盤とする生活のいとなみの中でこそ，児が志向する活動に養育者，保育士，教員が児の行為や対人，コミュニケーションのありようを理解し，適切な援助ができると考えたのである．そして，象徴的コミュニケーションの世界に生きている私たちが情動的コミュニケーションの世界に心を重ねることによって，児が意味のある活動を志向したとき，その活動の意味は，2者関係の中で共振し合い，作業療法士が共有し，さらに発展させるように誘う中で，快の情動をベースにした満足感，有能感，自尊感情が育まれていくと考えるのである．次に，2者関係性に着目した根拠を情動的コミュニケーションと児の特性，著者の基礎研究の視点から述べる．

1 情動的コミュニケーションと児の特性

1. 情動的コミュニケーションと象徴的コミュニケーション

ここでは，鯨岡の関係発達論[4,5]と小林の児童精神医学を基盤とした関係発達障害論[4,7]の文献を引用，参考にして述べる．

コミュニケーションの辞書的意味は，「社会生活を営む人間の間に行われる知覚・感情・志向の伝達」とか「気持ち・意見などを言葉などを通じて相手に伝えること」といえる．これらの定義で共通することは，「伝達」「伝える」ということである．つまり，情報の授受を表している．しかし，情報の授受のみでなく日頃からの相手との関係性の強さによっては，わかってもらえると思っていた人や信頼を置いた人など，こちらの期待が大きいほどわかってもらえないときに歯がゆいなどの情動が生じる．「いくら，話してもわかってもらえない」という情動のベースには，情報の内容にかかわらず，伝え手が伝達することで受け手にわかってほしい，理解してほしいという情動が起こりうることになる．つまり，少なくとも，「伝達」と「理解」を結びつけるための「共通，共同」作業が重要といえる．伝え手は，受け手に理解されることを，暗黙のうちに想定して，情報の授受が行われていることになる．つまり，言葉を道具として利用しながらも，正確に情報を授受するための共同作業が**象徴的コミュニケーション**である．

これに対して，**情動的**コミュニケーションとは，主として，対面する2者の間において，その心理的距離が近いときに，一方または双方が気持ちや情動のつながりや共有を目指しつつ，関係

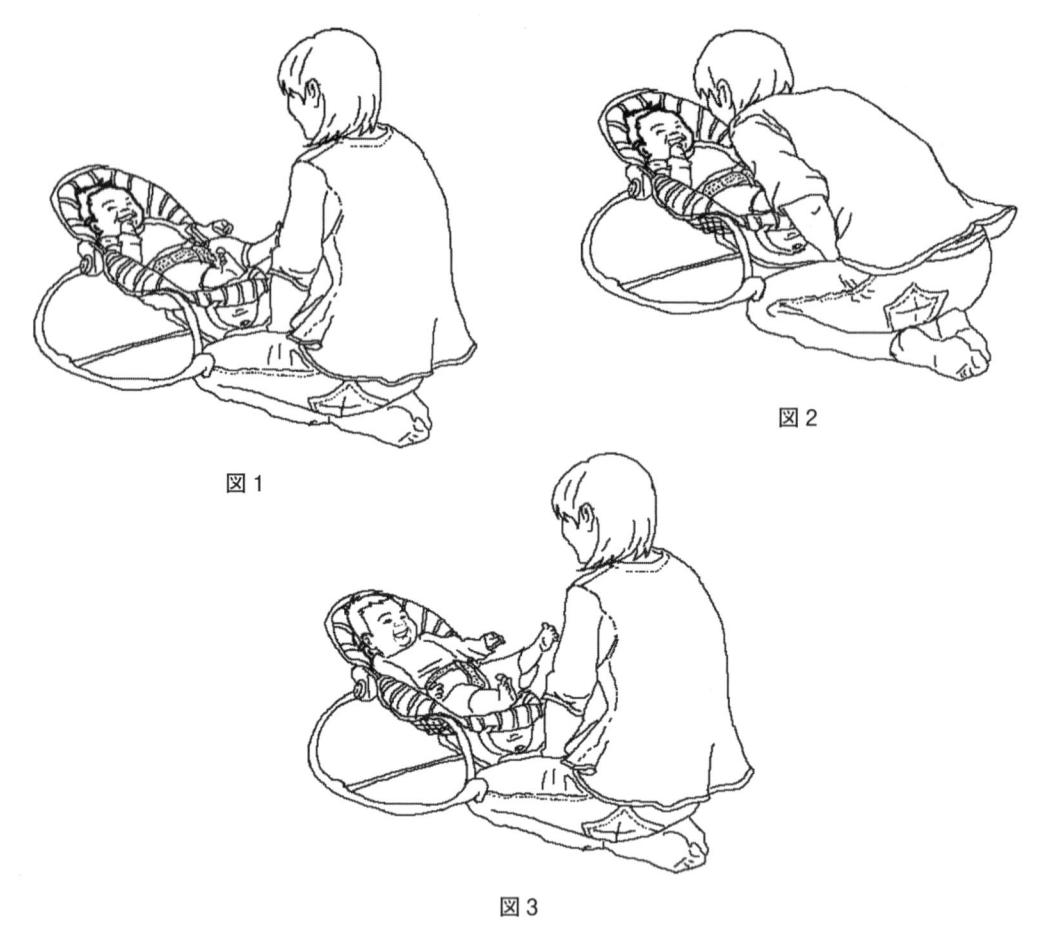

図1～3 養育者と子どもの情動的コミュニケーション場面
子どもの身体，顔面の表情から放たれる笑みに思わず引き寄せられるように近づいた（**図1**）．子どもの表情に応えるように（表情で子どもの表情を抱きしめるように）感じ合い養育者の応えに体を鎮めて応える子ども（**図2**）．養育者が表情で抱きしめることを止めると，「あれ……どうしたのもっと」と言わんばかりに身体でそれを表している（お互いが求め合う繋合希求）（**図3**）．

を取り結ぼうとするさまざまないとなみをいう．この情動的コミュニケーションの根底には，人間が本質的にもつ，繋合希求が脈打つと考える．**繋合希求**[8]とは，お互いの志向を向け合い，それを受け止め合い，肯定的な情動を共有して喜び合いたいという，誕生まもない乳児がもつ根源的希求ともいえる．乳児期の関係性にのみ表れるのではなく，2者関係において，気持ちや感情，力動感（vitality affect）などの共有が目指されているものをいう（**図1～3**）．そして，伝え手と受け手の心理的距離が遠くなるに従って，コミュニケーションに気持ちのつながりや共有を目指さなくなってしまい，情報を正確に授受する関係性となったときには，象徴的コミュニケーションが前面に浮き上がってくるのだと考える．情報を正確に授受する関係性が必要になってきたときに，話し言葉や身振り言語などの象徴機能が媒体とする象徴的コミュニケーションの発達の必要性が浮き彫りとなってくる．

　象徴的コミュニケーションと情動的コミュニケーションの関係を小林[1]は，①情動的コミュニケーションこそ，コミュニケーションの本態である．②象徴的コミュニケーションは，そのうえ

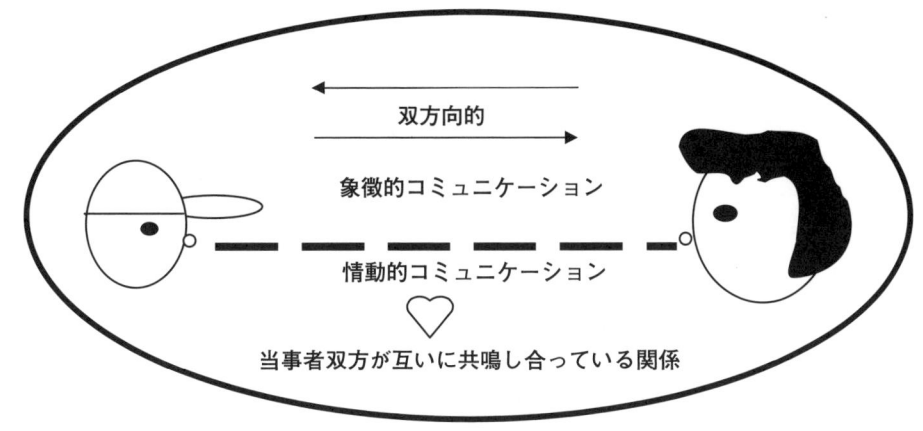

図4 情動的コミュニケーションと象徴的コミュニケーション
(小林隆児：自閉症とことばの成り立ち．ミネルヴァ書房，2004，p28引用改変)

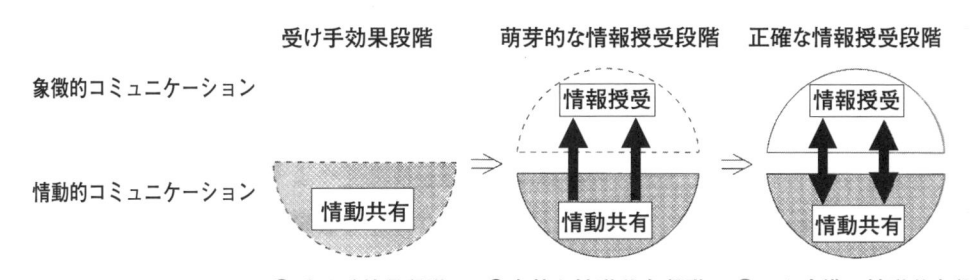

図5 情動的コミュニケーションと象徴的コミュニケーションの発生的関係
(鯨岡 峻：原初的コミュニケーションの諸相．ミネルヴァ書房，2003，p168引用改変)

に積み重なる．③そのとき，情動的コミュニケーションは，その根底に生き続ける（図4）．情動的コミュニケーションにおいては，相手の存在に強く影響され，反応し合っている．児とのコミュニケーションでの課題は，われわれが意識化することが困難な次元のコミュニケーションといえる情動的コミュニケーションである．そのため，両者間での情動的つながりを基礎にした志向（意図）を関係性の事実記載から，探索する重要性が生じるのである．

図5の情動的コミュニケーションと象徴的コミュニケーションの発生的関係において，乳幼児期に，子どもの身体による志向を養育者が自分へのコミュニケーションとして受け止めて対応してくれるような「受け手効果段階」から②のお互いが気持ちが通じて共有されてつながれた状態（間主観性：一方の主観性と他方の主観性の間がつながった状態）となる「素朴な情動共有段階」から，③複雑な表裏のある気持ちがわかり合える「メタ水準の情動共有段階」へと発展する．ここで強調すべきことは，①から③は発達的には，順序よく発達するが，人が人とつながりを求めてかかわる場合は，③の段階であっても，②で強調した，間主観性がベースにあることはいうまでもない．この間主観性とは，一般的には，共感と同義語と考えてもよいが，ここでは，後述する現象学的分析との関係から，間主観性という語を使用することにする．このような間主観性をベースにしながら，児の作業療法を展開することが重要である．

2. 児の特性
1) 関係性欲求の両価性[9]

養育者や特定2者関係での特徴は，**関係性欲求の両価性**（アンビバレント）である．このバックグラウンドには，生得的な感覚－情動過敏がベースにあるともいわれている．繋合欲求があるにもかかわらず，うまく甘えることができない．このことから，養育者や特定2者関係を通じて育まれる安心感や情動調整が行われる機会が少なくなり，児が不安定で情動調整ができないときに，かかわっている大人からみると，不可解な行為をとることが多くなる．例えば，何かの原因で不安になって，激しく泣くので養育者が抱っこをしてあげるとさらに激しく泣く，この声が養育者にとっては，どうしようもない苦悩へと変化し，逆に養育者の子どもに対する両価性（愛してあげたい，どうにかしてあげたいが，つらい，愛せない）を助長することになる．

2) 対象の捉え方と認知

児の遊びの特徴は，無様式知覚[1, 9]の世界で広がりをみせており，われわれも同じ世界でつながりを求めようとしないかぎり，それはとても不可解な問題としかいいようのない世界である．

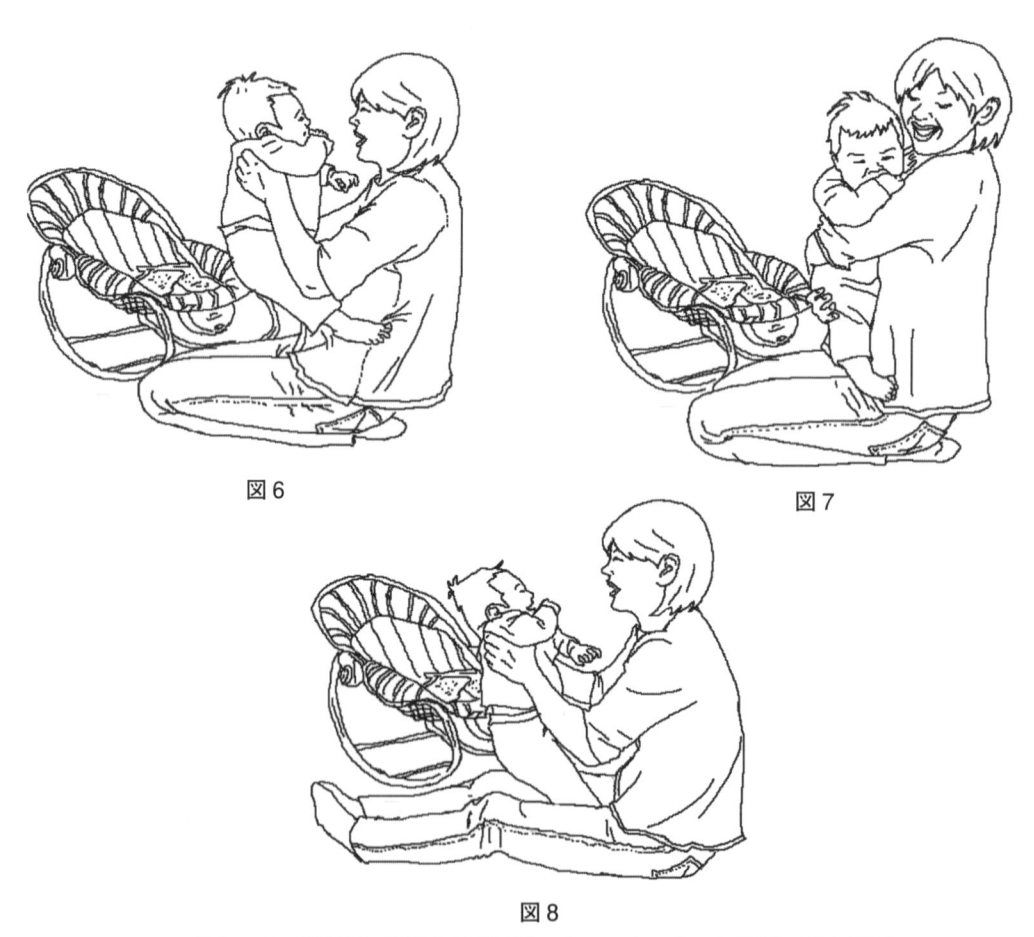

図6

図7

図8

図6～8 養育者と子どもの情動的コミュニケーション場面での力動感
養育者が大きく揺らすと，子どもにその働きかけから伝わる身体的な感覚は，エネルギー水準は高く，活動の輪郭は大きく激しい感覚として子どもが身体で反応している．

無様式知覚とは，相貌的知覚と力動感をいう．**相貌的知覚**とは例えば，おかあさんの手からお皿がすべり落ちて割れた瞬間に，そばにいた子どもが「お皿，いたい，いたい，だね」などという表現をすることがある．これは，生命をもたない無機物が，あたかも心のある人であるかのような表現に代表される．対象が，たとえ無機物であっても，その物が存在し，かつ生き生きとして表情を帯びているかのように児には映る．

力動感とは，養育者が子どもを大きく揺らすと，その働きかけから伝わる身体的な感覚は，エネルギー水準が高く，活動の輪郭は大きく激しい感覚として子どもの身体が反応する．次に，子どもの激しい身体表現を察知した養育者は，その働きかけをやや弱めると，その働きかけから伝わる身体的な感覚は，エネルギー水準は低く，活動の輪郭はゆっくり，ゆったりした感覚として子どもが反応する（図6～8）．このように，図の子どもと同じく児は，ある働きかけや出来事をエネギー水準や活動の輪郭，リズムなどのグローバルな様相で捉えることである．

3）対象の距離と無様式知覚

児は人に対しては遠ざかり，生命をもたない対象には，至近となる傾向がある．象徴的コミュニケーションの世界でのかかわりが主となる場面では特徴的となる．集団場面やいつもと違う活動や保育集団のメンバーに違いがあった場合は，対人への反応が過敏に出る場面が多い．それとは対照的に安心感を求めようと，物への距離が近くなる．私たちが客観的であると思いがちな認知のあり方は，児にとっては情動のあり方や2者関係での関係性，無様式知覚とのありようと深く関係している．

2　2者関係における情動的コミュニケーションに着目した根拠（基礎研究と臨床研究からの根拠）

作業療法士は，作業療法の記録に「……にっこりと笑って，その活動が楽しそうだった」「満足そうに……」などと書き残していることが多い．これは，作業療法が子どもの自発行動や行為を促すと同時に，児にとって意味のある活動が達成されたときに，喜びと満足感があふれ，その情動が作業療法士に共振し，作業療法士の間主観的な世界で児の情動を感じ，記録され残されているものである．著者は，この作業療法士の行為に着目した．作業療法士が対象児（者）の表情から「嬉しい」という情動を判断するにあたって，「幸福の表情」が象徴的コミュニケーションの道具として妥当であるかという研究疑問に立った．象徴的コミュニケーションが発達していない最重度知的障害者の「幸福の表情」の妥当性の検証を目的にした研究を平成15年（2003年）～平成17年（2005年）に行った．

これらの研究は，広汎性発達障害児の2者関係における情動的コミュニケーションの理解に役立っている．

1. 育成・活動に対象者が自ら表す肯定の感情を「幸福の表情」で測定する方法の開発[10]

1) 研究の目的

最重度知的障害者の日常生活場面における，情動を表した表情（幸福の表情，嫌悪の表情，中性の表情）を選択し（実験Ⅰ），その表情から他者が情動を正しく判断できるかということを検証し，幸福の表情が肯定の情動を測定するための，客観的測定道具として妥当か否か（実験Ⅱ）を考察する．

2) 実験Ⅰの要約

①目的

実験Ⅰは最重度知的障害者（以下，MR）10名と正常成人（以下，成人）10名の幸福，嫌悪，中性の表情をJACFEE（日本人とアメリカの白人の感情を荒らす表情）[11]に基づき選択して，その選択の信頼性を検証した．

②方法

MRグループの表情の撮影方法は，日常生活場面の肯定の情動表示や否定（不快）の情動表示を予測した情動経験を先行事象として設定した．中性の表情は，日常生活場面での何もしていない場面から選択した．成人グループの撮影方法は，JACFEEの刺激画像を見本にして，演技による表情を撮影した．

撮影した動画は，図9のように①から③のプロセスで静止画像とした．MR1名の3つの表情はおのおの30枚，MRグループ10名の合計900枚の静止画像と成人グループ10名の合計600枚の静止画像を準備し，その画像から両グループ10名分の3つの表情を選択した．選択の信頼

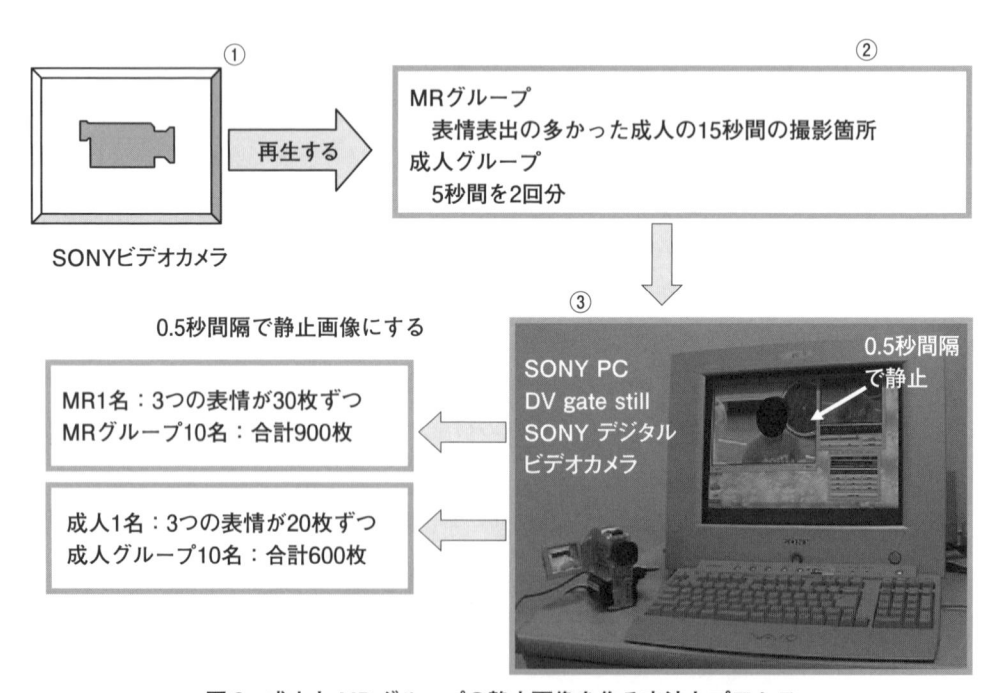

図9 成人とMRグループの静止画像を作る方法とプロセス

性は，MR グループの中性の表情（0.67）を除いて，Cohen の Kappa 係数 0.75 以上で信頼性の高い結果となった．

3) 実験Ⅱの要約
①目的

実験Ⅰで選択した3つの情動を表す表情から，その情動を正しく判断できるかを検証することを目的とした．

検証1：判断者が MR グループと成人グループの表情を判断した結果に差があるかどうかと，個人の表情ごとで判断者が判断した結果に差があるかどうかを検証した．

表1　検証1と検証2の判断者

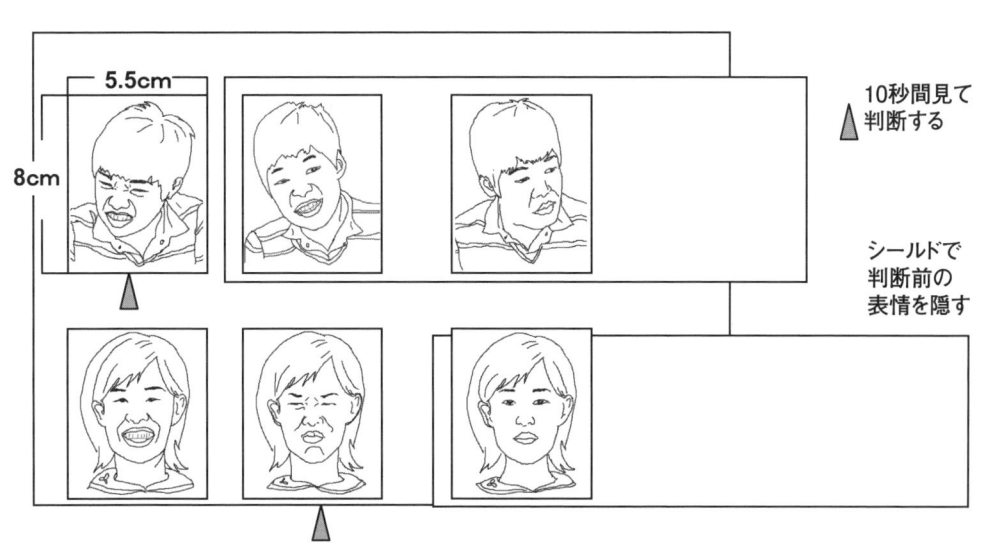

		学生	施設職員
		MR と接触経験のない	MR グループの介助にあたる施設職員
		B 短期大学学生	A 身体障害者療護施設職員
検証1の判断者		81 名	
平均年齢		21.7 ± 4.5（SD）歳	
性別	男性	33 名	
	女性	48 名	
検証2の判断者		11 名	11 名
平均年齢		20.9 ± 4.7（SD）歳	32.7 ± 9.1（SD）歳
性別	男性	5 名	4 名
	女性	6 名	7 名

図10　判断課題の方法

実験Ⅰで選択した MR グループと成人グループの「幸福の表情」「嫌悪の表情」「中性の表情」，合計60枚を個人別に不規則に並べて印刷したものを10秒間見て，感情を表す語彙とマッチングさせる．

感情を表す語彙：A 嬉しい　B 不快な　C 何も感じていない

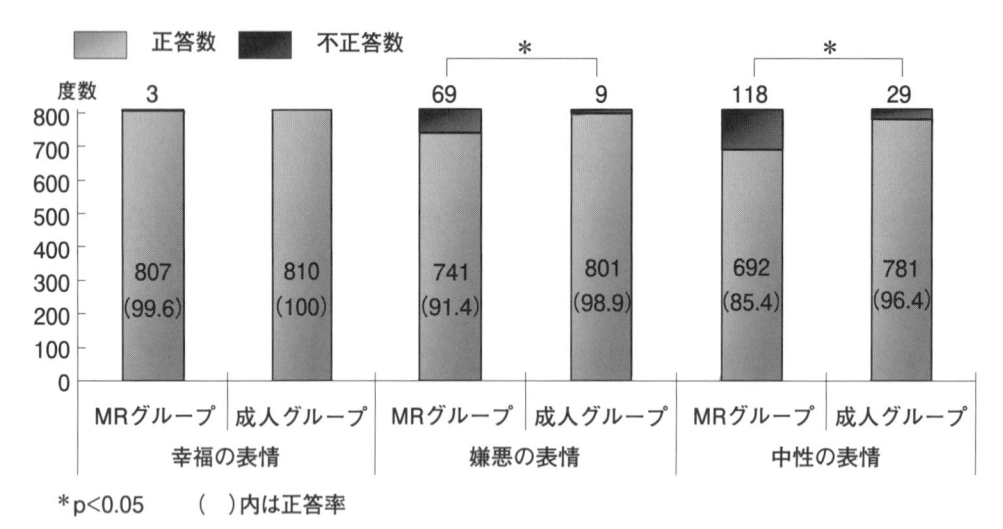

図11 検証1の結果

「嫌悪の表情」の不正答は両グループともに「何も感じていない」との判断された．「中性の表情」はMRグループの6，成人グループの15が「嬉しい」との判断された．

検証2：判断者の違いによってMRグループの表情の判断結果に差があるかどうかを検証した．
②方法
 i．検証1と検証2の判断者は**表1**に示す．
 ii．判断課題は，**図10**のようにMRグループと成人グループの3つの表情，合計60枚を個人別に不規則に並べて，印刷したものを10秒間見て，下段の感情語とマッチングさせる．
 iii．結果の処理は，検証1，2ともにχ^2検定とFisherの直接法で，個人の表情ごとに正答率を比較した結果は，母比率・Tukeyの全群比較で検定した．

③結果（**図11～13**）
 i．検証1
　幸福の表情は，MRグループの正答数が807，成人グループの正答数が810で正答数の比較において差は認められなかった．嫌悪の表情は，MRグループ741，成人グループ801，中性の表情は，MRグループ692，成人グループ781で，嫌悪の表情，中性の表情ともに正答数の比較において成人グループが有意に高い結果であった．嫌悪の表情の両グループの不正答のすべては「何も感じていない」と判断された．また，中性の表情は，MRグループの6と成人グループの15が「嬉しい」と判断された（**図11**）．
　次に，個人の表情ごとで他者が判断した結果に差があるかどうかという検証の結果を**図12**に示す．図は，両グループの10名の表情を判断者が判断した正答率の2個ずつの組み合わせで，有意差が認められた個数とその比率の比較を示している．MRグループでは，幸福の表情と嫌悪の表情，幸福の表情と中性の表情との比較において，嫌悪の表情と中性の表情が有意に高かった．つまり，幸福の表情は，嫌悪と中性の表情と比べて，個人の表情によって判断しやすい表情や判断しにくい表情がないという結果となった．また，中性の表情は，

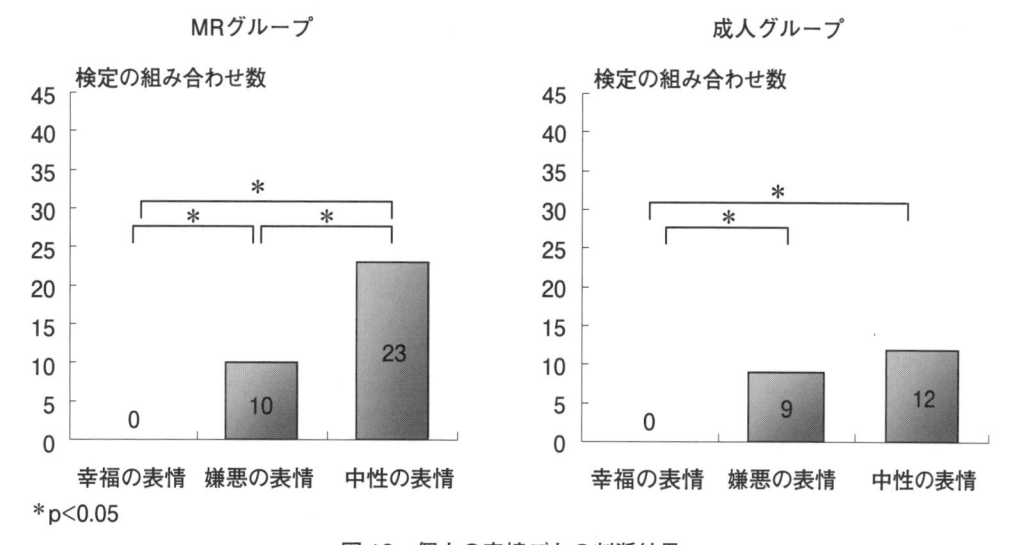

図12 個人の表情ごとの判断結果

学生が10名の表情を判断した正答率の2個ずつの組み合わせで有意差が認められた個数とその比率の比較．

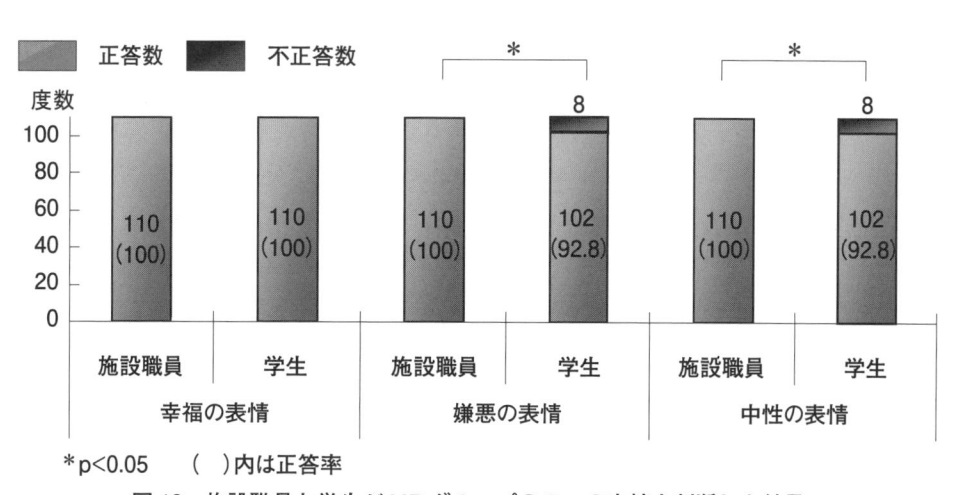

$*p<0.05$

図13 施設職員と学生がMRグループの3つの表情を判断した結果

$*p<0.05$　（ ）内は正答率

嫌悪の表情に比べて判断しにくい表情が多いという結果となった．次に演技をした成人グループの表情においては，幸福の表情と嫌悪の表情，中性の表情において有意差が認められ，幸福の表情は，嫌悪と中性の表情に比べて個人の表情によって判断がしやすい表情としにくい表情がないことがわかった．

ⅱ．検証2

図13は，施設職員11名と学生11名がMRグループの幸福の表情，嫌悪の表情，中性の表情を判断した正答数である．幸福の表情において，施設職員の正答数が110，学生が110で正答数の比較において差は認められなかった．日常生活場面でのMRの幸福の表情は，MRと関係性が強い施設職員と関係性のない学生も変わりなく正しく判断することができた．

嫌悪と中性の表情は，どちらも施設職員の正答数110，学生が102となり，正答数の比較により有意差が認められた．日常生活場面でのMRの嫌悪と中性の表情は，日々関係性の強い施設職員が学生に比べて，正しく判断できるということがわかった．

④考察

　ⅰ．幸福の表情

　　個人の表情の違いや判断者との関係性の強さ（日々かかわっている施設職員，かかわりのない学生）に関係なく正しく判断された．Matsumoto[12]は，日常生活場面での表情は，感情規定が働くため演技の表情よりも判断しにくいと述べている．MRグループの対象者は認知，社会領域の発達が15カ月未満であったために，対人関係における感情規定（嬉しさを我慢して，表情を表さない）が働きにくかったために，正しく判断できたのではないかと思われる．

　ⅱ．嫌悪，中性の表情

　　両表情ともに，MRグループの表情は，成人グループの演技をした表情に比べて表情からその情動を判断しにくく，個人の表情により判断しやすい表情としにくい表情があることがわかった．また，関係性の強い施設職員のほうは100％の正答率であったことから，個人により情動の表れ方の異なる表情は関係性が強いほど，その表情から正しく情動を判断できることが示唆された．検証1の嫌悪の表情の不正答には，「何も感じていない」と判断された．これは，嬉しいという情動規定が働く（18カ月）時期よりも早い時期に不快の情動規定が働くといわれているために，不快な情動を抑えたのではないかと考えられる．そのため，2者関係において，不快の情動経験が先行した場合の中性の表情は否定的表示として受け止めて関係性を保つことが必要ではないかと考える．また，中性の表情は「不快な」「嬉しい」という不正答があったことから，快と不快に揺らぐ表情であり，先行研究の報告と一致する．「何も感じていない」と判断された表情からは，先行事象との関係からその情動を判断する必要性があると考える．

2. 基礎研究から2者関係における情動的コミュニケーションを基盤とした作業療法に着目した根拠

　情動規定が働く日常生活において，不快な情動表示を予測した情動経験を設定したにもかかわらず，それらの表示からは，「何も感じていない」と判断されることがある．これは，情動経験を設定しない日常生活場面の「無表情」からは，不快や嬉しいという判断もなされるということである．つまり，「何も感じていない」と判断される表情は，快や不快に揺らぎうる情動の表れであるということ．そして，日常生活場面で不快の情動反応を予測した働きかけを行った場合であっても，情動と表情が必ずしも一致するとは限らない，ということである．不快の表情と中性の表情は，象徴的コミュニケーションとして扱われにくいということである．ここで，非常に重要な知見は，日頃から対象者とかかわりの深い施設職員が，その表情から情動を正しく判断することができたということである．これらの結果から，象徴的コミュニケーションの根底をなす，

2-4. 情動的コミュニケーションを基礎にした働きかけと現象学的視点　101

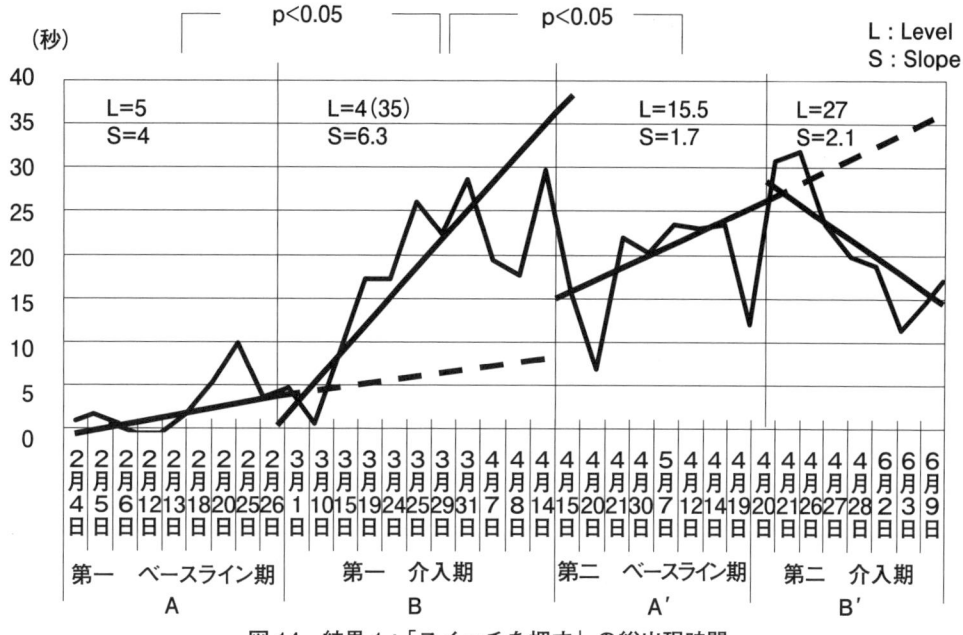

図14　結果1:「スイッチを押す」の総出現時間

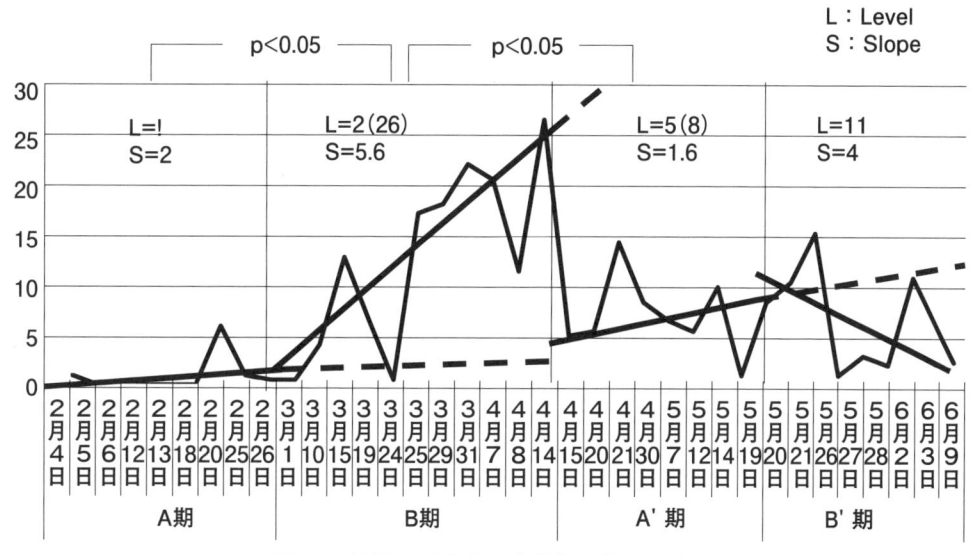

（第一 ベースライン期 A、第一 介入期 B、第二 ベースライン期 A'、第二 介入期 B'）

- A期: L=5, S=4
- B期: L=4(35), S=6.3
- A'期: L=15.5, S=1.7
- B'期: L=27, S=2.1

$p<0.05$（A-B間、B-A'間）

L: Level、S: Slope

図15　結果2:「幸福の表情」の総出現時間

- A期: L=1, S=2
- B期: L=2(26), S=5.6
- A'期: L=5(8), S=1.6
- B'期: L=11, S=4

$p<0.05$（A-B間、B-A'間）

L: Level、S: Slope

情動のつながりを基礎にして象徴的コミュニケーションとしての「表情」の判断がなされたからこそ，施設職員が一般の学生と比べて，その表情を正しく判断できたのではないかと考える．

この研究を受けて，「作業療法の効果を幸福の表情で測定する」の研究へと発展した．対象者と作業療法士の2者関係で織りなされる作業療法の場面での情動的コミュニケーションの重要性がさらに示唆された．

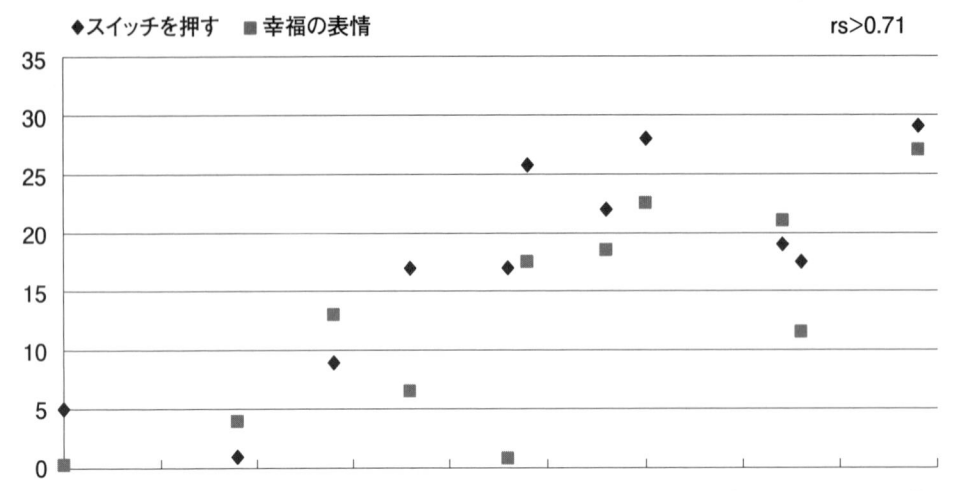

◆ スイッチを押す　■ 幸福の表情　　　　　　　　　　　　　　　　rs>0.71

図16　結果3：B期(介入期)における「スイッチを押す」と「幸福の表情」の総出現時間の相関図

3. 対象者の作業療法の効果を「幸福の表情」で測定する[13]（要約）

　本研究の目的は，応用行動分析理論[14,15]に基づいた作業療法が，自閉的傾向を示す最重度知的障害をもつ対象者の自発動作を促すために有効であると同時に，活動に対する肯定的情動を促すという仮説を検証することである．方法は，シングルケース実験法のABAB法にて行い，効果の判定は，「スイッチを押す」と「幸福の表情」の総出現時間を測定した．その結果，A期（介入前期）とB期（介入期），B期とA′期（介入除去期）に「スイッチを押す」と「幸福の表情」の総出現時間に有意差が認められ，作業療法の効果が実証された（図14,15）．また，B期の「スイッチを押す」と「幸福の表情」の総出現時間に正の相関が認められた（図16）ことから，作業療法が自発動作を促すと同時に肯定的情動の表示も促すことが示唆された．

4. 2者関係の作業療法の効果からさらに導かれたもの

　感情の認知説を説くArnold[16]，Roseman[17]は，情動の表示は，言語，非言語，自発行動にて表示されると述べている．作業療法は，まさに対象者の自発性をあらゆる手段・方法にて促すことを目的すると同時に，嬉しさや満足感，達成感を誘う療法である．この研究結果から，自発性が促されたと同時に，対象者の「幸福の表情」が増したという結論であり，作業療法の効果が検証された．おもちゃのスイッチを上手に押せたときにそばにいる作業療法士は，嬉しさのあまり，手をたたき，対象者の顔をのぞき込むように共にそのときの情動を共有している（図17）．このときの作業療法場面の映像を見て，今の著者が意味づけるとするならば，心の中で「そこそこ，もう少し，やった，やった，回った．回った」と，対象者の心に自身の心を重ねた表現で記載するのではないだろうか．

　このように通常のなにげない作業療法の効果や成果を客観的な測定道具で判定するためには，「幸福の表情」という象徴的コミュニケーションの仲間入りをした道具でその効果を測定する意

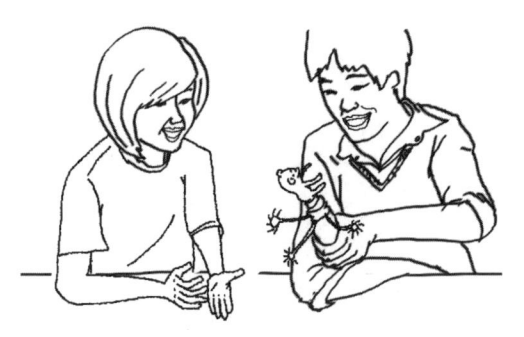

図17 作業療法の効果を「幸福の表情」で測定する,考察
対象者の心に自身の心を重ねて嬉しさの情動を共有している.

味は大きい.また,応用行動分析理論に基づく働きかけだけでは,このような効用をもたらすことはできなかったと考えるのである.作業療法士と対象者の情動的コミュニケーションを基盤にした間主観的な関係があるからこそその効用に至ったと考える.これらの研究から,さらに後述する実践(事例研究)へと進んだ.

3 情動的コミュニケーションと現象学

著者は,情動的コミュニケーションと現象学について学ぶ中で,広汎性発達障害をもつ子ども(以下,児)への自身の作業療法の根拠が明確になった.恥ずかしい話であるが,それまではまだまだぼんやりとしていたと正直に述べておこう.

作業療法の記録の内容は,児がある活動を遂行したとき,または,なんらかの働きかけをしたことが私に意識されたときにうかびあがり,記録されることが多い.つまり,児の変化が鏡となり,その変化の前の働きかけが意識されたときに記録されるのではないかと思う.作業療法計画にある手段,方法からは,予測できない子どもの変化に誘われる中で,手段,方法を変化させながら実践している.作業療法士のこのようなかかわりに代表される関係は,鯨岡[8]の情動的コミュニケーションの中の「子どもと養育者のかかわりあう二人」において展開されている「成り込み」「映し返し」「巻き込み」を指すものである.この言葉に象徴される行動は,養育者の子育てで観察されるものである.

では,子育てをしているわけではない作業療法士が,なぜこのような情動的コミュニケーションの視点で関係性を取っているのだろうか.また,作業療法士は象徴的コミュニケーションとしての手段が発達していない子どもや成人となんとかしてつながろうと努力している,または,自然につながることができる作業療法士と対象者との間においては,この養育者と子どもの情動的コミュニケーションが成立していると考える.作業療法士として自分の前にいる対象者となんとかつながりたいと思っているときに自身の心を相手の心に重ねて,対象者が感じているすべて(人-空間-活動)を感じることができる.この現象が間主観の世界である.以下に,情動的コ

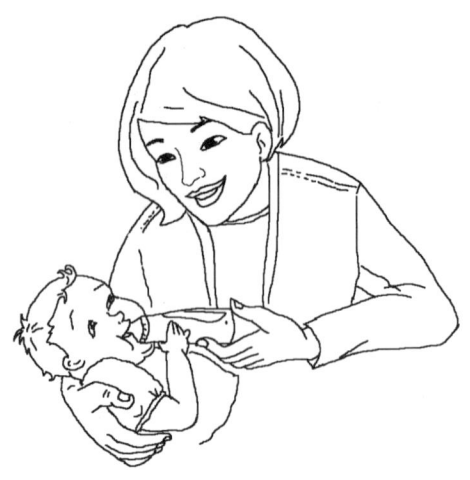

図18 オッパイをあげている,成り込み
「あぁ……おいしい」と子どもの心に養育者の心を重ねる.

ミュニケーションの「成り込み」「映し返し」「巻き込み」について概説し,間主観的関係をベースにして児の志向性を現象学的視点から解釈する方法を解説する.

1.「成り込み」「映し返し」「巻き込み」

成り込み[1]とは,2者関係において,養育者(または,特定2者関係をとる相手)が子どもの生きつつある様子に心を重ねて,子どもを生きようとする様子である(相手を生きる).**子どもの内的世界の象徴を想起することにある**.例えば,子どもがおいしそうにオッパイを吸っている様子から,養育者は至福の幸せ感とともに,「あぁぁ……おいしい……」と子どもの心の声を自身の声のように出して見守っているのではないだろうか(図18).この場面が成り込みである.

すると,**子どもは養育者の豊かで幸福な感じが養育者の体全体から映し出されて,自身の喜びを実感するのである**.これが**映し返し**[8]である.そして,時として,「子どもにこうあってほしい」という気持ちが出るようになり,**養育者の日常生活での意図が明確になり,その方向に子どもを誘う,引き寄せるような行為が多くなる**.これが「**巻き込み**」[8]である.しかし,強制的なものではなく,子どもの心に自身の心を重ねるからこそ,子どもにしてほしい行為が先行して,養育者に出る.その**養育者の心に子どもが成り込みながら,自然に養育者の意図に誘われていく**.これが「**巻き込みに伴う先取り成り込み**」[8]である.このような関係性が情動的コミュニケーションを形作り,情動の共有を基盤とした互いの意識に引き寄せられていることを**間主観性**,間主観的といい,この関係こそ安心感が互いに育まれる関係といえる(図19).

2. 作業療法実践と現象学的方法[18〜21]

現象学の創設者であるフッサール[22]は,絶対,確実に物へと立ち返ることを望み,既成の概念や知識ではなく,「再生可能な直感との照合を十分繰り返して,事実そのもの Sachen selbst」

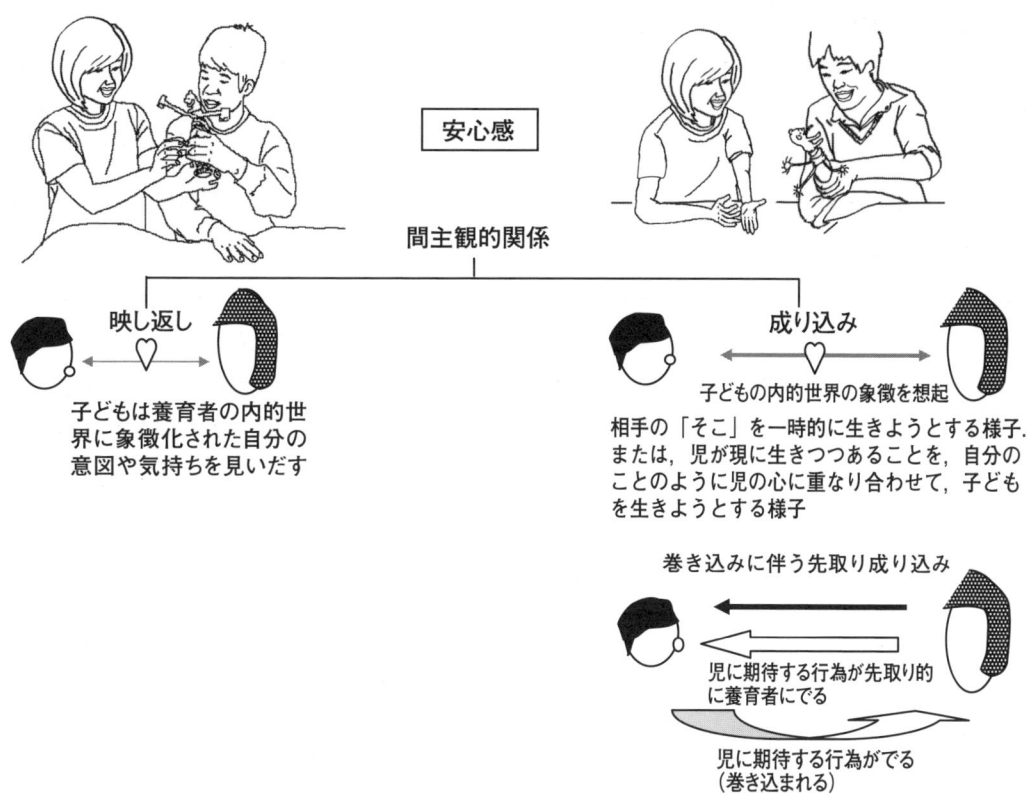

図19 情動的コミュニケーション「成り込み」「映し返し」「巻き込みを伴う先取り成り込み」
このプロセスで間主観的関係が確立され，信頼と安心が育まれる．

へ向かおうとした．これを現象学的還元とした．これは，意識の志向性（Intentionalitat）への着目を意味している．対象者とのかかわりにおいて，その人との体験が作業療法士にどのように伝わるかということをていねいに見直して，関心を対象者に限局させていくことである．この現象学的還元[18]に基づき，作業療法士にみえてきたものを記述し，記述されて捉えられた対象についての意味や子どもの生活そのものを，ありのままの**生活世界**の意味を読み取っていく中で，新たな側面が発見される．これらのプロセスで実践を続けることが，研究的実践を導く探求方法となる．象徴的コミュニケーションの扉の外にいる児との日々の実践を，現象学的方法によってその意味を整理することは重要である．

現象学的方法とは，2者関係の相互理解という言葉を具体的に探求する方法である．例えば，作業療法実践において，作業療法士の意識の志向性が対象児にどのような意識の志向を導くのか，その反応の中で，対象児には作業療法士がどのような存在として意味をもって映し出されるのか（現象する），またその逆としては，児の意識の志向性が作業療法士にどのように意識の志向を導き，その反応の中で作業療法士には，対象児がどのような存在として意味をもって映し出されるのかということを分析する方法である．前述した情動的コミュニケーションの視点から捉えるならば，児や作業療法士がお互いに相手の主観の世界を間主観的に感じ取ることから，現象学的方法が出発する．以下に，荒木の現象学的方法[18]を用いた研究的実践から，その具体的方法を示す．

1) 現象学的還元[18]

　作業療法士が対象児の生活世界を真に理解するために，児への先入観となっているもの（障害の特性や障害から予測される児の行動など）をいったん「保存」しておき，素朴な人と人の関係性に立ち戻ることで，みえていない児の能力や可能性を敏感に感じることができるようになる．この敏感に感じる能力は，かかわりをもつ作業療法士の経験と知識の豊かさと関係が深い．

2) 現象学的記述[18]

　児とのかかわりが終わった後，自身のかかわりやアプローチを振り返って，その心的体験を記述することである．作業療法士の記録用紙に作業療法計画の実施ごとに記載する内容である．現象学的記載の特色は，①リアリティを可能なかぎり忠実に記述する．②実践者自身をできるだけ対象児と重ねて記述することで，作業療法士という主体が自らの意識のあり方を問うことが現象学に求められている姿勢である．よって記載にあたっては，そこで生じている出来事を既存のカテゴリーや理論に当てはめることなく，みているままを的確に記載することが大切となる．また，児と作業療法士のことを記載する．

3) 現象学的分析[18]

　現象学的分析とは，専門的知識や常識から離れて，対象児の言葉や行動に立ち帰り，それをていねいに記述し，得られたデータに即して生きた体験の意味を読み取ることである．

　言葉や行為には特定の物を指し示す働きがあるとともに，その時々の状況的な意味が存在する．両者が一体となっているが，対象児への理解を深めたり，かかわりを深めたりするには，その言葉や行為が何かに向けられているか（志向性）を読み取るいとなみが重要となる．つまり，対象児の志向性に着目した分析を現象学的分析という．そのときに必要なことは，作業療法士の主観と対象者の主観が共振し合い，間主観的関係がベースとなり，対象（対象児，作業療法士）の志向性を読み取ることである．この分析方法こそが，情動的コミュニケーションの視点と現象学的方法といえる．

3. 実践（事例研究）―情動的コミュニケーションを基礎にした働きかけと現象学的視点，児の志向性から作業療法の成果を問う

　作業療法の実践から得られる児の言葉，行為をある状況の中で，どのように捉え（現象学的還元），記述（現象学的記述）し，解釈または作業療法の成果を読み取る（現象学的分析）のかを実践（事例研究）を通して述べていきたい．児の作業療法において，主となる治療理論は，感覚統合理論[6]，TEAECH[23]，応用行動分析理論[14, 15]などである．このような理論をベースにしながら，子どもが環境によりよく働きかけられるようにする．中枢機能の基礎を促したり，具体的に物理的環境を工夫したり，子どもが行動を起こす先行刺激や後続刺激を調整しながら，よりよい行為を促す．これらの手段，方法は，作業療法目的に沿って選択される．

作業療法の目的とは，もちろん評価，統合と解釈に根拠を置いたものである．しかし，残念なことに作業療法士と児の関係性を介入方法として計画を立案することはあまりなかった．リハビリテーション領域で作業療法が発展してきた特徴であるマンツーマン治療の良さを再考する意味でも，著者はこの**情動的コミュニケーションをベースに置いた2者関係性を介入方法として，その効果や成果の測定を行うこと**が作業療法の効用を示す量的方法とともに重要なことだと考える．そして，児の意味ある行為の達成を援助し，かつそのプロセスで喜びや有能感が得られるという効果や成果を探索する意義は大きい．

1 本事例研究の目的

本事例研究の目的は，作業療法実施（評価と働きかけ）後にビデオ撮影された作業療法場面の事実から，児と作業療法士の情動的コミュニケーションを基盤とする関係性を現象学的分析に基づいて児の意識の志向性を作業療法士が意味づけ，**作業療法の成果を探索する**ことにある．

2 方法

1．対象

診断は，低機能広汎性発達障害の6歳男児（以下，児）である．父と母，妹（双子で自閉症）の4人暮らしである．生育歴は，帝王切開（36週，6日）にて出産し，出生体重は2,066 g（保育器4日）．首のすわり，4カ月．這い這い，10カ月．あやすと笑うと一人歩き，12カ月．人見知りはなかった．3カ月と6カ月健診にて運動発達が要観察，続いて1歳6カ月に言葉の遅れについても要観察となる．2歳6カ月のときに低機能自閉症と診断を受けて，A発達支援センターにて通園開始となる．現在は，B保育園5，6歳クラスに在籍して，週に1回だけA発達支援センターの個別療育を受けている．

2．作業療法

1）情報収集

表2の「児の個別療育の経過と課題」を保育士から聞き取った．また，感覚発達チェックリスト改訂版[24]（Japan Sensory Inventory Revised：JSI-R）の結果は，前庭感覚，触感覚，固有受容感覚，聴覚，視覚がRed（感覚刺激の受け取り方に偏りの傾向が推測される）の判定，嗅覚はGreen（典型的な状態），味覚はYellow（若干，感覚刺激の受け取り方に偏りの傾向が推測される）であった．

2）情報の解釈

JSI-Rの結果と**表2**の「児の個別療育の経過と課題」のアンダーラインは触感覚，前庭感覚のセンソリーニーズの表れで，充足させてあげることで，人や人が行っていることへ関心（注意）が向けられると考えた[25]．また，コミュニケーション面では，大人から期待されていることを理

表2 児の個別療育の経過と課題

1. 遊びの広がりを楽しめること，人との関係が深まっていくことを目標として，取り組んできた．
2. <u>スクーターボード等の感覚刺激を楽しみ，おんぶなどの前庭，触覚刺激</u>も好きになり，好きなことが増えた．大人とのかかわりをもちたいという気持ちが広がってきた．
3. その反面，どのようにコミュニケーションを取ってよいかわからず，**物を投げ，本を破く，つばを吐くなどのかかわり**がみられる．しかし，大人が怒る，ダメと手で×印を作ると止めることもある．
4. 3のような行動も，本児が大人にかかわりたいという気持ちの表れと思い，保育士はかかわっているが，**本児との遊びに発展がみられない**．
5. 本人の意向と異なる課題は，強制しない，新しい課題に変えるなどをして対応しているが，**児の良くない行動は改善されない**．
6. <u>ボールプールに入ること，ボールを投げ散らかして遊ぶ，大人と一緒にボールプールに入ること，トランポリンを大人と一緒なら，跳ぶこと・スイングに乗ることは楽しく行う</u>．そのときは，つばを吐くことが少ない．しかし，ボールを目的をもって投げることやトランポリンで跳んだ後に，止まることができない．ブランコは乗ろうとしない．

―――：センソリーニーズ　　　太字：今後の課題　　　1，2は経過

解しつつあるからこそ，わからないとき，できないときのもどかしい思いが「つばを吐く，物を投げる，壊す」という行為で表されているのではないかと推測した．また，大人の表情を読む，駄目のサインがわかることから，象徴的意味の理解は，一部可能である．

3）作業療法の目標

2セッションの作業療法を実施（評価と働きかけ）した後に，児との関係の取り方，遊びの発展のさせ方などを個別療育に提案する．

4）作業療法の目的

①児のセンソリー（前庭感覚，触感覚）ニーズを満たす中で，作業療法士へ注意，関心を高める．

②①の展開の中で，姿勢調整，運動企画，目と手の協調遊びを自ら楽しむことができる．

③①～②を十分に反復した後に，道具の活動を一緒に行う，見て真似る，関心を寄せて自ら行う，という段階まで誘う．

5）作業療法の手段，方法

①情動的コミュニケーションの成立を目指した働きかけ（**図19** 参照）

　a．成り込み[8]：児が関心を示した遊びを「作業療法士が共に感じたい」という思いで同じ遊びを展開し，共有すること．

　b．巻き込みに伴う先取り成り込み[8]：作業療法士の意図する遊びに誘いたいときに，まずは，児の遊びを共有する．その中で，作業療法士が意図する遊びを先に行いながら，児を誘うこと．

　c．巻き込み[8]：作業療法士の意図する遊びに児を誘うこと．具体的には，手をつなぎ連れて行くことやモデリング[26]，身体促進[14,15]を行いながら誘う．

　d．見守り：児の様子を静観する．

　e．モデリング[26]：作業療法士が遊んでみせる，道具などを使ってみせることから，児の行

為に変化が生じること．
  f．身体促進[14,15]：身体に触れてやり方を教える．
a～cは，鯨岡の関係発達論[8]を作業療法で展開しやすいように改変した働きかけである．
かかわる者が，どんな思いでかかわるかということに視点を置いている．
②感覚統合理論[6]に基づき，行為の基盤となるセンソリーニーズの調整と姿勢や運動企画を遊
  具にて促す．
③活動と設定
    感覚統合遊具（前庭刺激，触覚刺激，固有感覚刺激などを楽しむための遊具）のあるプレ
  イルームを使用．活動は，ボールプール（以下，プール．プールの中に小さなボールが入っ
  ている），ポニースイング（以下，スイング．2人乗り用の大きな板状のブランコ），トラン
  ポリン，大きなローラー（以下，ローラー），他，体育用のマット（以下，マット），コロコ
  ロスロープ（以下，コロコロ．傾斜した板の上に玉を転がして遊ぶ），はさみと紙，コマ，
  ボール，記録・撮影用ビデオカメラ（以下，カメラ）
④作業療法の実施
    平成 X 年 O 月 I 日（第1セッション），O 月 J 日（第2セッション）午後13時〜14時．

3．結果の分析方法

現象学的分析方法[18,21,27,28]を参考にして行う．情動的コミュニケーションをベースにして，ある気持ちが共有されている状態（間主観的関係）の中で，作業療法士や作業療法がどのような存在として意味をもって児の行為に映し出されるかを相互関係から意味づける．意味づけは，2者関係を取っている作業療法士が行う（「私は○○○と感じた」というようにあくまでも間主観的な記述を行う）．

1）2セッションそれぞれの作業療法（30分）の録画の再生
①作業療法場面を経時的に活動ごとに区分する．
②1区分を5回再生する．

2）区分ごとの事実（以下，分析上の単位としてファクト）を表に記載
①作業療法士と児の行為に分ける．
②作業療法士の行為は，1区分の活動の提示と働きかけを1つのまとまりとして記述する．
③②に対する児の行為を1つのまとまりとしてていねいに記述する．
    児とかかわる作業療法士が①〜③の分析を行った後に，研究に関与しない作業療法士が再
    度行う．一致しない区分とファクトの記載は協議して決めた．

3）ファクトの意味づけ
①1区分の作業療法士と子どもの行為の記述に即して意味づける．作業療法士の働きかけが，
  どのような意味をもって児の行為に映し出されたか，また，児の行為から作業療法士が，ど
  のような働きかけを行ったかを意味づける．それらの中心的意味を取り出してタイトルを付
  ける．

②作業療法士と児の相互の関係性について，さらに意味づけを行いタイトルを付ける．各区分を表に時系列的に並べて，児への作業療法士の働きかけが児にとってある意味として伝わり，それに対して児のなんらかの身体的表示が表れた箇所を一区切りとして大タイトルを付けた．

4．インフォームドコンセントと倫理的配慮

A発達支援センター長へ依頼をしたうえで，研究内容の説明を文書と口頭にて行い，承諾を得た．児の保護者には，研究の説明と参加への危険，利益，不利益やそれに伴う倫理的配慮を説明書に沿って口頭で説明を行ったうえで，同意書にて署名をもらうことをもって同意を得た．個人情報の保護については，データ解析までの資料は，B大学研究室にて鍵のかかるロッカーに保存し，研究終了時にはすべての資料を破棄し，個人情報の保護に努めた．

③ 結果

第1セッションは，30区分で活動の内訳は，プール8，マット4，スイング5，トランポリン4，ローラー2，コロコロ2，ボール2，カメラ2．ボールのお片付け1であった．第2セッションは28区分で活動の内訳は，プール4，スイング2，プールとボール5，スイングとトランポリン2，抱っこ1，ローラー2，コロコロ2，ボール1，準備を見ている1，はさみ1，はさみと紙2，はさみとコマ2，コマ2，ボールのお片付け1であった．表3，4に第1と第2セッションの結果を示す．大タイトルごとに相互関係の意味づけ（要約）と区分と大タイトルが導かれるまでの作業療法士と児のファクトとタイトル数を示す．

④ 児の意識の志向性についての考察と作業療法の成果

考察は，結果に示した相互関係の意味づけ（要約）に沿って（表3，4），児の意識の志向性について行う（図20，21）．

1．第1セッションの考察

作業療法士から与えられる感覚に満足し，児には，作業療法士が自身の遊びに関心を寄せている大人として映る（図22, 23）．そして，その姿に自身が楽しんでいるという感じが映し出された（表3-①②，図20-①）．児は作業療法士の声かけに対して体で共応して，共に遊びを共有した（図24, 25）．作業療法士の成り込み（図20-②）により，遊びが展開された後（図20-③）は，自分一人で楽しめるカメラをのぞきに行く（表3-③），プールやトランポリンで強い感覚刺激を求める（表3-⑥，図20-④）ことで自身の準備を整えて，作業療法士との関係性を保とうとした．児なりの作業療法士との距離，かかわり方や感覚調整と自分なりの遊びのパターンがあると考える．作業療法士は児の遊びに成り込み，児の求める遊びを通じて関係を作り上げた（図20，点線囲い箇所）．感覚調整，姿勢反応の促通，運動企画を促す目的で遊具を調整する場合は，作業

2-4. 情動的コミュニケーションを基礎にした働きかけと現象学的視点   111

表3 第1セッションの結果（文献30より引用）

大タイトル	相互関係の意味づけ（要約）	OT ファクト	OT タイトル	児 ファクト	児 タイトル
①センソリーニーズの充足・OTの成り込み・相互の関心（区分1～4）	児はOTから与えられる感覚刺激に満足し，OTに関心を寄せる．	12	8	14	8
②センソリーニーズの充足・声かけに身体で共応する（区分5～7）	OTの「いち，にい，さん」に応えてプールに飛び込む．遊びの共有を求めている．	8	5	7	4
③関係の休息（区分8）	OTとかかわるのが嫌になったため，カメラをのぞき込む．	8	5	7	4
④センソリーニーズの充足・OTへの関心・モデリング（区分9）	OTがコロコロをしてみせる．児は関心を寄せてみている．	5	1	1	3
⑤新しい遊具への巻き込みに伴う先取り成り込み・児の関心の高まり（区分10～14）	OTが抱擁するとつばを吐くが，OTと遊びを共有したことから，OTを拒否するものではない．	13	5	10	5
⑥センソリーニーズの充足・関係の休息（区分15）	OTとかかわった後は，プールの中で強い刺激を求めている．	1	1	2	1
⑦OTの巻き込み・目と手の協調・センソリーニーズの充足（区分16～19）	トランポリンに抱っこをして誘う．つば吐きはなく，OTを受け入れる．児はコロコロを1度行う．OTを見て，まるで「やってあげたよ」と言わんばかりの表情をした．OTの期待を読み取ったかのようである．次にプールに飛び込む．	7	4	8	4
⑧巻き込みに伴う先取り成り込みの成功（区分20～22）	OTがプールで遊んだ後，ローラーに乗って楽しんでいるのを見て，自らローラーに乗る（図26）．	3	3	4	3
⑨巻き込みの成功（区分23）	抱っこして一緒にスイングに乗る．児が拒否するのではないかと不安があったが，一緒に揺れを楽しむことができる．	1	1	2	1
⑩センソリーニーズの充足と休息（区分24）	児はOTから離れて，自らトランポリンに乗り強くジャンプする（図29）．	1	1	2	1
⑪目と手の協調遊びへの関心モデリング（区分25）	OTがコロコロを遊んでみせる．児は関心を寄せて見ている．	1	1	3	2
⑫カメラと休息（区分26）	カメラをのぞき込むことで，関係を休息する．OTとの関係を継続しようとしている．	1	1	3	1
⑬巻き込みの成功・スイングを何度も楽しむ（区分27）	OTの誘いに応じて，自らスイングに乗って揺れを楽しむ．	1	1	1	1
⑭新しい遊びへの巻き込みに伴う先取り成り込み・児の応答（区分28）	スイングで共に揺れながら，OTの期待に応えて輪を体に入れる遊びを楽しむ（図30）．	1	1	2	1
⑮他動的な強い感覚遊びに応じる（区分29）	児自ら，ロープを握り姿勢を保持する．OTが抱擁すると身を委ねてきた（図31）．	1	1	1	1
⑯お片付けの共有（区分30）	早く終了したいかのように手早く片付けを手伝う．	1	1	1	1

注：表は時系列順に記載・ファクト＝事実
1. 成り込み：児が関心を寄せた遊びを「OTが共に感じたい」という思いで，同じ遊びを展開し，共有すること．
2. 巻き込みに伴う先取り成り込み：OTの意図する遊びに誘いたいときに，まずは，児の遊びを共有する．その中で，OTが意図する遊びを先に行いながら，児を誘うこと．
3. 巻き込み：OTの意図する遊びに児を誘うこと．

表4 第2セッションの結果（文献30より引用）

大タイトル	相互関係の意味づけ（要約）	OT ファクト	OT タイトル	児 ファクト	児 タイトル
①自発的な遊びの展開・相互の巻き込み（区分1〜6）	プール，スイングでのボールのやり取りを楽しむ．トランポリンを声を出しながら楽しむ．	8	6	19	12
②机上活動の準備・OTへの関心（区分7）	OTが机，コマ，はさみ，紙などを準備する様子をじっと見ている．	1	1	2	1
③センソリーニーズの充足・言葉と身体での相互の巻き込み（区分8，9）	体全身を使った遊び（図35）とOTの声かけに呼応するように，ボールのやり取りを楽しみ，正確にボールをOTに投げる．	3	2	8	4
④目と手の遊び・関心を示さない（区分10）	OTが，コロコロをしてみせても，関心を示さない．	1	1	1	1
⑤センソリーニーズの充足・OTの巻き込み・OTへの関心の高まり（区分11，12）	プールの中で楽しむ（図36）OTからのボールを期待している．	4	4	7	3
⑥自発的な目と手の協調遊び（区分13）	OTをプールに残したまま，自らコロコロに行き，何度も反復して楽しむ（図37）．	1	1	2	1
⑦OTの巻き込み・姿勢保持と失敗（区分14）	スイングに自ら乗って楽しむ（図38）．OTの立位での遊びを促す．強い巻き込みに応じる．ロープを保持しながら，自らもバランスを保とうとする（図39）．	2	2	3	3
⑧センソリーニーズの充足・言葉を真似る（区分15）	OTの「いち，にい，さん」の声かけに対して，自らも「いち，にい，さん」と言ってプールに飛び込む（図40）．	1	1	5	2
⑨センソリーニーズの充足・はさみの活動に関心を示さない（区分16）	児がプールで遊んでいるときに，OTがはさみを使ってみせるが，自分に関心を向けさせようとプールに飛び込む．	1	1	4	2
⑩言葉を仲立ちにしたボールのやり取り（区分17）	「はーい，いくよ」というOTの言葉を児が真似ながら，ボールをやり取りする（図41）．	3	2	4	3
⑪ローラー遊びとOTの巻き込み（区分18）	バランスや運動企画を要する遊びにOTが巻き込み，それに応じる（図42，43）．	2	2	4	1
⑫机上活動への巻き込み・言葉での拒否とOTへの信頼（区分19〜21）	OTが「チョッキン」と促しながら誘う．「ダメ」と言って，OTの手を握りにやってくる（図44）．	6	3	4	3
⑬再び机上活動への巻き込み・強い拒否（区分22）	OTが再び，はさみ活動に巻き込むが強く「ダメ」と拒否する．	2	1	1	1
⑭ローラーでの反復遊び（区分23）	自ら，さまざまな方法で遊ぶ．OTの働きかけを楽しむ．	2	1	1	1
⑮机上活動への巻き込みに応じる・成功感と活動の持続・モデリング（区分24〜27）	抱っこをして，机の前まで誘う．つば吐きがあるかと思ったが応じる．身体誘導にて，はさみの使い方を教える．励ましに対して，何度も紙を切ることができる（図45，46）．	6	6	8	6
⑯お片付けの共有（区分28）	早く終了したいかのように手早く片付けを手伝う．	1	1	2	1

注：表は時系列順に記載・ファクト＝事実
1. 成り込み：児が関心を寄せた遊びを「OTが共に感じたい」という思いで，同じ遊びを展開し，共有すること．
2. 巻き込みに伴う先取り成り込み：OTの意図する遊びに誘いたいときに，まずは，児の遊びを共有する．その中で，OTが意図する遊びを先に行いながら，児を誘うこと．
3. 巻き込み：OTの意図する遊びに児を誘うこと．

2-4. 情動的コミュニケーションを基礎にした働きかけと現象学的視点

```
                    目と手の協調遊び
                    ・コロコロスロープ
                          ↑
                          ⑤
         ┌────────────────┴────────────────┐
         │                                  │
   運動企画の促進（身体促進）         運動企画の促進（自発的）
   姿勢反応の促通（身体促進）  ③     姿勢反応の促通（自発的）
   他動的な感覚調整           ↔     自ら感覚調整
         ↑                                  ↑
         │                          ④
       巻き込み
                          ┌─────────┐
   巻き込みに伴う先取り     │センサリー│
   成り込み                │ニーズの  │
                          │充足と自ら│
   子どもの遊びに成り込む   │の調整    │
         [OT]  ②→        │  [児]   │
               ←①        └─────────┘
   OTを通じて，自身の遊
   びに対する楽しさが，映
   し出される．子どもが，
   OTに関心を寄せる
```

活動と身体を介したコミュニケーション

情動的コミュニケーションをベースにした共感関係

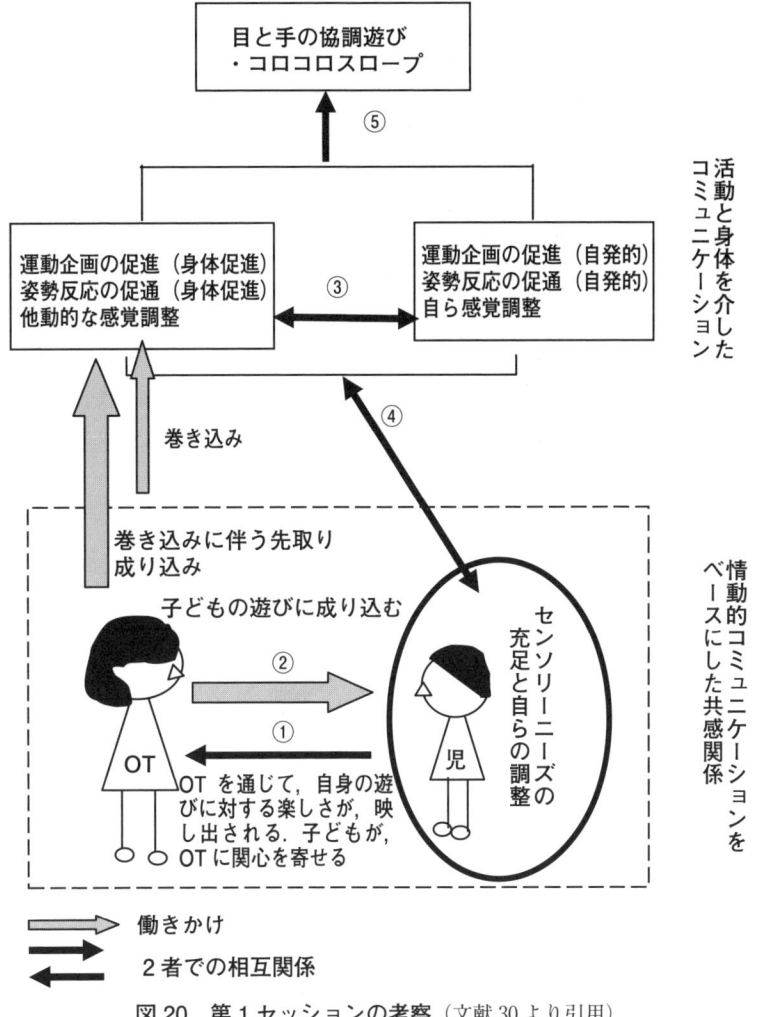

⇒ 働きかけ
⇄ 2者での相互関係

図20　第1セッションの考察（文献30より引用）

療法士の意図する方向に誘い込もうとするのではなく（巻き込み），作業療法士が児の遊びを共有してから，ローラーを楽しむのを示して誘った（巻き込みに伴う先取り成り込み）．それが，自発的にローラーで楽しむという行為につながった（表3-⑧，図20-③，図26）．また，コロコロを示すと（表3-④），遠くにいても作業療法士の声と遊びに関心を寄せてじっと見ている．その後，自らコロコロに1回だけ玉を入れた（図20-⑤，表3-⑦，図27）．プールやスイングとは異なり，成り込みを行わずにモデリングのみでは，その遊びの楽しさを作業療法士と共有することがなく，継続して楽しむことはなかった．また同時に，大人の遊びに関心を寄せるためには，児の準備として，先にセンサリーニーズが満たされていることが大切であることが，表3-④⑥⑦⑩の後に作業療法士への関心や遊具への自発的行為が表れていることからわかる．

Ayersは，感覚刺激に対して，過剰反応，過少反応，もしくは変動する反応を示す状態を感覚調整障害としている．それらのセンサリーニーズを満たすことが，日常の生活での情動的な落ち着きや課題，かかわる人への関心が保たれると述べている[29)]．児の場合も，前庭感覚，触感覚

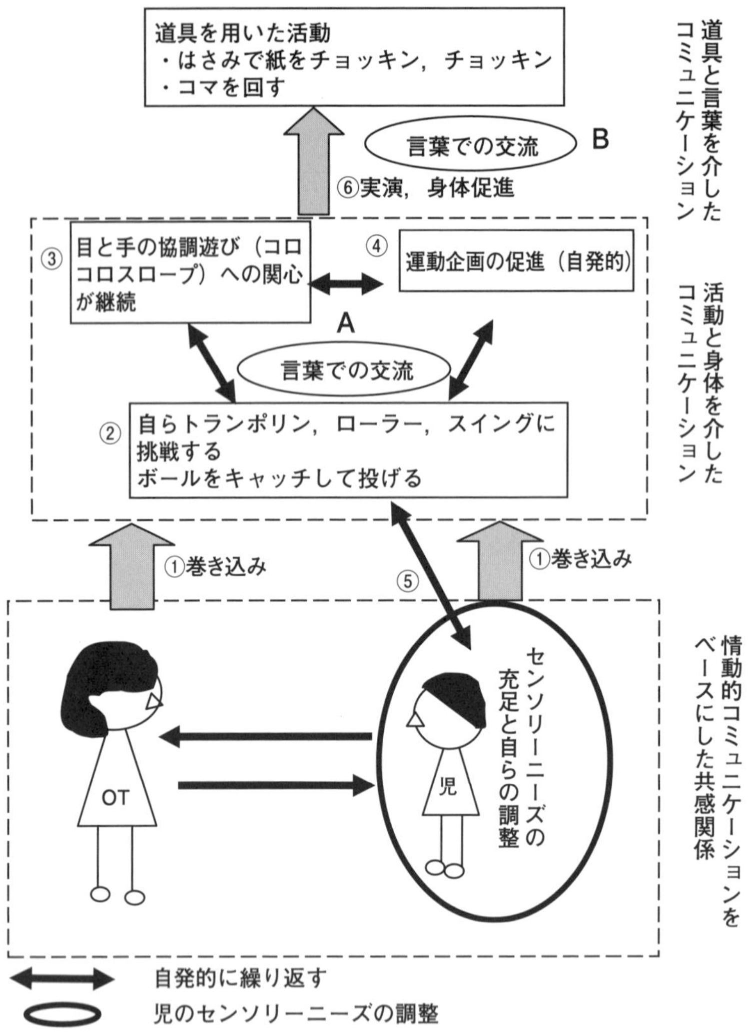

114　第2章　広汎性発達障害の作業療法の根拠とそれに基づく実践

道具を用いた活動
・はさみで紙をチョッキン，チョッキン
・コマを回す

言葉での交流　B

⑥実演，身体促進

③目と手の協調遊び（コロコロスロープ）への関心が継続　　④運動企画の促進（自発的）

A　言葉での交流

②自らトランポリン，ローラー，スイングに挑戦する
ボールをキャッチして投げる

①巻き込み　　⑤　　①巻き込み

OT　　児　センソリーニーズの充足と自らの調整

道具と言葉を介したコミュニケーション

活動と身体を介したコミュニケーション

情動的コミュニケーションをベースにした共感関係

⇔　自発的に繰り返す
◯　児のセンソリーニーズの調整

図21　第2セッションの考察（文献30より引用）

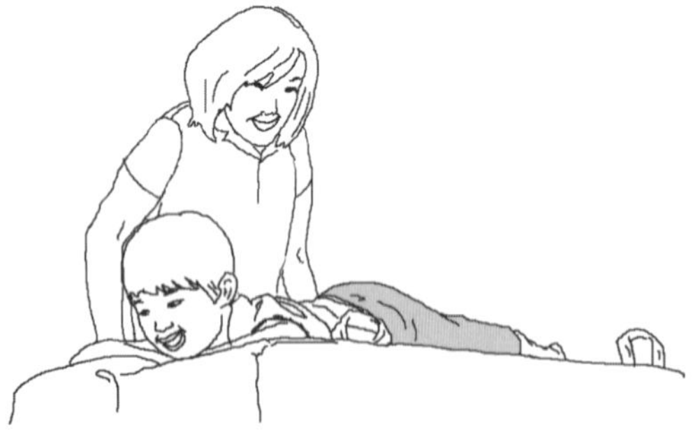

図22

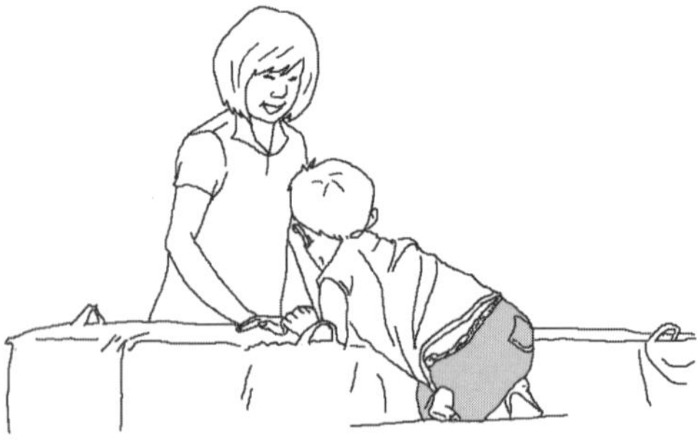

図23

図24

図25

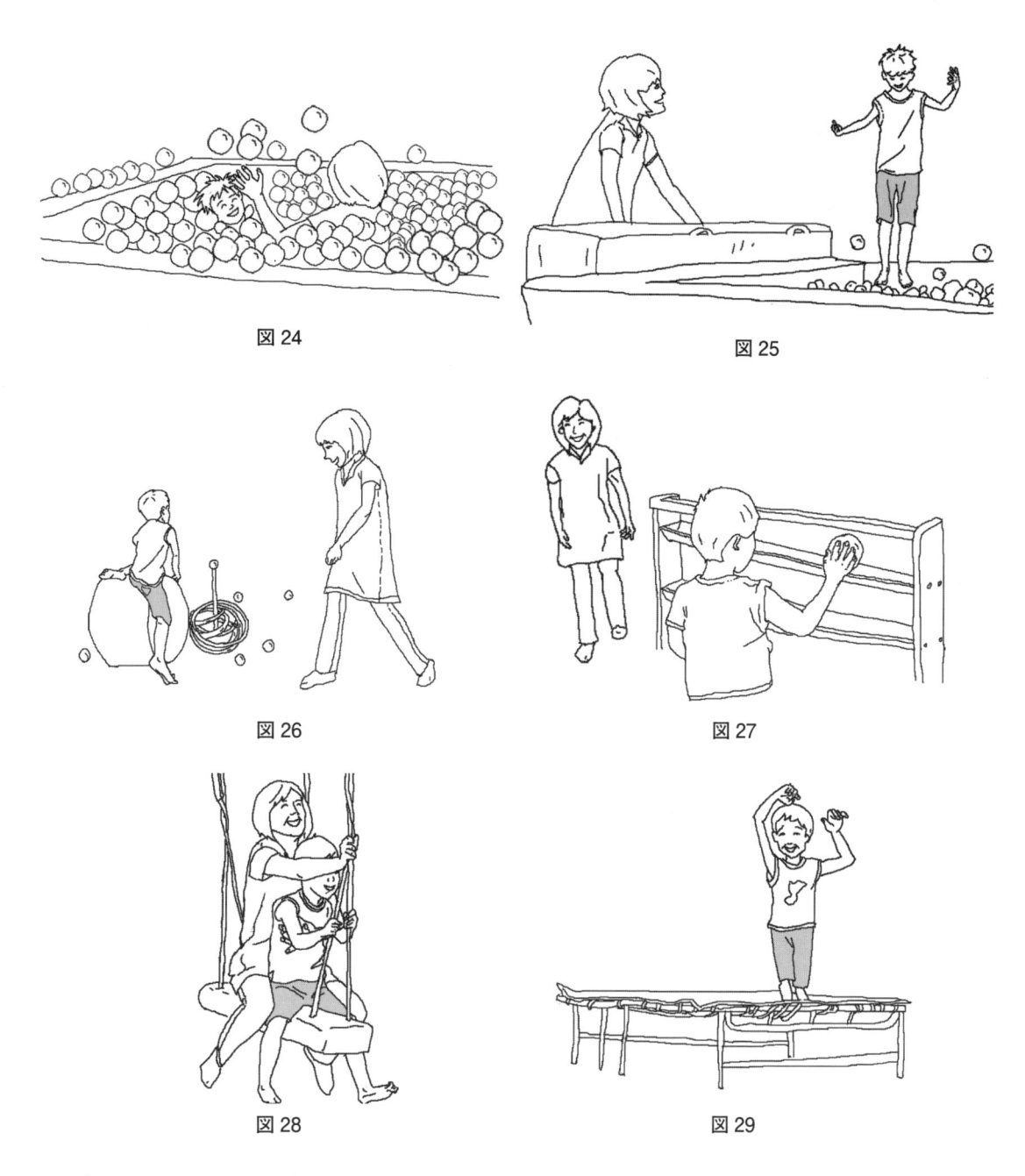

図26

図27

図28

図29

を自ら求めるが，人から積極的に動かされること，触れられることは苦手である．これらから，前庭感覚，触感覚に対する反応が過剰であり，変動すると考えられることから，感覚統合理論に基づいてセンソリーニーズを充足させるという働きかけが，作業療法士への関心を高めることにつながったと考える．また，作業療法士が抱擁したときにつばを吐くという行為（**表3**-⑤）は，その後，スイングに抱っこをして連れて行ったときに（**図28**），つば吐きがなかった（**表3**-⑨）．これは，抱擁するという他者から与えられる触感覚への拒否的な応えであり，かかわりをもつ作業療法士への拒否ではないと考えられた．児なりの他動的な触感覚への防衛的な対応と判断できた．

図30

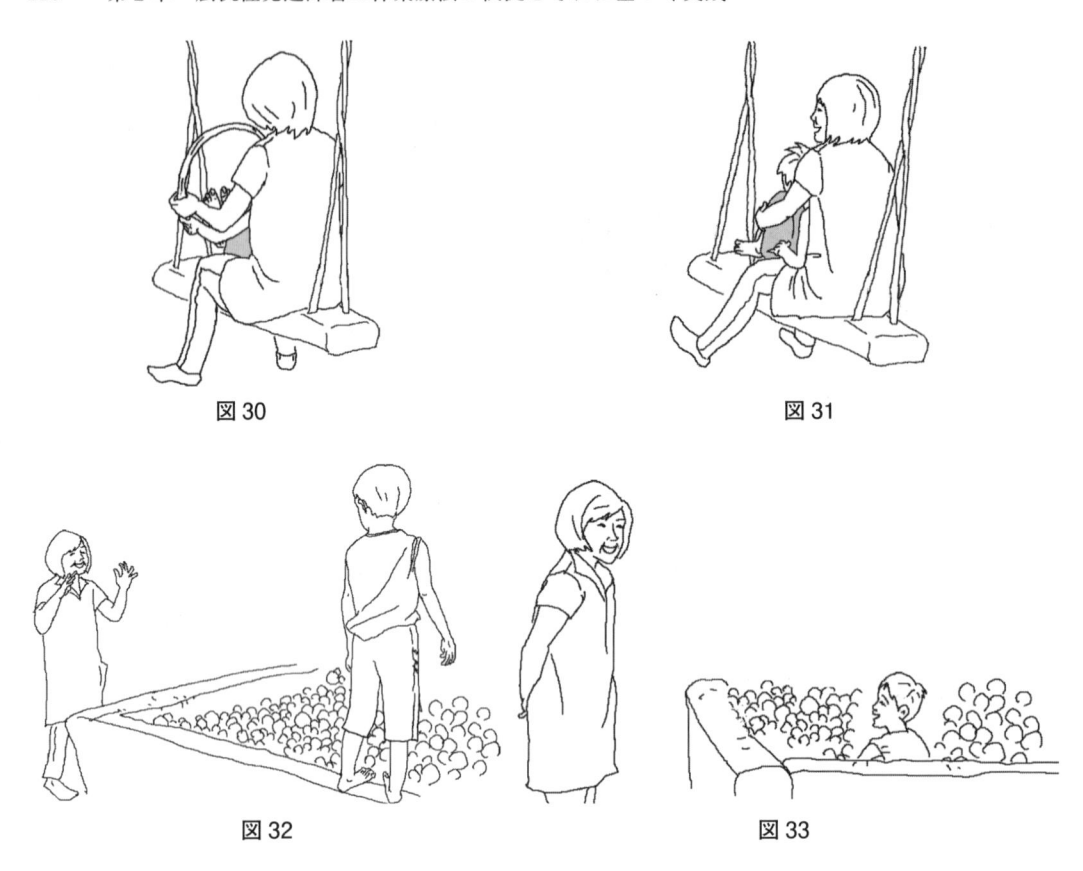

図31

図32

図33

2. 第1セッションにおける作業療法の成果

　作業療法士が児の遊びを共有する（成り込み）という働きかけにより情動的コミュニケーションの基礎づくりが行われる中で，作業療法士への関心を高めながら間主観的関係（共感関係）を成立させた（図20，点線囲い箇所）．また，児のセンソリーニーズを満たしながら，共有（成り込み）をベースにして，作業療法士が意図する姿勢反応や運動企画を必要とする遊びを楽しむ（巻き込みに伴う先取り成り込み）ことができた（表3-⑧⑬～⑮）．成り込みという情動的コミュニケーションをベースとした相互関係の中で，活動と身体を介したコミュニケーションが成立した（図20-③）．さらに，わずかながらではあるが，目と手の協調遊びを行うことができた（図20-⑤）．

3. 第2セッションの考察

　第2セッションは，第1セッションで経験した遊具に自らが挑戦する中で，児からの「一緒に遊ぼう」と誘うような巻き込み（図32, 33, 34）が展開された（表4-①）．作業療法士のファクト数8に対して，児のファクト数が19と多いことから，多くの活動を自発的に展開したことがわかる．さまざまな感覚統合遊具でセンソリーニーズを満たす遊びに集中する（表4-③⑤）．第1セッ

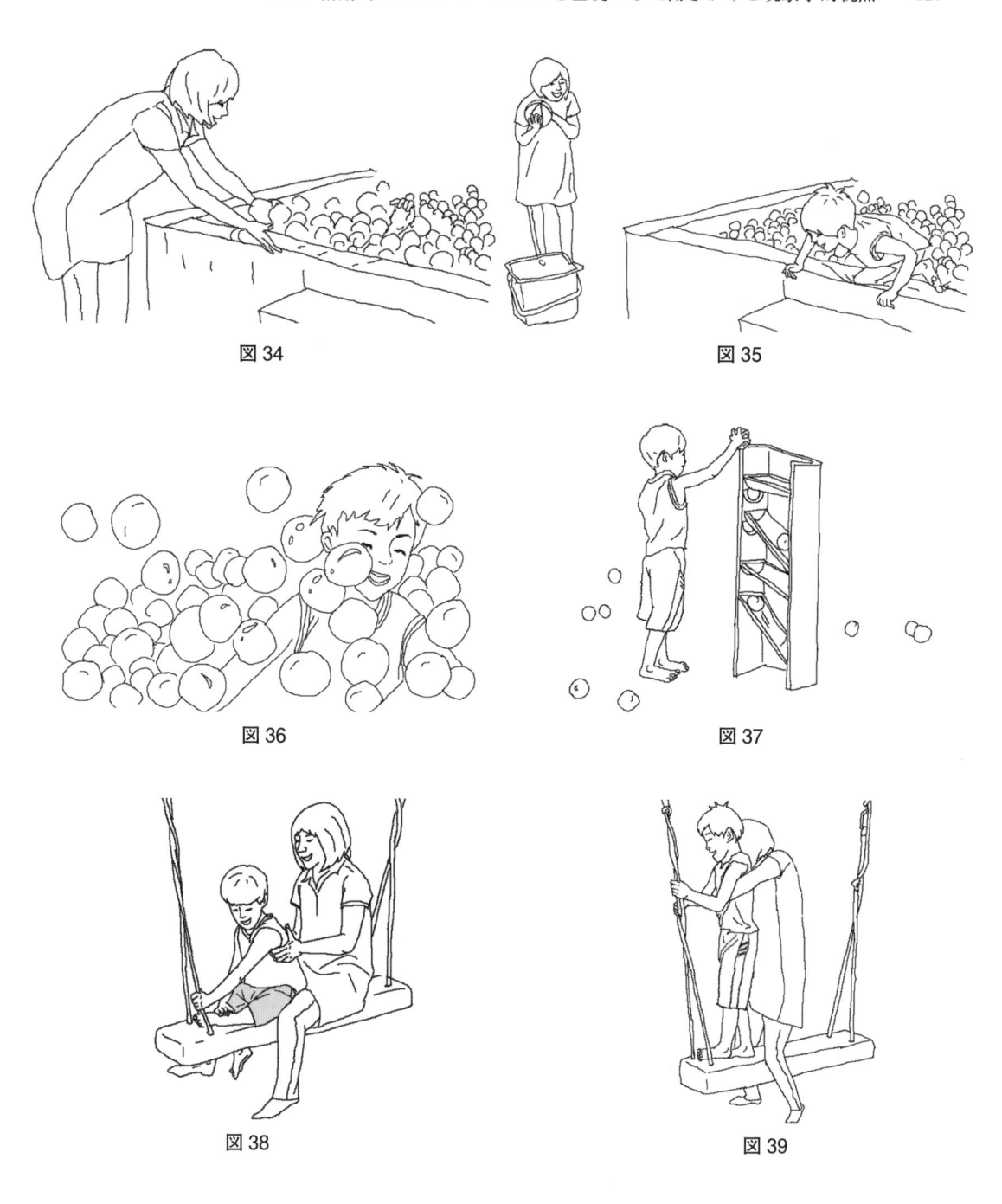

2-4. 情動的コミュニケーションを基礎にした働きかけと現象学的視点　117

図 34

図 35

図 36

図 37

図 38

図 39

ションで築かれた作業療法士との間主観的関係（共感関係）を基盤として，プールだけではなく，遊具やボールのやり取り遊びを通じて（図 35）の体と言葉が一体となった交信が行われた（表 4-①③⑤，図 21-②）．そして，児自らが遊びに作業療法士を巻き込んでいった．これらの遊びが一段落つくと，作業療法士をボールプールに残したまま，自ら，コロコロに行き，何度も玉を転がして楽しんだ（表 4-⑥，図 21-③，図 37）．作業療法士がコロコロをしてみせても（表 4-④），プールで見ているだけだったが，自らが感覚調整を行った後（表 4-⑤）にコロコロをしよ

図40

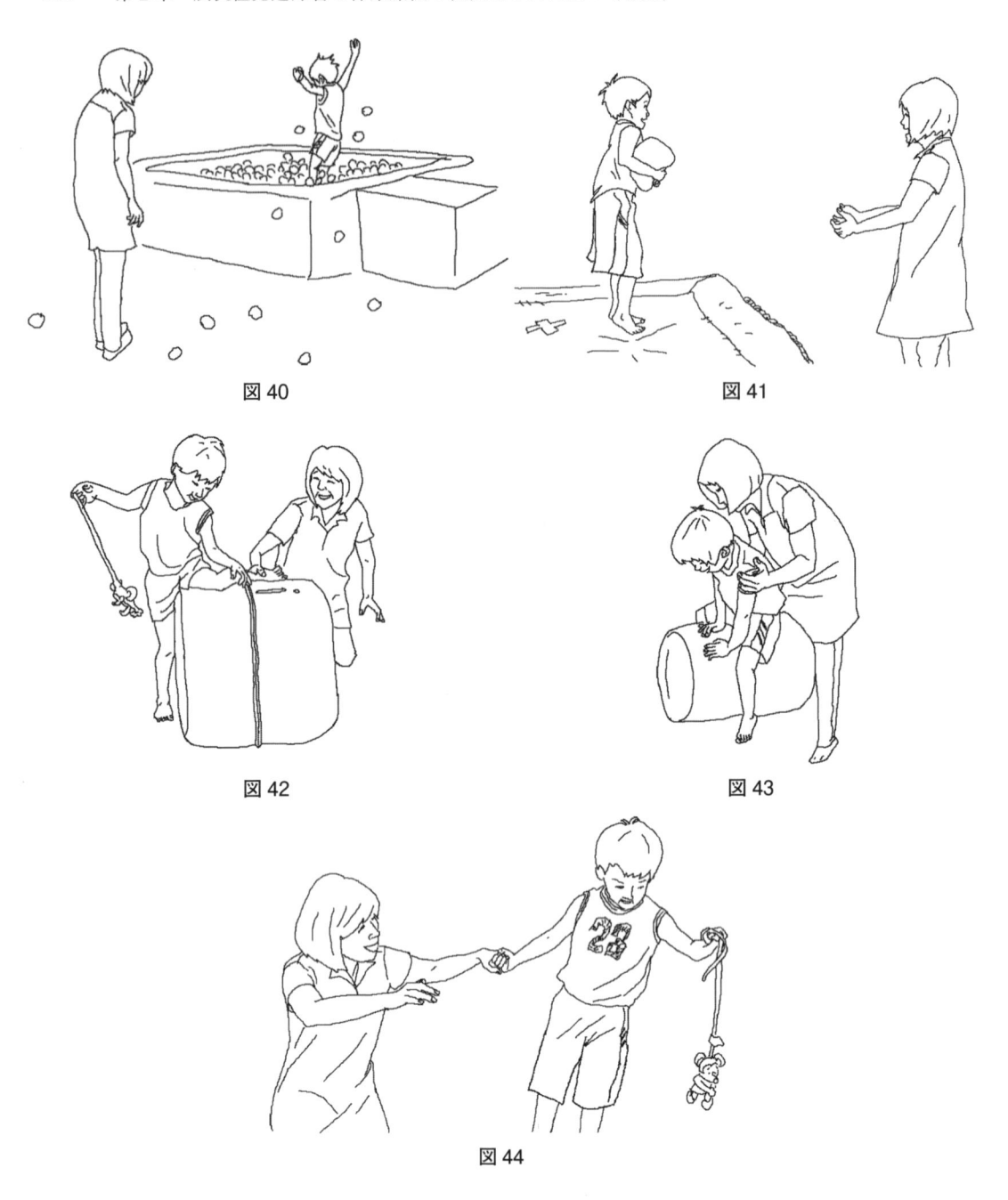

図41

図42

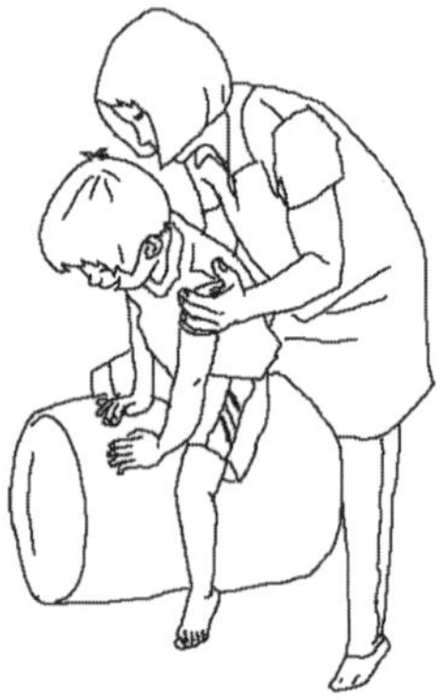

図43

図44

うとする行為となった（表4-⑥）．

　第2セッションでも児なりの遊具や作業療法士とかかわる前の調整が行われている（表3-③⑤⑧⑨）．続いて児の挑戦が続き，スイングにて座位姿勢を保持し，バランスを楽しめるようになったので，作業療法士が立位での遊びに巻き込むと（表4-⑦，図21-④），すぐにロープをしっかりと握り，姿勢を保持しようとするが保持しきれず（図39），床に足をつけてしまう．その後，自らも「いち，に，さん」と言って，プールに飛び込んだ（表4-⑧，図21-⑤，図40）．これは，作業療法士の働きかけに応じきれずに，失敗した自分を落ち着かせるためにセンソリー

2-4. 情動的コミュニケーションを基礎にした働きかけと現象学的視点   119

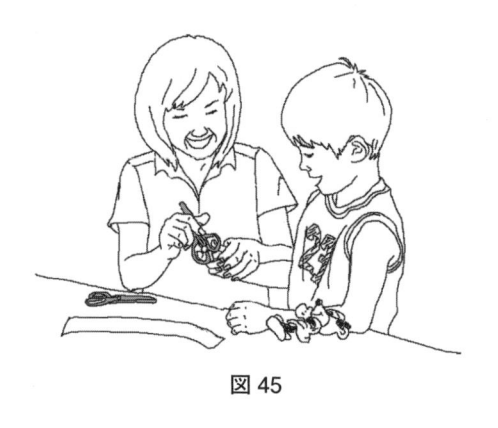

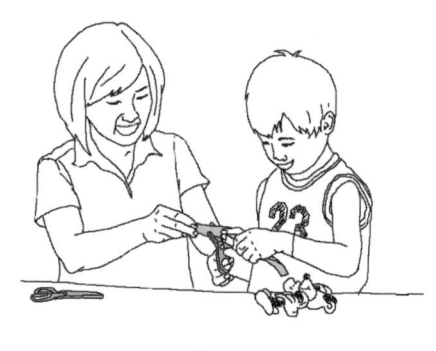

図45

図46

ニーズを満たしたのではないかと考えた．その後，再びはさみやコマを見せて，机上活動に巻き込む（表4-⑨）．しかし，児は逆に，自分のほうに関心を向けさせようとして，プールに飛び込む（表4-⑨）．その後，作業療法士と一緒にボールのやり取り（図41）を「はーい，いくよ」という言葉を真似ながら，楽しむことができた（表4-⑩）．

　また，さらに作業療法士からの姿勢調整や運動企画を必要とするような働きかけに応じることができた（表4-⑪，図21-④，図42, 43）．その後作業療法士は，再度はさみ活動に巻き込んだ（表3-⑫）．児は，言葉で「ダメ」と拒否するが，作業療法士の手を握りに来る（図44）ことから（作業療法士への信頼と活動の拒否），作業療法士がさらに巻き込むことで，自らはさみを使って楽しむことができるのではないかと推測し，はさみ活動に再び巻き込むが「ダメ」と拒否される（表4-⑬）．作業療法士の先走った巻き込みを子どもに見抜かれた．

　次に，児からローラーなどで反復的な遊びを作業療法士と楽しむ（表4-⑭）．十分に活動と身体を介したコミュニケーションを取ることができた．また，第1セッションで抱っこによる巻き込みを拒否しなかったことから，信頼関係は築かれていると判断した．そのため作業療法士は，児を抱っこして机まで誘った．児のはさみ活動には関心はあるが，うまくできるかな，という両価性の思いを「やってみよう」という方向に向けることができた（表4-⑮，図21-⑥）．それ以降，モデリングにより，何度か連続的にはさみ活動をすることができた（図45, 46）．

　Ayresは，発達障害児が身体を介して新しい環境やかかわりを苦手とするために，こだわりとも思える遊びのパターンをもち，環境との関係性を安定させると述べている[29]．また，身体を介した環境とのかかわりは，言葉の発達に重要であると加藤は述べている[25]．

　これらのことから，第2セッションでも，作業療法士は児のセンソリーニーズを満たす活動や児の遊びの順序性を見守ったことが，作業療法士の意図する遊びに誘う（巻き込み）ことができたのではないかと考える．

4. 第2セッションにおける作業療法の成果

　図21のように第1セッションで育んだ情動的コミュニケーションを通して，お互いの意図に相手を誘い込む（巻き込む）ことが積極的に行われた．そして，**作業療法士の意図をもとに，活動と身体を介したコミュニケーションが増え，児自らが運動企画の必要な遊びに挑戦するように**

なった．同時に遊びの広がりがみられるようになった．この相互の意図する方向への誘い（巻き込み）の中で，活動と身体を介したコミュニケーションが反復されることで，お互いの行為から，意図を読み取りやすくなったことが，言葉による交信へと発展した（図45）．そして，さらに，はさみ活動のモデリングを通して，何度も紙をはさみで切るという行為へと発展した．道具と言葉を介したコミュニケーションへと発展していった（図46）．

　第2セッションでは，開始当初から活動と身体を介したコミュニケーションが多かったため，児の行為から意図が明確にわかるようになった．

　第1，第2セッションとも，作業療法士の意図した遊びへの誘い（巻き込み）に応じた後は，自らが強いセンソリーニーズを満たす活動を行っていることから，触感覚や前庭感覚に偏りのある児が，対人関係を保つためのベースとして，それらの感覚への強いニーズを満たすことが必要であることが示唆された．

5 児の志向性から作業療法の成果を問う

　作業療法の目的が達成したかどうか（作業療法の成果）を，結果の意味づけと考察からまとめる．

1. 作業療法士への注意，関心を高める

　第1日目は，作業療法士の成り込み，見守りから巻き込みを伴う先取り成り込みを通じて，子どもの関心を作業療法士の行う活動へと誘った．要求を叶えてくれる存在から作業療法士の遊びの誘いにのり，ボールのやり取り遊びに発展し，第2日目には，子どもから自分の遊びに巻き込む働きかけが増えた．関心を高めるだけでなく，両者の間主観的関係（共感関係）をベースにして信頼関係が作られていった．

2. 感覚調整障害に対して前庭感覚，触感覚のニーズを満たす

　プールを中心に自らがセンソリーニーズを満たすだけでなく，ローラー，オーシャン，トランポリンを求め，さらに作業療法士が成り込むことで言葉での交信が行われた．

3. 姿勢調整，運動企画，目と手の協調性を意図する遊びを楽しめるように

　2の目的が達成される中で，プールの中で作業療法士の手に向けて上手にボールを投げる．ローラーの上で体を伸ばして姿勢を保持し，立位での姿勢調整などへの挑戦がみられた．しかし，さらにそれらの遊具を自らが使って新たな運動を企画することには発展しなった．

4. 道具を使用する活動を①一緒に行う（身体誘導），②見て真似る，③自ら関心を寄せて行う

　情動的コミュニケーション，活動と身体を介したコミュニケーションをベースにして，はさみ

活動に巻き込むことで，自ら試してみることができた．しかし，はさみを使用しているときに作業療法士と活動を共有しながら間主観的関係を作り上げることはできなかった．つまり，ボールのやり取り遊びのようなお互いが相手の気持ちに心を置くには至らず，操作だけで精いっぱいという状況であった．道具を楽しく使いこなせるためには，作業療法士の実演を見る，作業療法士の手助けを求めるなどの関係が重要である．そのためには，道具を使用しながらも，情動的コミュニケーションの関係性が強く築かれていかなくてならない．

6 個別療育への提案とその後

週1回，A発達支援センターでの個別療育に，今回実施した作業療法で行った活動と作業療法士と児の2者関係における働きかけを取り入れていた．計5回実施された．実施した結果を，保育士の主観でどの程度自発的にできたかを記載した結果，5回のうち1回のセッションでは，すべての活動での巻き込みに応じ，自発的な遊びが7割程度展開されたときには，はさみなどの道具を使用した遊びも7割程度応じることができた．また，活動に対して自発的な遊びが2～4割程度の場合は，道具への巻き込みには至っていなかった．

JSI-Rの結果は，前庭感覚は－5でブランコや滑り台を怖がることが減った．触感覚では＋1と養育者に甘える行動が増えてきたことと並行して，気に入らないときに養育者の髪を引っ張るような行為がみられるようになった．前庭感覚に対する反応性の改善は，個別療育の中でも，マットの上で揺らし遊びやスイングには5割から7割は自発的に遊びを展開していたことからも，それらの経験が改善へ影響したと考えられる．触感覚に関しては，児の特性として特定2者関係を取る人への両価性が強いため，これまでは，養育者への甘えがみられなかったが，養育者の髪を引っ張る行為は，児の養育者への甘えの表現として肯定的な解釈が成り立つと考える．

4. おわりに―作業療法の実践と根拠

毎日，多くの子どもたちと臨床をする中で，記録を残し，自身の臨床と向き合う努力は並大抵のことではない．しかし，その大仕事を支えているのは子どもたちの笑顔であり，その笑顔に支えられている養育者の姿である．臨床と研究へ駆り立てられる思いは，その**笑顔**であるが，なぜその笑顔にそのような力があるのかを言語化できずにいた．作業療法士が努力して身に付けてきた技術を駆使して，子どもへ働きかける．そして，**子どもにとって意味のある活動を子ども自身が成し遂げたとき，子どもの体を通じて表れる表情（行為）から笑みが満ちる．子どもに深い関心を寄せて成り込んでいた，養育者から自身の達成感のように笑みがこぼれ，その養育者の笑みから子どもが自身の存在を再確認（映し返し）し，さらに，その喜びは満ちるのである．作業療法とは子どもと活動，子どもの心に心を寄せる者（養育者，作業療法士）が織りなす喜びのストーリーである．**このような主観的な意味を作業療法士として科学していくためには，現象学的

視点での解釈が今後も広汎性発達障害をもつ子どもの作業療法の効用を探索するためには重要であると考える.

　本実践（事例研究）は「小児保健研究　68（6）：681-691，2009」に掲載された内容の一部をまとめなおしたものである.

謝辞
　本事例研究にご協力いただきました，対象児，ご家族の皆さま，A発達支援センターの職員の皆さまに深謝いたします.

文　献
1) 小林隆児：自閉症とことばの成り立ち．ミネルヴァ書房，pp 26-28, 2004
2) 村田久行：対人援助における他者の理解，現象学的アプローチ．東海大学健康科学部紀要　6：109-114, 2000
3) 小沢一仁：現象学的アプローチを用いた青年の自己理解のための対話的研究の模索．帝京学園短期大学紀要　18：11-21, 1996
4) 南部真理子：虐待を受けた子どもの関係発達論．甲南女子大学大学院論集，人間科学研究編　5：53-65, 2007
5) 鯨岡　峻：関係発達論の構築．ミネルヴァ書房，1999
6) Anita C, et al（土田玲子，小西紀一監訳）：感覚統合とその実践．協同医書出版社，pp 11-12, 2006
7) 小林隆児：自閉症の人々にみられる愛着行動とコミュニケーション発達援助について．東海大学健康科学部紀要　4：63-75, 1998
8) 鯨岡　峻：原初的コミュニケーションの諸相．ミネルヴァ書房，pp 30-119, 1997
9) 小林隆児：不適応行動を起こす子どもとの関係づくりのコツ．東海大学健康化学部紀要　6：57-64, 2000
10) Chieko K : Developing a method of measuring positive emotion in people with profound mental retardation through the interpretation of 'facial expression of happiness'. 金沢大学医学部保健学科つるま保健会誌　29（1）：21-34, 2005
11) Biehl M, et al : Matsumoto and Ekman's Japanese and Caucasian facial expressions of emotion (JACFEE): Reliability data and cross-national differences. *J Nonverbal Behav*　21: 3-21, 1997
12) Matsumoto D : Cultural influences on facial expressions of emotion. *Southern Communication Journal*　56：128-137, 1991
13) 辛島千恵子，生田宗博：最重度知的障害をもつ対象者への作業療法の効果を「幸福の表情」で測定する．作業療法　24：349-359, 2005
14) 園田順一，高山　巌：子どもの臨床行動療法．川島書店，pp 32-34, 1978
15) 辛島千恵子，他：行動分析に基づいた摂食指導．OTジャーナル　29：437-442, 1995
16) Arnold MB : Human emotion and action. In Mischel T (ed), Human action, Conceptual and Empirical Issues, Academic Press, New York, pp 167-197, 1969
17) Roseman IJ : Cognitive determinants of emotions. In Shaver P (ed), Emotions, relationships and health (review of personality and social psychology 5), Beverly Hills, pp 11-36, 1984
18) 荒木孝治：研究的実践を導く現象学的方法について．教育科学セミナリー　37：53-60, 2006
19) Kobayashi,R : Duality of function of language in communication with people with autism, Richer, & Coates S (Eds), Autism : The serch for coherence. Jessica London, Kingsley, pp 220-227, 2001
20) Beck CT : Phenomenology, its use in nursing research. *Int J Nurs Stud*　31：449 - 510, 1994
21) Cohen MZ, Omery A : Schools of phenomenology, implication for research. In Critical Issues in Qualitative reseach Methods (ed. Morse JM), pp 136-156, 1994
22) フッサール E（立松弘孝，他訳）：論理学研究 2．みすず書房，p 31, 1970
23) 佐々木正美：講座自閉症療育ハンドブック．学研教育出版，pp 129-166, 1997
24) 太田篤志：感覚発達チェックリスト改訂版（JSI-R）標準化に関する研究．感覚統合研究　9：45-55, 2002
25) 加藤寿宏：幼児期・学童期高機能広汎性発達障害児に対する作業療法支援．OTジャーナル　40：1063-1068, 2006
26) A. バンデュラ編（原野広太郎，他訳）：モデリングの心理学，観察学習の理論と方法．金子書房，pp 103-108, 1975

27) 広瀬寛子：現象学的アプローチを用いた研究プロセスと今後の課題．看護教育学研究 2：31-36, 1993
28) 広瀬寛子：看護研究における現象学的アプローチの適用に関する考察．看護面接過程の現象学的分析方法作成までのプロセスに焦点を当てて．日本看護科学学会誌 12：45-57, 1992
29) Ayres AJ：Developmental dyspraxia;is it a unitary function? *Occup Ther J Res* 7：93-110, 1987
30) 辛島千恵子：情動的コミュニケーションを基盤にした働きかけと現象学的分析，自閉症児の志向性から作業療法の成果を問う．小児保健研究 68：681-691, 2009

（辛島千恵子）

第3章 ライフステージに沿った作業療法とサービス機関別の作業療法のあり方

この章は、発達障害者支援法のねらいの一つである、「乳幼児期からの成人期までの地域における一環した支援の促進」の一翼を担う作業療法について概説する.「1.ライフステージに沿った作業療法の解説」では、乳幼児期から成人期までの子どもや青年が家族と社会の中で育まれるプロセス（図1）で、作業療法がどのような意味をもって実践されているのかについて概説する. また、「2.サービス機関別作業療法の解説」では、乳幼児期に子どもたちと養育者がかかわる機関や青年期（学童期）の自立生活をいとなむための機関について、その役割を概説する. 子どもたちが家族の一員から社会に巣立つための一貫した支援の中で、作業療法士の役割を確認していければと考える.

1. ライフステージに沿った作業療法の解説

1 乳幼児期前半

この時期は、乳児期から3歳までの時期を示し、養育者や家族との特定2者関係の社会性から、養育者が仲立ちとなり、子ども集団にレビューする時期である. 2歳前後でことばの発達が遅いと感じていた養育者も、3歳くらいになると、専門機関のアドバイスから障害があると気づくことが多い. また、小さな子ども集団へのレビューをきっかけにして、他児との比較からもわが子の行動、コミュニケーションの偏りを強く認識する時期といえる. しかし、反面でその認識を打ち消すような情報をも欲するような様子が認められる. 誰もが障害を宣告されると通る道筋かと

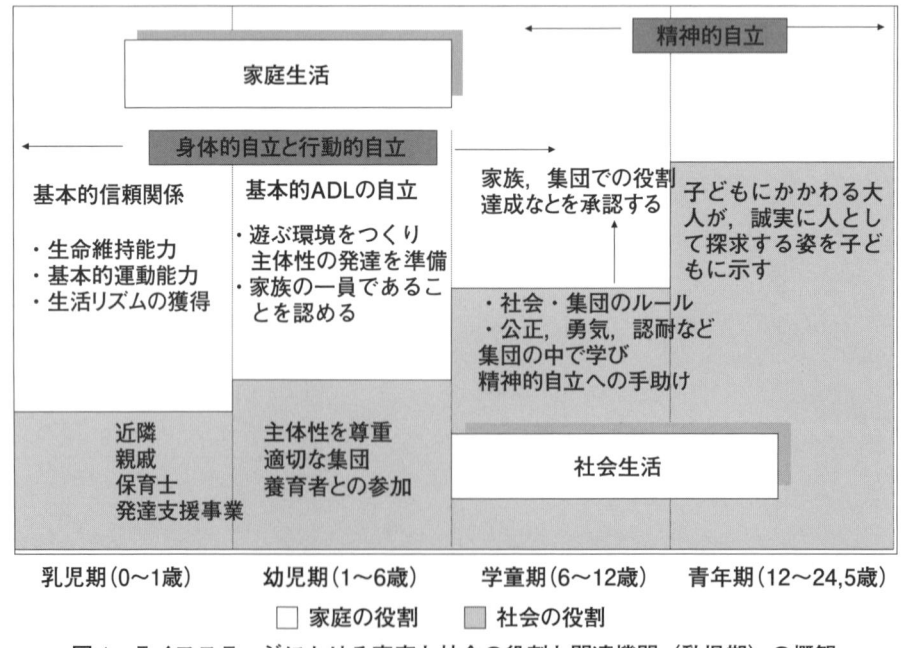

図1 ライフステージにおける家庭と社会の役割と関連機関（乳児期）の概観

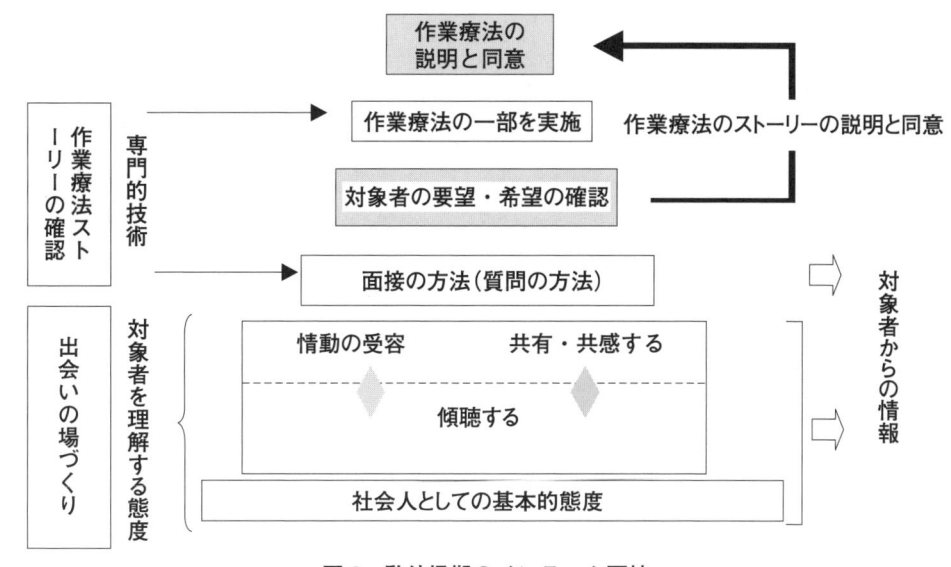

図2 乳幼児期のインテーク面接
養育者の言葉と心を傾聴する中で共感と情動の受容
(文献1より引用)

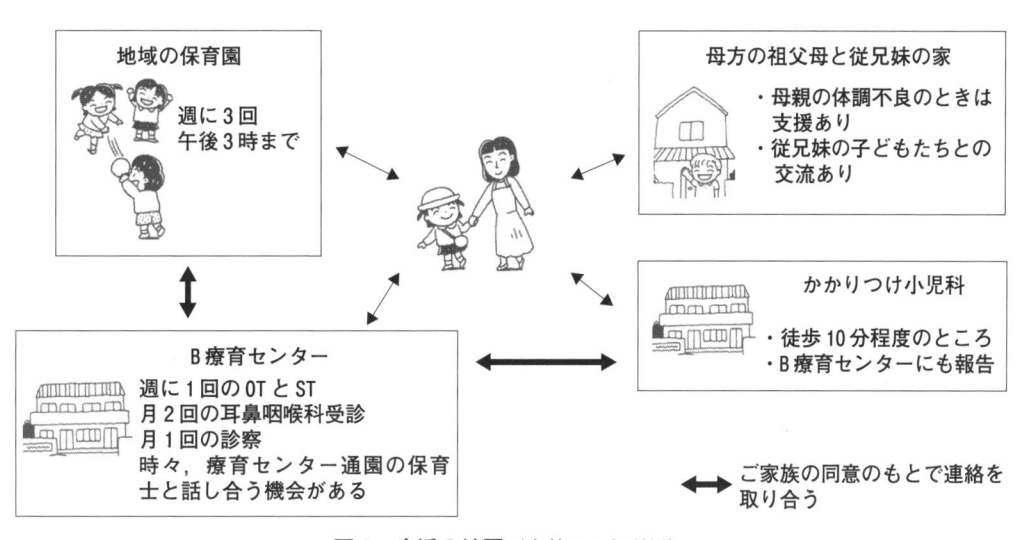

図3 生活の地図（文献2より引用）

思う．そのような時期に，子どもと養育者に，病院や地域の発達支援センター，母子通園施設でかかわる作業療法士に一番大切なことは，子どもへの対応と同じように，養育者の心の迷いや揺れに対しても自身の心を重ね，徹底して，養育者の思いと言動を傾聴する態度である．以下に，この時期の作業療法について概説する．

　生活のいとなみを共有する中で，養育者の言葉と心に傾聴する（**図2**）[1]ことが重要である．養育者は専門家にわかってほしいことや伝えたいことが多すぎて何から語ればよいのかわからないときには，情動が先走りして，うまく伝えられないことが多い．また，この人は私を理解してくれていないと感じたときには，本質的な言葉を避けてしまうようになることもある．作業療法

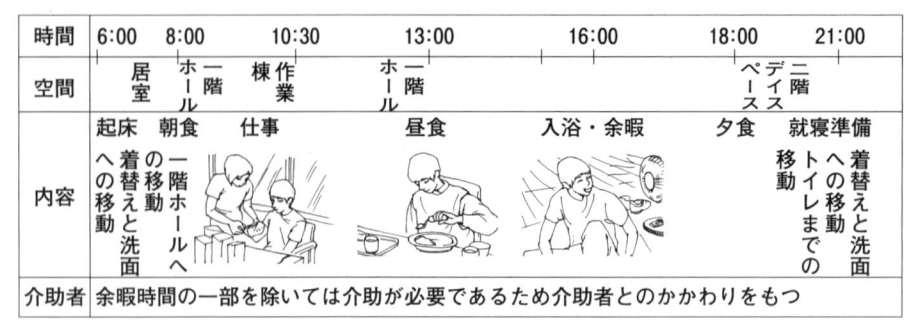

時間	6:00	8:00	10:30	13:00	16:00	18:00	21:00
空間	居室	一階ホール	棟作業	一階ホール		ニ階スペースデイ	二階
内容	起床 着替えと洗面 一階への移動	朝食 ホールへの移動	仕事	昼食	入浴・余暇	夕食	就寝準備 着替えと洗面 トイレまでの移動
介助者	余暇時間の一部を除いては介助が必要であるため介助者とのかかわりをもつ							

図4 最重度の知的障害をもつ27歳女性の三間表（文献2より引用）

士は，養育者が子どもの将来への漠然とした不安と自身への不安が入り混じり，決して安定した状況ではないことに共感し，複雑な情動を受け入れることが大切である．養育者の日々の多くの悩みごとが言葉にならないときは，具体的な日常生活に対して話をしてもらうことから始める．著者が使用している生活の地図，三間表（図3, 4）[2]をもとに，生活のいとなみに心を重ねるようにしていく中で信頼関係が作られていく．その中の生活の一場面から子どもと養育者のコミュニケーションや子どもの行動の特性が理解できることが多く，生活の場面によってみせる行為の違いから，環境とどのようにかかわっているのか，また，養育者がどのようにかかわっているのかという，子ども，養育者，生活との関係が少しずつ理解できるようになる．

1．子どもと養育者の情動的コミュニケーション[3]の理解

さて，次に生活のいとなみに焦点を合わせていく中で，少しずつ子どもと養育者の情動的コミュニケーションを理解（評価ともいう）する段階へと進める．情動的コミュニケーションとは，対面する2者関係において，その心理的距離が近いときに，一方または双方が気持ちのつながりや共有を目指しつつ，関係を取り結ぼうとするさまざまないとなみをいう（図5, 6）．つまり，図6の上段に示す象徴的コミュニケーションの基盤というべきものである．象徴的コミュニケーション[3]の発達は，コミュニケーションを取る人との心理的距離が離れた仲では必要不可欠なものである．集団生活で不特定多数の子どもたちとかかわるときの道具としては，必要不可欠であるがゆえに，広汎性発達障害をもつ子ども（以下，児）が集団に参加したときにさまざまな行動上の問題が生じることも事実である．この養育者と児の情動的コミュニケーションは，象徴的コミュニケーションの道具としての言葉だけではなく，非言語的コミュニケーションとしての視線，表情，行為などから，お互いがその意味や意図を判断するための協約関係の基盤ともなるのである．生活場面の観察を通じて，養育者と児が抱える課題について理解を深めることが，児のコミュニケーションの発達，対人関係の発達に対する作業療法の介入手段が明確になる手続きと考える．

2．養育者以外の特定2者関係への発展

次への段階は，家族の中（養育者以外の家族）での特定2者関係について情報を得ることが重要である．児の特性として触感覚の偏りがある場合が多く，これらと関係して養育者に対し両価

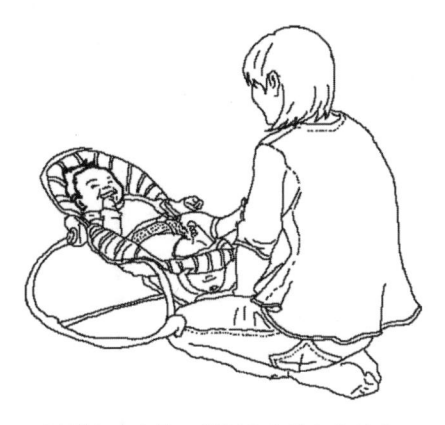

子どもの身体，顔面の表情から放たれる笑みに思わず引き寄せられるように近づいた

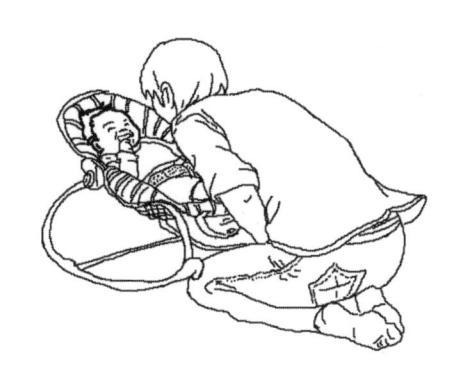

子どもの表情に応えるように（子どもの表情を抱きしめるように）感じ合う，養育者の働きかけに体を鎮めて応える子ども

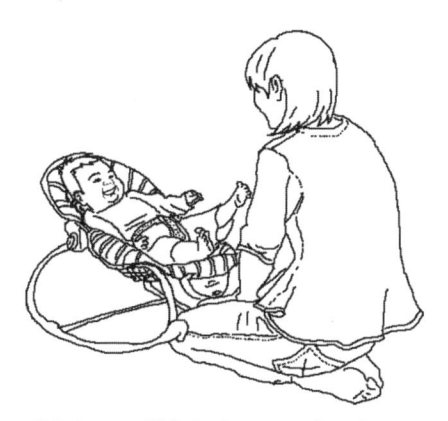

「あれ……どうしたの？　もっと，もっと」と身体の表情で表し求める子ども（お互いが求め合う＝繋合希求）

図5　情動的コミュニケーション

情動的コミュニケーションとは対面する2者関係において，その心理的距離が近いときに，一方または双方が気持ちのつながりや共有を目指しつつ，関係を取り結ぼうとするさまざまないとなみ．

性を示す関係をとる場合が多い（甘えたいけれど，養育者をさけるなど）．しかし，父親（祖父母など）に関してはそのような関係をとらない場合も多い．養育者自身が児の両価性を受け入れにくい傾向を示すこともあるので，児の特性を説明する中で育児の担い手を分散させながら，家族の中での特定2者関係の輪を広げていくことが大切である．核家族で父親も忙しいときは，早期に病院や福祉施設，市町村の発達支援事業や児童デイサービスなどで，他の大人との特定2者関係を取る機会を利用することが大切である．もちろん，作業療法を増やし，来院時に他の大人との接触機会を増やすことでもよい．小さな工夫を生活のいとなみの中で繰り返すことは，大きな支援につながると考える．次に，養育者とともに公園などにも出て，他児との遊びを通じて，大人との特定2者関係から子ども同士の2者関係や小グループでの関係へと発展できるようにア

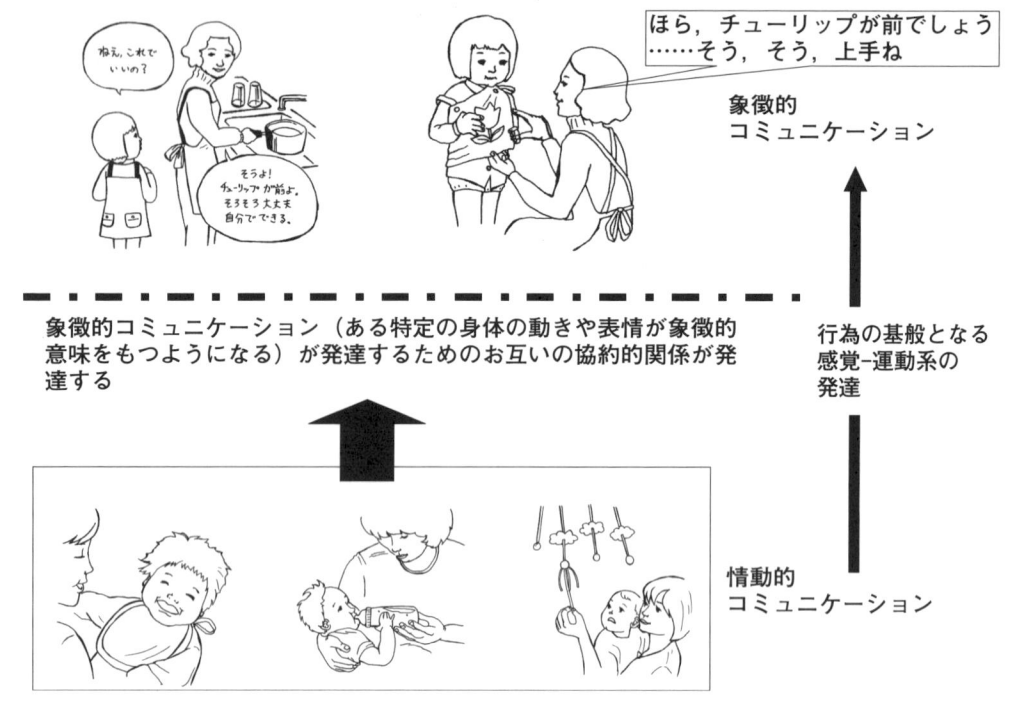

図6 象徴的コミュニケーションの基盤となる情動的コミュニケーション

ドバイスする．このような働きかけが，3歳からの不特定多数の子ども集団の中でのコミュニケーションを支える．

3．人との関係性の中で承認されること，「できた」という自己評価ができること

大人との生活のいとなみの中で，児が「できた」ことを承認するような対応と言葉かけは，自身の自己評価する力をつけ，自尊感情を育むことへとつながっていく．この時期にこそ，作業療法では生活のいとなみの中で児のできることや，環境側の工夫でできることを増やすことへの働きかけが重要となる．養育者が日々の生活の中で児を承認し，児自身への働きを通じて褒めてあげる機会を作ることが大切である．何よりも，児の感覚系の偏りに対しては，遊びを通じて子どもの身体表現の基盤を作ることが重要である．2歳児，3歳児から子どもたちの遊びの広がりをみつめながら，センソリーニーズを満たしつつ，その偏りに対する改善策を準備する時期でもある．

4．感覚系の偏りに対する育児へのアドバイス

感覚系の偏りやそれらをベースとして育つ運動能力については，児によっては，3歳ごろに他児との比較によって気になることが多くなる．乳児のときは抱き上げるときの感覚や，養育者が身に付けている衣服からの触感覚などが大泣きの原因となることがある．このような場合は，理由を教えるだけで養育者の安心となる．しかし，残念なことに作業療法士がかかわる時期は，すでにこのような育児での困りごとに対応できない状況が続いた後となることが多い．

しかしNICUで早期に作業療法士としてかかわって，外来でフォローアップしているような場合は，早期からの作業療法が可能である．2歳から3歳で，走るときに転びやすい，食事のときに体が落ち着かない，じっとしていられない，ゴロゴロとすぐに寝そべってしまう，などの抗重力活動における身体発達の未熟な様子が目につくことが多くなる．洋服を着せようとするがしっかりと立っていてくれない場合や，洋服の好みにこだわりがある，靴下を履きたがらないなど生活のいとなみの困りごとは，児が自分でしたい，しようとしたときに目立つことになる．このため，児ができないと養育者は児に対して否定的評価が増し，承認してあげる機会が減ってしまうので，この時期の作業療法の働きかけは，幼児期の生活のいとなみの基盤となる児の感覚の偏りや身体運動，巧緻運動への働きかけと同時に，児と養育者の情動的コミュニケーションを支える要となるのである．

文　献
1) 辛島千恵子：インテーク面接のコツ，発達障害―出会いと作業療法ストーリーの確認．OTジャーナル　42：320-325, 2008
2) 辛島千恵子：発達障害をもつ子どもと成人，家族のためのADL．三輪書店，pp89-91, 2008
3) 小林隆児：自閉症とことばの成り立ち．ミネルヴァ書房，pp26-28, 2004

〈辛島千恵子〉

2 幼児期

1．幼児期とは

　乳児期は，一日の大半を母親を中心とする家族とのかかわりの中で過ごすが，幼児期は保育所，幼稚園で同年齢の子どもたちと過ごす時間が多くなる．親子を中心とした「タテの関係」から，同年齢の仲間との「ヨコの関係」が形成される時期である．幼児期は安定した家族との関係から，同年齢の子どもたちを対象に多様な関係を結ぶ時期である．幼児期後半になると遊びに役割とルールが入り，そこでの仲間関係をもって，家庭と保育所，幼稚園の2つの世界以外の第3の世界をもつようになる．例えば，自転車を使い友達の家に遊びに行く，家の近所を散策する，裏道を探検するなど，子どもの生活空間は拡大する．

　三次元空間を自由自在に動き回る粗大運動の発達と，道具を自由自在に操る巧緻運動により，三次元の造形表現が可能となるのも5歳ぐらいからである．そして，人類の文化遺産である文字もこの造形表現の営みと関連して織り出されてくる[1]．

　幼児期は，対人関係の発達，生活空間の広がり，教科学習を含めた学校生活への準備として重要な時期である．

2．発達障害児と幼児期
①人とのコミュニケーション

　幼児期は，発達障害児にとって障害が顕在化しやすい時期である．その理由の一つは，人とのコミュニケーションの増加である．高機能広汎性発達障害児は，中核症状として対人相互作用の

障害がある．これは，乳児期にも，目が合いにくい，人見知りや分離不安の欠如などでみられるが，カナータイプの自閉症のように継続することはなく，育てにくさはあるものの，家族との関係は比較的早期に成立する．しかし，幼稚園，保育所での集団生活が始まると，自分の興味があることを一方的に話す，会話のやりとりが難しい，相手の気持ちの理解が難しい，集団活動を避ける，一人で遊ぶ，などの問題が顕在化してくる．人とのコミュニケーションにおいて「ことば」は重要であるが，高機能広汎性発達障害児で問題となるのは，情報のコミュニケーションではなく情動のコミュニケーションである[2]．幼児期後半は，相手の立場に立って考えること，比喩，冗談，あいまいな表現，語用の理解（相手の言葉の背景にある真の意図）や表情，場の雰囲気を読み取るなどのコミュニケーションをスムーズに行うための能力が発達する．保育所，幼稚園でも「友達と協力する」「力を合わせる」活動が増え，集団は遊び集団へと成熟する．同年齢の子どもたちが，このような対人関係を円滑にできる能力を身に付け，仲間集団で遊ぶことに楽しさを見いだすことが増えるにつれ，高機能広汎性発達障害児の人とのコミュニケーションの難しさはより顕在化してくる．

　学習障害，注意欠陥・多動性障害児は，他者を求め受け入れる能力や友達を意識して一緒に過ごす（並行遊び）ことはできる．しかし，言語（言語理解や表出）や行動（多動や順番を待てない等）の問題から，友達との関係に困難さをもつ場合がある．特に，固有感覚，前庭感覚にセンソリーニーズがある場合，多動や力加減が難しいため，友達とのかかわりが乱暴になってしまうなどのトラブルになりやすい．

　②**物とのコミュニケーション**
　幼児期の子どもは，鬼ごっこやジャングルジム，鉄棒などの粗大運動遊びや粘土，折り紙，はさみなどの造形遊びを楽しむ．保育プログラムにも竹馬，逆上がり，のぼり棒，折り紙や粘土を用いた造形活動などが取り入れられる．子どもたちは，このような活動に対し，主体的に何度も挑戦することで以前より成長した自分を感じられるようになる．幼児期の子どもは，自分に無限の可能性があることを信じ，すべてのことを前向きに取り組み，たくましい心と身体を育んでいく．こうした自己教育力[3]は，環境に対しての積極的なかかわりを生み，子どもの発達の大きな原動力となる．

　発達障害児は，姿勢調整の未熟さや重力不安，運動の不器用さや，活動をイメージすることの難しさのため，遊びや活動に参加できない場合がある．また，前向きに取り組んでも，失敗することも多い．幼児期は，すべてのことを前向きに取り組む時期であるが，発達障害児の場合，できない自分，自信のない自分に気づいてしまうことがある．

3．幼児期の作業療法

　幼児期の作業療法の大きな目標は，「たくましい心と身体」である．「たくましい心と身体」は，自己有能感の発達においても不可欠なものである．それを実現するための作業療法のポイントを図7にまとめた．

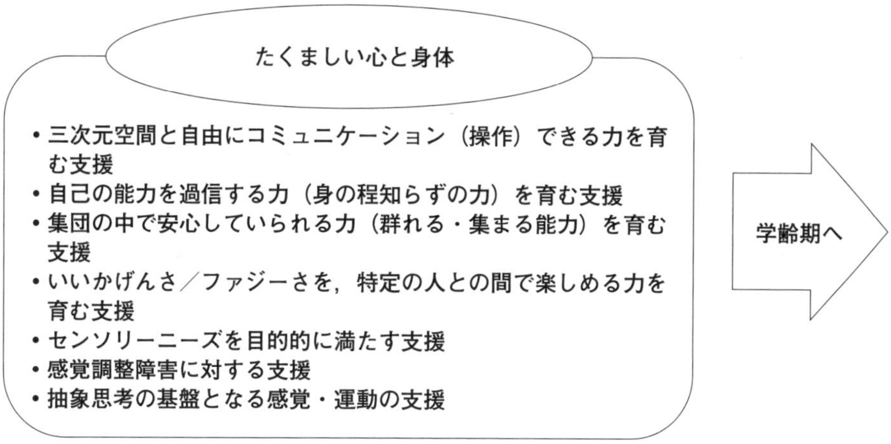

```
┌─────────────────────────────────────────────┐
│           たくましい心と身体                 │
│  • 三次元空間と自由にコミュニケーション（操作）できる力を育   │
│    む支援                                    │
│  • 自己の能力を過信する力（身の程知らずの力）を育む支援     │
│  • 集団の中で安心していられる力（群れる・集まる能力）を育む   │ ⟹ 学齢期へ
│    支援                                      │
│  • いいかげんさ／ファジーさを，特定の人との間で楽しめる力を   │
│    育む支援                                  │
│  • センソリーニーズを目的的に満たす支援       │
│  • 感覚調整障害に対する支援                   │
│  • 抽象思考の基盤となる感覚・運動の支援       │
└─────────────────────────────────────────────┘
```

図7　幼児期の発達障害児に対する作業療法の支援

①自己の能力を過信する力を育む支援

「たくましい心と身体」を象徴する姿の一つが，3，4歳児にみられる自己の能力を過信し（身の程知らずの力），自分に無限の可能性があることを信じ，すべてのことを前向きに取り組んでいく姿である[4]．

幼児期は小学校生活の準備として，着席できる能力や，先生の話を聞ける能力，文字学習の能力など，「良い子」を目標とした支援をしたくなる．日本の学校教育が教科学習能力の高さや，集団規律を守ることに価値を置いていることが大きな理由であろう．しかし，教科学習能力が優れていることが，自己有能感につながる子どもは，障害の有無にかかわらず，ほんの一握りである．ほとんどの子どもたちは，教科学習能力以外で有能感を育む．このような有能感が育まれる背景には，幼児期に培った「たくましい心と身体」がある．しかし，発達障害児の多くは「たくましい心と身体」を十分に育めないまま，小学校へ入学する．ほんの一握りの発達障害児は教科学習で有能感を育むことができるが，ほとんどの子どもは他者と比較され，焦りや無能感を育んでしまう．

幼児期は，発達的に自分と他者との比較をすることが少ないことや，主として身体運動能力が有能感の基準となるため，作業療法士として支援を行いやすい時期である．幼児期に自分の身体を用い，三次元空間と自由にコミュニケーション（操作）できる力を基盤とし，自己の能力を過信し，環境に対し積極的にかかわることができる力を育む支援が必要である．その中で，少しずつであっても成長していく自分を感じ取り，他者との比較ではなく，自分の成長を感じ取ることで，自己有能感が育つ．幼児期に自己有能感を育てることは，他者と比較されることが多くなる，学齢期，思春期を乗り越えるうえで非常に重要なことである．

②群れる，集まる力を育む支援

発達初期のコミュニケーションは，言葉よりも身体を通した直接的コミュニケーションが重要である[5]．幼児期の子どもは，知っている人であれば，そばに近づき身体をあずけたり，手をつなぐ．絵本読みが始まれば，群れのように集まり本に釘づけとなる．遊びに誘うときは，「おい

で」という言葉と同時に手を引っぱり，嫌なことをされると「止めて」と言いながら押しのける．幼児期は，言葉だけでは十分に意図を伝えることができないため，身体を介した直接的コミュニケーションが増える．そのため，物理的な対人距離は非常に近い傾向にある．高機能広汎性発達障害児は，幼児期前半は言葉の発達に遅れがある子どもが多く，意図を伝えることが難しい．また，他者に対する興味や関心が薄く，感覚過敏もある子どもが多いため，身体を通しての直接的なかかわりを避ける傾向にある．しかし，幼児期後半から，文字も含め言葉を急速に獲得し，子どもが通常使わない言葉も使うようになり，他者とかかわりはじめる．直接的なコミュニケーションの経験を十分しないまま，本やビデオなどの聴覚や視覚から言葉を学習し，言葉によるコミュニケーションを行うようになる．身体を介した直接的コミュニケーションは，情動のコミュニケーションにおいて不可欠である．体性感覚を通し，相手の思いや感情が伝わる．高機能広汎性発達障害児の心の理論の問題（相手の気持ちや立場を考えることが難しい）の理由の一つに，直接的コミュニケーションの不足があると考える．

　幼児期の作業療法は集団の中で安心して過ごし，人と群れ，集まる力を支援する必要がある．そのことで，人とのコミュニケーションの基盤となる直接的コミュニケーションが促進される．人と群れ，集まれる力を育むためには，環境調整も含めた感覚過敏に対する支援や，人とのコミュニケーションの基盤となる物理的環境とのコミュニケーション支援（第2章の2-1『コミュニケーションの視点から広汎性発達障害の作業療法を考える』の「四次元を超えた，言葉を用いた人とのコミュニケーション」p38 参照）や小集団での活動が有効である．

③センソリーニーズを満たす

　多動傾向や感覚調整障害がある子どもの中には，固有感覚，前庭感覚にセンソリーニーズがある場合も多い．作業療法は，子どもに必要な感覚刺激を目的的な活動に取り入れ，センソリーニーズを満たすことが重要である．幼児期にセンソリーニーズを十分に満たすことで，学齢期を落ち着いて過ごせることも多い．

　幼児期の子ども集団は，感覚過敏のある子どもにとって騒がしく，何をされるか予想がつかない脅威の対象である．個別作業療法のみでなく，幼稚園，保育所と連携を取りながら，机上活動，紙芝居など，集団が落ち着いている活動を選択し参加する．部屋の仕切りなどの環境調整の支援も必要となる．

④抽象的思考の基盤となる具体的活動

　具体的な思考から抽象的な思考へ変化するのは8～10歳ごろである．例えば，小学校の算数では自分の指や積み木などの具体物を操作しての数の学習から始まり，学年進行に伴い，感覚運動を手がかりにした学習は少なくなる．乳幼児期の学習は身体を通した学習が主であり，大人になるほど具体的な感覚や運動なしに，頭の中だけで学習や思考ができるようになる．抽象的思考は，感覚運動経験に基づく具体的思考が十分に蓄えられることで発達する．作業療法の最大の特徴である具体的活動を通した支援は，抽象的思考の基盤となる．

文献

1) 田中昌人, 田中杉恵:子どもの発達と診断 幼児期Ⅲ. 大月書店, p28, 1988
2) 加藤寿宏, 他:発達の障害と集団プログラム. 鎌倉矩子, 他編:ひとと集団・場 第2版. 三輪書店, pp162-177, 2007
3) 田中昌人, 田中杉恵:子どもの発達と診断 幼児期Ⅲ. 大月書店, p35, 1988
4) 神田英雄:3歳から6歳. ちいさいなかま社, pp15-73, 2004
5) 加藤寿宏:コミュニケーションの発達―広汎性発達障害児と共に遊びを楽しむために―. 感覚統合研究 10:1-8, 2004

〈加藤寿宏〉

3 学齢期

本稿では,小学校から中学校にかけての学齢期の発達障害児への作業療法について述べる.

この時期は,大きく変容する子どもの心理状態や,学校生活における学習や他の子どもとの対人交流が子どもに与えるプラスとマイナスの影響を踏まえて支援を行うべきである.また,学校では特別支援教育が始まっているため,学校との連携を重視する必要がある.

1. アプローチのスタンス

発達障害児支援において学齢期は,機能面へのボトムアップアプローチから,適応面からのトップダウンアプローチへの移行していく時期ともいえる.幼児期は子どもの機能面の改善を重視し,全体的なボトムアップアプローチが中心となることが多い.一方,青年期には社会適応に必要なスキルを身に付けるなど,適応レベルからのトップダウンアプローチが中心となることが多いと考えられる.また,青年期には発達障害者のもっている力を最大限発揮させるための環境設定もより重要となる.例えば,幼児期には数・量概念の基礎となる認知能力を伸ばす指導をするが,青年期になれば生活に必要な技能である買い物などの練習をするし,買い物のときに暗算ができなければ計算機を使う指導を取り入れるようになるであろう.一方,学齢期は幼児期と青年期の中間に位置するため,機能を伸ばすことも必要であるが,ある程度将来の見通しを立てて,それに向かって教えるスキルを焦点化していくことも必要になると考えられる.したがって,学齢期は支援のスタンスを徐々に変化させていく時期であり,作業療法士には子どもの機能を高める治療を進めながら,対象児が将来どのような発達をしていくのか,将来何が必要になるのかを予測して,臨機応変に治療の優先度を選択することも必要とされるであろう.

2. 二次的障害の予防

エリクソンは学童期の心理的危機として,「勤勉性／劣等感」の葛藤があることを述べている.学業などで成功することで有能感を得ることもあれば,失敗することで劣等感を抱く時期でもある.この時期は他人との競争が可能となり,自己と他人を比較するようになるともいわれている[1].したがって,発達障害児は学習面,運動面などの多くの場面で失敗体験を起こし,劣等感が増幅することで大きな心理的問題につながりやすいと考えられる.例えば,学習面の問題があるために劣等感が強くなり,不登校につながる子どもがいる.発達障害児は,このような二次的障害を

もつリスクが非常に高いと考えられる．学齢期には，この時期特有の心理的葛藤があることを意識して，発達障害児の「勤勉性」を保障し，「劣等感」を防ぐことが大きな課題となると考えられる．

行動や対人関係の問題をもつ発達障害児の二次的障害の多くは，周囲の人が子どもの行動や対人関係の問題が発達障害の特性として起こっていることに気づけず，不適切な対応をすることから起こりやすい．保護者や教師が子どもを叱り続けたことで情緒の問題が出てきたり，他の子どもからのいじめが原因で外傷性ストレス障害が起こったり，対人交流の失敗から不安障害や気分障害が起こったりすることがある．そのような二次的障害がいったん形成されると問題が深刻化し，子どもはその苦しみに苛まれることになる．そして，二次的障害が深刻化するとその改善が難しくなる．そのため，二次的障害を予防することが学齢期における最大の課題といっても過言ではないと考える．

二次的障害の予防のためには，周囲の人の理解と適切な対応が必要である．そしてそのために，子どもの発達障害に気づくこと，つまり発達障害児の早期発見が不可欠である．発達障害児の早期発見は，幼児期にできることが望ましいが，公的健診として行われている1歳6カ月児健診や3歳児健診で学習障害（learning disabilities：LD），注意欠陥・多動性障害（attention-deficit/hyperactivity disorder：AD/HD），高機能広汎性発達障害（pervasive developmental disorders：PDD）を発見するのは困難であるといわれている．小枝[2]は，AD/HDや高機能PDDの幼児は3歳児健診の後，保育所や幼稚園で集団活動をするようになってから，急激にさまざまな問題点が指摘されるようになることを指摘している．このように，知的障害を伴わない発達障害は幼児期早期の判断が難しいため，学齢期になって初めて気づかれることもある．例えば，高機能PDDの中の一つであるアスペルガー症候群は，平均8歳で診断されていたことが報告されている[3]．よって，教師に発達障害の早期発見の難しさと発達障害の発見の必要性を理解してもらい，発達障害児の学校内での気づきを促す必要がある．ボーダーラインレベルの発達障害の判断は難しいため，学校内での発見において作業療法士などの外部専門家が協力することも必要であると考えられる．

そして，発達障害の特性をもっている子どもを発見した場合に，作業療法士はできるだけ早期に特別支援教育を始めるように促すことが必要である．そして，周囲の人が子どもの障害を理解できるように働きかける必要がある．そのため，著者はPDD児の周囲の子どもやその保護者に対し，PDD児の特性をわかりやすく伝えることの必要性を教師に伝えることが多い．

3．自己認知支援と心理面への支援

学齢期は，発達障害児が自己について悩みはじめる時期でもある．知的障害を伴わない発達障害児であっても，幼児期には自己の障害についてあまり意識しないと考えられる．ところが，小学校中学年ごろになり，自己を客観視したり，他者と比較したりするようになってくると，「どうして自分だけできないのか」「自分は他の人とどこか違っているのではないか」という疑問が起こってくる．このような時期に，まず子どもの心理面への支援が必要である．学齢期には，自

己の能力障害について悩む発達障害児が多く，それが二次的障害のきっかけとなることもあるため，作業療法士が彼らの話をじっくり聞くなど心理的支援は欠かせないと考える．また，自己有能感を失いがちな年齢であるため，子どもに達成感を味わわせるような課題設定が必要であると考える．また，他の子どもとの競争に勝つことではなく，自分自身の中の目標を達成することを重視するようにさせるなど，価値観を転換させる働きかけも必要であろう．これらは，先に挙げたエリクソンの「勤勉性」の保障につながる支援であると考えられる．

そして，この時期には子どもに自身がもつ障害について理解できるように支援することが求められることがある．服巻[4]は，本人に障害を告知した後，自分自身の障害特性と個性などをより正確に学び，自己コントロール力を身につける支援を自己認知支援とよんでいる．この自己認知支援を発達障害児に行うことが必要だと思われる．特に，PDD児への自己認知支援の必要性は高いと考える．

自己認知支援では，子どもが自己の障害についてその名前を知ることだけが重要なわけではない．自分がどのような特性をもっていて，他の人とどう違うのか，その違いを踏まえて生活の中でどのように工夫していけばいいのか，どんなときに援助を求めたらよいのかなどを教えていくことが重要となる．

早期の自己認知が重要であることは，多くのPDD者の自伝において訴えられている．自己認知支援に関する詳細は文献[5]などに書かれているのでご参照いただきたい．

4．対人関係支援

学齢期には，友達関係が複雑化するため，発達障害児は他児とのかかわりがうまくできないなどの問題を抱えるようになる．特に，PDDタイプの子どもはそれが顕著で，友達ができないことを悩むことが多い．学齢期には友達との関係に変化が生じる．小学校高学年になると，友人関係は一時的で壊れやすい関係から持続的関係へ変化し，友人の相互選択が増すといわれている[6]．そのような中でPDD児などは，他の子どもの興味に合わせて遊べなかったり，他の子どもの気持ちに配慮しながら交流することができなかったりして，他の子どもと持続的関係を築くことが困難になることが多い．

そのため，PDD児などを対象としたソーシャルスキルトレーニング（social skills training：SST）などが必要となることがある．小集団での作業療法活動の中で，他者の考え方の理解や常識理解を促したり，他者との交流の仕方の指導を行ったりする．この活動によって心の理論が改善したり[7]，集団作業療法活動中のソーシャルスキルの改善がみられたりすることがある．ただし，訓練場面で身に付けたソーシャルスキルを実生活場面に般化させるためには，学校等の実際の対人交流場面でも支援が必要になることが多い．PDD者の成人期の支援においても職業前訓練だけでなく，就労後の職場でのジョブコーチ支援が必要となるように，学齢期においても学校現場でのソーシャルスキルトレーニングを取り入れることが必要だと考えられる．そのため，教師に学校でのソーシャルスキル指導をお願いすることもある．

なお，学校ではPDD児のスキルが少し改善しても周囲の子どもとの対人交流ができるレベル

までは伸びないことがあり，PDD児にのみソーシャルスキル指導をしても他児との交流は容易には改善しないことが多い．そのため，PDD児の周囲の子どもの協力を得ることも必要になる．他の子どもにPDD児の特性を理解してもらい，一緒に遊んでもらうように促してもらったり，学校生活のサポートをしてもらったりするように頼むことが必要になることが多い．

5．学校との連携

学齢期は学校の教師や他の生徒とのかかわりの影響が大きい．作業療法士が訓練室で発達障害児への支援をするのみでは，この時期の発達を支えることにはならないと考える．発達障害児が学校で受ける影響は大きいため，学校での人的環境をいかに子どもに即したものにするかが課題であると考える．それを可能とするための学校との連携は不可欠である．それについては，第3章の「2．サービス機関別作業療法の解説　④学校」(p158)で述べる．

6．まとめ

以上のように，学齢期は発達障害児自身も周囲の子どもも心理発達が著しく進み，対人交流にも大きな変化が起こる．そのため，発達障害児が自己の能力に劣等感を覚えたり，周囲との関係で二次的障害を負ったりしやすい時期でもある．著者は青年期の発達障害者の支援を通して，学齢期の支援の重要性を痛感している．青年期に医療機関を訪れる発達障害者の中には，学齢期には発達障害に気づかれずに教師や保護者から叱責を受け続けたり，友達からいじめを受けたりして深刻な二次的障害を有している人が多い．一方，幼少期に発達障害を発見されて学齢期から青年期まで適切な支援を受け続けた人は，安定していることが多い．作業療法士は，この時期のかかわりが発達障害児のその後の社会適応を大きく左右することを常に思い出す必要があると考える．

文　献
1) 村井潤一編：発達の理論．ミネルヴァ書房，1977
2) 小枝達也：5歳児健診．診断と治療社．2008
3) Attwood T（冨田真紀，他訳）：ガイドブックアスペルガー症候群．東京書籍，1999
4) 服巻智子：自閉っ子は必ず成長する．花風社，2007
5) 吉田友子（ローナ・ウィング監修）：あなたがあなたであるために．中央法規出版，2005
6) 無藤　隆，他編：発達心理学入門Ⅰ　乳児・幼児・児童．東京大学出版会，1990
7) 岩永竜一郎，他：小集団作業療法が高機能広汎性発達障害児の心の理論に及ぼす影響パイロットスタディ．作業療法　24：474-483, 2005

（岩永竜一郎）

④　成人期（低機能広汎性発達障害）

低機能広汎性発達障害をもつ人（以下，対象者）に対する作業療法は，一般的には福祉施設の入所や知的障害者更生施設，授産施設，重度心身障害児・者施設で行われている．ここでは，重度心身障害児・者施設や身体障害者療護施設での著者の経験から，成人期の対象者の作業療法に

ついて言及する.

1. 生きる楽しさへの支援

　加齢に伴い，身体的変化，こだわりや集団生活の中での気になる行動が変化する．主に30歳から40歳をピークに気になる行動は減っていくことが多い．その代わりに活動性が低下する場合もあり，二次的な障害（運動面，認知面）が目立つ時期を迎えることになる．その一方で施設側の体制は，契約制度のもとで行われているのだが，個を主体にしたサービスが十分とはいえない現状である．少ない職員で生活を支援しているため，個々のニーズを把握できる体制ではないことが，生活施設の問題でもある．しかし，そのような状況下でも，作業療法士は対象者が意味があると感じる活動や生活に対して，心を寄せることでは，象徴的コミュニケーションの世界の扉の外にいる対象者の意図（志向）を推し量り，かつ対象者が望んでいる生活や働きかけを知ることにつながり，対象者の生きる楽しさへの支援となる．集団の中で自身の意図が伝わらない状況下では，作業療法士との1対1の特定2者関係の作業療法の中で，活動の遂行状況を把握して，担当者や病棟職員に情報提供することは，作業療法の重要な役割といえる．また，年間，月間行事への参加の仕方を作業療法士の個別の評価をもとに集団の中でも，対象者が楽しいと感じる意味のある内容を盛り込むことなどにも作業療法士は情報を提供できる．成人の福祉施設では，作業療法士が少なく，個別での作業療法には限界があるが，特に集団生活の中で問題が生じやすい対象者にこそ，作業療法士の情報提供は，対象者一人ひとりへの生きる楽しみを支援することへの道しるべとなるのではないかと考える．

2. 個別支援計画への情報提供

　実際に年間の個別支援計画は，立案はしているが目標を達成するための手段，方法が不明確なままで支援している場合が多い．または支援の成果をどのように判定するのかは，支援者となる職員の討議で行われる場合が多い．このようなときにこそ，作業療法士による生活評価や情報収集が役立つ．対象者のコミュニケーションに対する支援や基本的な日常生活活動（生活のいとなみ）に対しての目標が妥当であるか，それらを達成させるためには，どのような働きかけが必要かなどの情報が提示できるはずである．また，著者はICF生活機能モデルを活用して，生活の課題と身体機能や感覚機能との関連性を説明し，日々の支援での介助の仕方や身体的な働きかけで重要なポイントについて整理してあげるようにしている[1]．

3. 働くことへの支援

　余暇活動とは異なり，働くということは，生産性を求められる．そのため対象者が無理なく継続できる仕事場の物理的環境（作業机の位置，工程がわかりやすく理解できるための図などの工夫，道具の工夫）や誰が支援者としてつくか，どのグループで行うかなどの配慮を行いながら，比較的単純な作業工程を提案することが大切である．また，対象者のペースを尊重しながら適時，外に出たいときや，自分の好きな場所に突然行ったとしても，それを時には容認して，対象者が

仕事を継続できるように支援する．また，重度心身障害児・者施設では，気になる行動（自己刺激行動など）に対して，道具を工夫することでその行動のベースになる身体活動をものづくりに役立てられるようにリハビリテーションスタッフが仕事の支援を行っている[2,3]．また，著者の経験では，対象者の苦手な感覚となる材料を避け，好む職員のそばでできるように座席の工夫を行う程度で作業が進む場合もある．また，知的障害が重い場合は，身体的には立って行うことができていても，持続した立位での作業は負担となるため，座位とテーブルの高さには気を配っている．そばにいて対象者に合った承認の仕方，褒め方をマスターできるように，仕事場面においても，特定2者関係で育む情動的コミュニケーションを大切にしながら，仕事の支援をすることは大切である．

4．小さな社会参加を目指す支援（特定2者関係から小集団でのコミュニケーションへ）

一日の中での余暇活動場面や年間の行事などでは，いつもと違った人間関係や環境への対応状況を知る機会となる．また，予測のできなかった対象者の能力に気づくことができる．対象者の意味と異なる事態に混乱する状態が増えたり（パニック），気になる行動が出るかもしれないという予測のもとで，小集団の中に信頼関係（特定2者関係）が取れた職員とともに参加する．その中で2者関係においてできていたことが，いつもと違った集団でもできることを目指す．そして，他の活動や人への関心を促して，小さな社会の中で生きている経験を作っていくことが必要である．

このような低機能広汎性発達障害をもつ人への作業療法は，地域に開かれた生活施設の中でできる．小さいけれども生活のいとなみを繰り返しながら大きな成果へと発展するものであることを信じている．対象者と関係を取った職員の日々の豊かな2者関係の中でこそ，対象者の志向が明らかな意図として表れていることを著者は信じている．前述した著者の基礎研究の結果が信じる根拠である．これらの小さな根拠に基づいて，さらに成人期の低機能広汎性発達障害をもつ対象者への支援を続けていきたいと思っている．

文　献
1) 辛島千恵子：自立生活を支える個別支援．OTジャーナル　38：361-366，2004
2) 新井友里，他：「やった，出来たね」で発揮される力を見つけ，育てるOT，重症心身障害児・者施設における「もの作り」活動の実践（第2報）．第43回日本作業療法学会抄録集，C6-Ⅲ-5，2009.06
3) 灘　裕介，他：共感が生み出す作業活動，重症心身障害児・者施設における「もの作り」活動の実践．第41回日本作業療法学会抄録集，T1，2007.06

（辛島千恵子）

5　精神科作業療法の視点

精神病院で広汎性発達障害の患者をみるときは，自分を傷つけ，または人に害を与える危険性があり，家庭での教育と治療に困難さが生じ，（薬物療法を中心とした）医師の手または家庭の

環境から一時的に隔離することが必要になったときと，広汎性発達障害としての特徴を捉えた治療が行われるときである．今回は広汎性発達障害を治療する際の作業療法の視点と，最後に触法上の問題について触れておく．

1. 精神病院での作業療法の視点と広汎性発達障害の特徴

広汎性発達障害者は，黒川ら[1]の報告によると，（精神病院の）入院理由で最も多くの原因は，他害・乱暴（45件），徘徊・とびだし（12件），自傷（7件）であった．ここでは児童精神科のように小児に特化したものではなく，一般の精神科の作業療法として考えていく．作業療法では，現在，回復状態に応じた治療を重視した取り組みがなされている．

① **回復状態に適応した取り組み**

精神科の作業療法では，急性症状からの回復状態を**早期**（入院1～2カ月），**回復期**（発症から1～2年），**維持期**，**終末期**で捉え，それぞれの治療目標，作業療法での役割を考えている．そして精神病院では，救急病棟，急性期病棟，療養病棟を用意し，それぞれに回復状態に応じた対応ができるような機能をもたせている．前述したように，精神病院の外来や入院治療が必要な患者は10代になって行動の問題が激化し，心理面の問題が出現したために精神科にかかることが多くみかけられる．また，入院時に統合失調症と診断される者も多くいる．このことを考えると，統合失調症を中心として考えられた回復状態に応じた取り組みも，広汎性発達障害者に当てはめることが可能であると考える．以下，回復状態と作業療法について説明する．

② **回復状態の特徴と作業療法**[2]

(1) 要安静期

特徴：患者は混乱し，生命を維持するのにもぎりぎりの困憊状況で，まとまった行動ができず，自傷や他害行為の恐れがあるため行動を制限状態の時期．

作業療法：薬物療法や安静といった精神や身体機能の回復を待つ時期で，作業療法としての働きかけを行わない時期．強いてするなら，作業療法士からの一方向的な観察や患者の情報をカルテ等より収集することである．

(2) 亜急性期（入院1～2カ月）

特徴：安静により生命の危険から脱した状態であるが，不安や疲弊状態は続いており，行動調整ができず活動性が極端に高いか，低下している．

作業療法：病的な状態から早く離脱させ，絶対安静などからくる二次的な障害を防止する．そのために，不安を軽減させる環境の提供，軽い精神および身体機能の活動できるプログラムを用意する．これらの働きかけにより生活のリズムを回復させる．

(3) 回復期前期（入院後2～6カ月）

特徴：現実感が戻ってきているが，現実検討や生活技能の訓練をするには，基本的な心身の機能を回復させる必要がある時期．

作業療法：現実への移行を促し，精神と身体機能の基本的回復を図ることを目的とする．そのために，基礎体力が向上するプログラムや日常生活能力の回復を図るプログラムを用意する．

(4) 回復期後期（入院後1〜2年後）

特徴：自分の置かれている状況や病気のことを感じることが可能となり，具体的に家庭復帰や学校等の社会参加への適応能力を身に付けることができる時期．

作業療法：低下した能力と病気により失われた社会的な状況を考慮した家族とのかかわりと適応を目的とした働きかけが必要となる．そのために，以前行っていた生活への復帰や家族調整への働きかけが重要となる．

(5) 維持期

特徴：病院以外の社会生活が可能となり，この生活を維持することと退院が不可能となった患者を病院内で維持していく方法がある．どちらも生活の質を保つことが目的となる．

作業療法：生活のリズムの維持，仲間づくり，生活の場の確保，社会資源の利用などを指導・援助することとなる．

広汎性発達障害においても，これらの回復状態を考慮して精神の安定を保ち，リハビリテーションを展開していく必要があると思われる．

③ 精神科における働きかけ

(1) 心理教育的接近[3]

広汎性発達障害の行動様式等の理解はある程度広まってきているが，周囲の人にとって挑発的な印象や誤解を受けることが多い．また，家族のみならず周囲の人たちに対する心理教育的な働きかけは，彼らの症状の好転に重要である．

(2) デイケアでのかかわり

児童の精神病院で最近，広汎性発達障害の患者が増加している．また，成人のデイケアにおいても同様な現象が起きている．鈴村ら[4]は梅が丘病院思春期デイケアにおける変化を報告している．対人関係の困難があり，統合失調症圏の患者は，他者への配慮が過剰であるのに比べ，広汎性発達障害の患者は人に気を遣うことの配慮に乏しい特徴がある．しかしながら，対人関係に問題を要している患者にとって，デイケアでの働きかけは有効であると考えられる．ただ，現実的には広汎性発達障害の患者だけをデイケアでみることは困難であるため，異なる疾患を有した患者をみることになる．そのため，以下の4つの特徴を踏まえた広汎性発達障害者に対する働きかけが必要となる．

(ⅰ) デイケア全体の雰囲気が変化する．グループの雰囲気が騒然としてくる（配慮に欠ける奇声，話の中に口を挟む）．

(ⅱ) メンバースタッフ間の関係が変化する．発達障害の患者に振り回される．

(ⅲ) メンバー同士の関係が変化する．家での人との関係をデイケアの中に持ち込み，遠慮することができない．

(ⅳ) プログラムの見直し．広汎性発達障害の患者は，自分を静かにみつめる作業が苦手で，「話す」という行動にすぐ向かってしまう．

(3) ソーシャルスキルトレーニング[5]

広汎性発達障害のSST上での問題として，(ⅰ)非言語的コミュニケーションの乏しさ，(ⅱ)唐突

な話しかけと終わり方，(iii)場にそぐわない質問内容，(iv)強迫行為が考えられ，SSTでは，基本会話技能，話題の選び方，感想の言い方，自然な話しかけ方などを練習する．また，SSTで広汎性発達障害を対象としたときの工夫点は，(i)随時適切な課題をリーダーより提案し，(ii)SSTにより構造化すること，(iii)参加者の不参加，退席を保障し，(iv)視覚的な手がかりを与えながら進め，(v)繰り返し練習すること，がある．

(4) 自助組織による援助活動[6]

自助グループは各地で「アスペの会」として広まっており，グループのOBが「サポーターズクラブ」という名称の青年期自助グループを作って活動している．

ここで，精神科の疾患の代表である統合失調症と広汎性発達障害との類似点と相違点について述べる．

④統合失調症との類似点

10代，20代において一般の精神病院への受診が多くなってくる．この年代は統合失調症の後発年齢である15～35歳の青年期に近似している．この時期は学校という守られた環境から社会というストレスの大きい環境に置かれることと無関係ではない．同じく広汎性発達障害者においても，学校から社会に旅立つときの環境変化により問題が起こりやすくなり，精神病院にかかることが増加すると考える．これまでに述べてきたとおり，広汎性発達障害においても回復状態に応じた働きかけが可能であると考えるが，精神障害者は，多くが社会生活を営んできた経験をもつ．しかし，広汎性発達障害者はその経験がない発達障害の特徴を有する．その点が決定的に異なると考える．そのため，いくつかの取り組みが特化されて行われている．

⑤統合失調症との相違点

このことは広沢ら[7]が解説している．統合失調症は**成人の精神世界**の問題を基準としており，自我機能の発達をめぐる障害として考えられた概念である．それに対して，広汎性発達障害は**子どもの精神世界**，ないし，その発展の問題を基準に考えられた概念である．(i)広汎性発達障害の妄想は状況依存的で体系化しない，一過性，状況変化で急激に症状が軽快する．薬物療法では少量で著効，効果がないものに分かれる．それに対し，統合失調症は浮動的な出現形態で魔術的かつ身近なもので象徴性，抽象化能力，言語化能力の発達に問題があり，この能力が発達しないと安全保障感にまつわる不安が高くなる．(ii)広汎性発達障害は被害妄想が一過性で身近な内容や過去の事実の再現で不安定な情動および認知・思考・行動の混乱，過去のつらい体験などが，あたかもつい最近のことのように想起されることとして表現されることがある．(iii)自我が認識する対象を2つの領域に分けて考えることができ，それは「隣接現実」（機械的な環境），「主現実」（社会的な環境）である．統合失調症はひとまず「**主現実**」の世界を獲得しながら「**隣接現実**」に退行を余儀なくされた状態，広汎性発達障害は種々の認知障害のため生涯「**隣接現実**」の中で成長する状態であると報告している．

最後に，広汎性発達障害の患者における触法に関する内容を取り上げる．

図8 非行類型別発生割合（％）

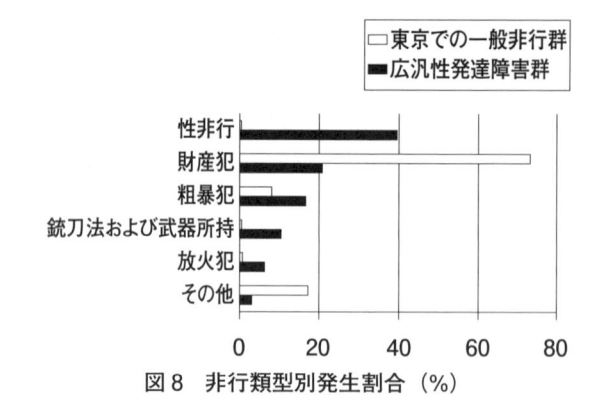

2．触法上の問題

広汎性発達障害の触法に関する報告もいくつかされている．熊上[8]は，触法の事例の特徴を(i)未成年と20歳代の若者，(ii)知能指数が70以上の高機能者，(iii)性非行，粗暴犯が多く（図8），(iv)環境的には身体的虐待やネグレクトなどの逆境的養育環境をもつものとして報告している．また，十一[9]はアスペルガー障害と社会行動場の問題を医療と司法の観点から概説している．

岩井ら[10]は，医療観察法「心神喪失等の状態で重大な他害行為を行った者の医療及び観察等の法律」の作業療法の役割を，(i)対象者に対する生活管理能力，問題解決能力，対人関係技能，共感性，作業遂行能力の評価とアプローチ，(ii)生活の閉鎖性・保安性の弊害を取り除くための適応的発散効果のある作業活動の提供，余暇活動の開発支援，健康的な生活習慣に結びつく日課と習慣スケジュールの作成などとしている．加えて，考慮点は対象者と家族等の関係の悪化，反社会的な行為を行ったという負い目や引け目などがあるので，注意して働きかけをすることと述べている．

文　献

1) 黒川新二：特集自閉症とともに生きる　Ⅲ．自閉症の療育　自閉症の入院治療．そだちの科学　1：79-82，2003
2) 山根　寛：精神障害に対する作業療法の視点．精神障害と作業療法，三輪書店，pp27-52，2003
3) 小林隆児，財部盛久：アスペルガー症候群の治療―心理社会的アプローチを中心に．精神科治療学　14：53-57，1999
4) 鈴村俊介，市川宏伸：思春期デイケアと発達障害．精神科臨床サービス　7：407-410，2007
5) 觸松克代，他：SSTが有効であったアスペルガー症候群の一例．精神科治療学　13：897-906，1998
6) 大村豊：アスペルガー症候群のグループワーク，精神科治療学　19：1165-1171，2004
7) 広沢郁子，他：小児統合失調症とアスペルガー症候群．精神科治療学　23：155-163，2008
8) 熊上　崇：広汎性発達障害を持つ非行事例の特徴．精神神経学雑誌　108：327-336，2006
9) 十一元三：広汎性発達障害における触法行動の問題．発達障害医学の進歩　18：69-77，2006
10) 岩井邦寿，三澤　剛：医療観察法制度と作業療法．作業療法　26：218-223，2007

（美和千尋）

2. サービス機関別作業療法の解説

1 発達障害者支援センターと発達支援センター

発達障害者支援センターについて簡単に触れた後で，作業療法士が療育活動に実際に参加するチャンスの多い発達支援センターについて概説する．

1．発達障害者支援センター

発達障害者支援法施行後，厚生労働省が将来的にすべての都道府県と政令指定都市に1カ所配置を目標としている，自閉症に特化した支援センターとしての業務を担う機関を発達障害者支援センターという．地域の自閉症支援の中核的位置づけを担うものである．その役割は，①発達障害の早期発見，早期の発達支援が行えるように，発達障害者やその家族に対して，専門的にその相談に応じ，または助言を行う．②医療，保健，福祉，教育などに関する業務を行う関係機関や民間団体，これに従事する者に対して発達障害についての情報提供や研修を行う[1]，などである．つまり，相談支援，療育支援，就労支援，啓発支援の4つの柱のもとでライフステージに沿った一環した支援が行われるための医療，教育，労働，福祉，行政の関係機関とのネットワークが広がるように働きかけをする機関といえる．

個々の内容に関して，地域差があるのは，地域により自閉症に関する取り組みの進行状況が異なるためである．例えば，A県B発達障害者支援センターでは，前述した4つの柱を中心としながらも，地域で生活するために必要な相談と助言，環境調節に力を入れており，乳幼児期の具体的な発達，療育支援は，他の機関が担っている地域もある．また，逆にC県D発達障害者支援センターは，乳幼児の明確な診断がつかない時期からの養育者と子どもの療育内容を充実させているような地域もある．

また，全国のどの発達障害者支援センターでも力を入れているのは，養育者や子どもとかかわる専門家のための情報提供と研修会の主催，講師派遣などの業務である．発達障害者支援センターからの作業療法士への依頼は，主に子どもたちの特性を理解するために養育者や専門家向けに行われる研修会の講師などの依頼が多いと考える．また，発達障害者支援センターが具体的な療育活動を行っている場合には作業療法士が，非常勤で保育士とともに療育活動に参加し，子どもの具体的な評価や療育計画を立案する役割を担っている場合もある．

2．発達支援センター（発達センター）

言葉や心身などの発達に遅れをもつ子どもや養育者が不安に感じている子どもなどの，社会生活への適応や自立を支援するために早期から相談や療育を行う施設で，子どもと養育者を支援することを中心的柱にしているのが発達支援センター（発達センター）である．発達障害者支援センターと同じく地域により特徴があり，療育活動を中心としながらも，相談，他機関との連携，情報提供，研修会の主催などの役割を担っている場合も多い．また，発達支援センターの中でも，

自閉症に特化した活動を行っている場合もある．

① 発達支援センターにおける作業療法士の役割

著者が非常勤で勤務するB発達支援センター（以下，Bセンター）と作業療法士の役割について説明を加える．Bセンターは，保育士を中心として乳幼児期から就学期までの心身の発達になんらかの課題をもつ子どもたちの療育活動を行っている．以下に，療育活動，相談活動，研修会活動に分けて作業療法士の役割について概説する．

（ⅰ）療育活動

Bセンターでは，子どもたちをクラスに分けて実施する集団療育と，就学前期や就学期以降の希望者に行われる個別療育を実施している．

(1) 個別作業療法

個別の作業療法を必要と判断された子どもに対しては，個別で評価，介入という一連の流れで作業療法を実施する．一人に対して年間1，2回の作業療法なので，個別療育や集団療育，個別支援計画に役立てられる情報を提供する．

(2) 養育者からの相談に対応する

個別作業療法の終了時に同席した養育者からの日常生活で感じられている相談に応じながら，子どもの行動，コミュニケーションの特性について理解してもらえるように説明をする．また，現在かかわっている地域の保育園の保育士へ情報提供を行う．

(3) 個別，集団療育についての相談に応じる

個別作業療法時に同席している保育士から日々の療育の様子を聞いて，保育士の働きかけや子どもたちとの対人関係の育て方について提案し，保育士から子どもの行動上の問題について提示してもらったうえで解決していく方向を話し合う．

（ⅱ）事例検討会への参加

子どもがかかわる地域の施設の職員とともに事例検討会を行う．個別の療育場面に作業療法士も参加し，子どもの評価を観察中心に行い，事例検討会で解説する．その中で日々の療育，保育活動の様子（保育士による観察事実）からの子どもの理解と，作業療法士の視点からの子どもの理解をすり合わせながら，個別支援目標に至るまでの計画を検討する．

（ⅲ）地域の保育園，発達支援センターの職員や養育者向けの講演や勉強会の講師

定期的に行われる研修会で，子どもたちの行動やコミュニケーション上の不都合を中枢機能との関連や生活のいとなみの中での事象の解釈からわかりやすく説明をし，日々の生活の中での子どもたちの心に重なり合いながら共感することをベースとする療育活動の意義を確認し合う手伝いをする．

② E県F発達支援センターでの作業療法士の役割

F発達支援センターは，療育クラスに配属されて，保育士とともに療育活動に参加している．いくつかのクラスに一人の作業療法士が順番に入るようにしながら，作業療法士も保育をする中で，子どもたちを作業療法の視点で捉えて，保育士と情報を交換し合い，日々の療育活動に生かしている．

文　献
1) 発達障害者支援法ガイドブック編集委員会編：発達障害者ガイドブック．河出書房新社，pp257-258, 2005

　　　　　　　　　　　　　　　　　　　　　　　　　　　　　　　　　　（辛島千恵子）

2　幼稚園・保育所での支援

　特別支援教育の対象は，幼稚園，保育所に通う幼児期の子どもまで広がってきている．幼稚園，保育所での作業療法においても，病院や施設での個別作業療法と同様に，対象となる子どもの障害特性を評価することは不可欠である．しかし，子どもの臨床像は環境により変わるため，環境としての幼稚園，保育所の特性，その場所で子どもに要求される課題を知らなければならない．

1．幼稚園・保育所の特徴
　環境としての幼稚園，保育所の特徴を挙げる．
① 園により保育（教育）方針が異なる
　一般に，幼稚園と保育所は根拠法令や，入園できる年齢，保育時間などに違いがあるが，幼稚園，保育所とも「健康」「人間関係」「環境」「言葉」「表現」の5領域を軸に子どもの育ちを支援することは共通している[1, 2]．しかし，近年は少子化に伴い幼稚園，保育所ともに独自性のある保育プログラムを展開する園も増えており，幼稚園，保育所の違いよりも，個々の園での保育（教育）方針の違いが顕著になっている．外遊びを中心とした自由保育，絵画やリトミックなどの表現活動，文字学習，英会話などの早期教育を取り入れている園などさまざまある．そのため，子どもの特性，興味，関心と園の保育方針との組み合わせにより，子どものみせる姿は変わる．発達障害児の場合，この傾向はより強く表れる．多動傾向がある子どもの場合，外遊びが多い自由保育の園では，大きな問題となりにくい．しかし，机上活動，集団一斉活動などの設定保育が中心の園や，早期教育を取り入れている園では，多動傾向が顕在化しやすくなる．幼稚園，保育所での支援を行う場合，まず，園の保育方針を確認しなければならない．
② 生活の場
　作業療法士は，作業遂行課題の基本要素を作業遂行要素として，身体・運動機能，感覚・知覚・認知機能，情緒・精神・社会機能およびコミュニケーション機能との関係の中で評価・支援を行う．病院や施設等で個別の作業療法を行っていると，主に作業遂行要素に評価の視点がいき，作業遂行課題は家族からの聴取に頼りがちとなる．
　幼稚園，保育所は子どもにとって生活の場であり，幼稚園は1日4時間程度，保育所の場合8時間を超えて園にいる子どももいる．登園から始まり，朝の集まり，設定（自由）保育，食事，昼寝，おやつ，降園という一日の生活の中で食事，更衣や排泄，遊びなどの日常生活活動，子ども，大人との対人関係，コミュニケーション能力など，子どもが行う作業遂行課題のほぼすべてをみることができる．

③ 集団の場

　幼稚園，保育所は，子どもにとって家族以外との最初の集団生活の場である．集団生活は，次の小学校生活のみでなく，人として社会生活をいとなむうえで不可欠である．幼稚園，保育所での同年齢の子どもたちは，将来にわたって学校や地域で，よき理解者として支えてくれる存在である．しかし，発達障害児にとって幼稚園，保育所は行動の予測がつきにくい同年齢の子どもたちが集まっている場所でもある．特に，感覚過敏や予測がつかないことに対して不安が高い子どもは，家庭や個別作業療法場面での遊びや対人関係には大きな問題がなくとも，保育所では集団の中に入れず，加配の保育士から離れることができない子どももいる．発達障害児にとって集団の場で生活することは，想像もつかないほど高いハードルであることが多い．

④ 保育プログラム

　保育プログラムの内容はそれぞれの幼稚園，保育所により特色があるが，一般的に以下の特徴がある．

（ⅰ）自由で柔軟性がある

　小学校では1時限40分の枠の中で特定の科目の授業があり，全員が一斉に同じ課題に取り組み，時間になれば次の授業になる．しかし，保育プログラムは，早く課題ができた子どもは外に遊びに行ってもよい，クラスの多くの子どもがその活動を楽しんでいる場合，時間を延長する，子どもが遊びや活動を展開した場合，その展開を担任がクラスに紹介し，始めるなど，小学校に比べ時間や活動の枠組みが自由で柔軟である．要求される課題も，例えば粘土での制作活動では，好きなものを作る，動物を作るなど自由度が高い場合が多い．

　この自由で柔軟性があるプログラムは，子どもの状況に応じて対応できるという利点がある反面，広汎性発達障害児にとって不安の原因となることも多い．その活動がいつ終わるのかの見通しがもてない状況や，「好きなものを作りましょう」という漠然とした指示は，最も苦手とすることである．

（ⅱ）行事がある

　運動会，生活発表会，泊まり保育，入園式，卒園式など幼稚園，保育所には行事がある．この中でも，運動会，生活発表会は発達障害児にとってストレスとなることが多い．運動会では，年齢が上がるにつれ，鉄棒，竹馬，縄跳び，マット運動など運動企画能力を要する課題が入る．生活発表会ではリトミックや楽器演奏，劇などを行う．これらの活動は1～2カ月の時間をかけて練習し，大勢の家族の前で発表しなければならない．行う活動そのものの苦手さ，普段とは異なる大勢の人の中で発表するストレスなど，発達障害児にとって行事は苦手なことが多い．

（ⅲ）感覚―運動遊びが多い

　砂，泥，水，粘土遊びなどの触覚遊びや，滑り台，ジャングルジム，のぼり棒，鬼ごっこ，ボール遊び，縄跳びなど，幼稚園，保育所では感覚・運動遊びが活動として多く行われる．子どもの感覚欲求と活動が一致する場合は，主体的な活動参加が期待できるが，反対に感覚過敏や運動企画能力が未熟で，運動に不器用さがある子どもは活動への参加を嫌がる場合もある．

(ⅳ) 集団での活動が多い

　小学校は集団生活でありながら，授業時間は一人ひとりの席があり，個人で課題を行うことが多い．しかし，幼稚園，保育所では集団で遊ぶことや協力して行う活動など，集団を意識したプログラムが展開されることが多く，この傾向は年長になるほど強くなる．就学前の子どもたちは正義感が強いため，集団からはずれる活動をする子どもを集団に引き戻そうとする．4歳までの子どもたちは，がむしゃらに，強引に集団に入れようとするが，5，6歳になると，その子の特性に応じたかかわりをするようになる．集団活動は，発達障害児にとって苦手なプログラムではあるが，その中で，将来を一緒に過ごす地域の子どもたちとかかわり，互いを知ることができる大きな機会となる．

(ⅴ) 空間の広がりがある

　幼稚園，保育所の保育プログラムは，さまざまな場所を使い展開される．教室だけでなく，園庭，公園，道路，地域の施設などさまざまな場所を使う．

2．幼稚園・保育所での作業療法

　個別作業療法は，その子どもに適した作業活動を媒介とし，子どもの状況を瞬間，瞬間で判断し，臨機応変に子どもに合わせて行う．子どもにとってはストレスが少ない，安定した環境である．この中での育ちも重要であるが，地域社会で生活する力を育むには限界がある．幼稚園，保育所での集団の場は，障害の有無にかかわらず思いどおりにならない，予期せぬことも多いストレスフルな環境であるが，子どもをたくましく成長させてくれる場所でもある．幼稚園，保育所での作業療法で重要なことは，幼稚園，保育所の特徴である集団を生かしながら，さまざまな環境と子どもをつなぐ役割を果たすことである．

① 子ども同士をつなぐ役割

(ⅰ) クラスの子どもたちをみる

　クラスの子どもたちは，一人ひとりそれぞれに個性をもっている．個性と個性が相互に作用する中で，子ども同士がつながる．しかし，発達障害児は自分からかかわるきっかけを作ることや，相互に作用することが難しいため，クラスの子どもたちとつながることが難しい．作業療法士は対象となる子どもだけでなく，クラスの子どもたちや仲間関係を評価し，子ども同士をつなぐ役割をすることが重要である．

(ⅱ) 参加できそうな活動を探す

　発達障害児の中には，教室に入ることや大人から離れることが難しい子どもも多く，無理に集団に入れること（特に，鬼遊びなどの集団ゲームで子どもたちが，興奮気味に入り交じり，予期せぬ動きをするような活動）で，トラウマになる場合もある．子どもたちが落ち着いており，予期せぬ行動が少ない，絵本や手遊びなどの活動を集団の外からみることなどから参加させるとよい．多動傾向のある子どもは，反対に屋外で走り回る遊びのほうがよい．活動を通して集団への参加を促すかかわりは，作業療法士の知識，技術が役立つ．

（iii）通訳としての役割

　集団生活には子ども同士のトラブルがつきものであり，トラブルの中でより適切な対人関係を学んでいく．この学びの背景には，トラブルになった理由を，理解できることが必要である．しかし，クラスの子どもたちにとって，発達障害児とのトラブルは，今までの生活や人とのかかわり合いの中で経験してきたものと照らし合わせても，理由がわかりにくいことが多い．また，発達障害児本人も何が原因であったのかがあいまいであったり，言葉で表現することが難しいことが多い．作業療法士は，子どもの特性を把握したうえでトラブルの原因を評価し，互いが納得でき，次への学びの場となるように伝える必要がある．

②保育士・教師と子どもをつなぐ役割

　入園当初や年度はじめは，子どもとの関係よりも保育士，教師との関係が重要となる．子どもは安心できる基地をもつことで，環境に主体的にかかわれるようになる．この基地の役割として担任保育士，教師が必要となる．保育士，教師は子どもの対人関係や行動特性，心理状態に関しては，把握していることが多い．しかし，そのような関係や特性，状態になる原因，理由については，多面的な視点が必要となる．作業療法の感覚・知覚・認知と運動・行為・行動との関係や，環境因子も踏まえた評価と支援は，保育士，教師と子どもをつなぐ，一つの視点となり得る．

③子どもと活動をつなぐ役割

　幼稚園，保育所では，さまざまな活動が展開される．発達障害児は保育プログラムで苦手な活動が多いだけでなく，給食，昼寝など日常生活の中にも苦手なことが多い．作業療法の活動と対象児を評価，分析する能力，適応（adaptation）と段階づけ（grading）は，子どもと活動をつなぎ，成功体験に導くうえで有用な視点となる．成功体験は子どもの主体性を育み，新たな活動へとつながるきっかけとなる．

④保育室環境と子どもをつなぐ

　多動やパニック，トラブルの原因の一つが，保育室環境にある場合も多い．声がよく響く，トイレと保育室がつながっている，子どもの人数に比べ狭い保育室などは，聴覚，嗅覚，触覚に感覚過敏がある子どもにとっては，部屋にいること自体がストレスになる場合も多い．また，窓が大きく，園庭がよく見える保育室も，視覚刺激で注意が散漫となりやすい子どもにとっては多動の原因となる．教室環境を大きく変化させることは難しいが，保育士，教師の声の大きさや高さを調整してもらう，集まりなどで座る場所を全体が見渡せる場所にする，消臭剤や子どもの好きな匂いの芳香剤を置く，カーテンや席の位置を工夫するなど，配慮できることは数多くある．

文　献
1) 文部科学省ホームページ　幼稚園教育要領　www.mext.go.jp/b_menu/hakusho/nc/k19981214001/k19981214001.html
2) 厚生労働省ホームページ　保育所保育指針　www.mhlw.go.jp/bunya/kodomo/hoiku.html

〔加藤寿宏〕

3-1 通園施設

通園による療育には，(a) 医療機関で行われている診療の一つとして実施されているもの，(b) 知的障害児通園施設で実施されているもの，(c) 児童発達支援センター，(d) 児童発達支援事業所として実施されているもの，などがある．著者が勤務する長崎県では，離島などがあるために (c) によるサービスが発達障害児支援に奏功している．児童発達支援センター・事業所での支援の様子をみるにつけ，そのような場で作業療法士が活動することが，今後の発達障害児への理想的な支援形態の一つであることを実感する．よって，ここでは通園施設の一つである児童デイサービスでの発達障害児への作業療法を紹介したい．

1. 長崎県における児童発達支援センターおよび児童発達支援事業所

児童発達支援センター・事業所は児童福祉法に基づき実施されている．自治体ごとに実施方法は異なるが，地域ごとに児童発達支援センターまたは児童発達支援事業所で発達障害児の療育を行っている．現在，長崎県ではこれらの施設に作業療法士が多く勤務している．作業療法士が常勤している事業所では，作業療法士が中心となり，発達障害児へのサービスを行っており，地域の核となっている．

2. 児童発達支援事業所における作業療法士の役割

まず，筆者が定期的にかかわっている児童発達支援事業所での作業療法士の取り組みの例を紹介し，通園施設における作業療法士の役割について考えてみる．これは，医療機関などで通所指導を行っている作業療法士にとっても有用な情報になると考える．

この児童発達支援事業所は離島の一つにあり，その島唯一の発達障害児の療育専門機関である．その事業所は現在，作業療法士2名と言語聴覚士1名の3名で運営されている．利用児童は約50名であり，幼児から中学生までが通所している．在籍児童の診断は，7割が広汎性発達障害，1割が注意欠陥・多動性障害（attention-deficit/hyperactivity disorder：AD/HD），1割が知的障害，1割が脳性麻痺となっており，全体の約3割が正常知能いわゆる軽度発達障害である．その児童発達支援事業所の役割は主に，①通所児童の評価，②通所児童への療育，③保護者支援，④関係機関との連携である．

以下に，それぞれについて概説する．また，その中での作業療法士の取り組みと作業療法士がかかわる際の注意点を紹介する．

①通所児童の評価

この施設には医師がいないために診断は他機関でしてもらうが，子どもの特性をつかむための評価は同施設で行っている．ここでは療育や保護者，学校への指導に役立てるために，子どもを総合的に評価している．この施設には心理専門職や言語聴覚士がいないために，心理検査や言語検査についても作業療法士が実施している．そのため，作業療法士はJMAP，WPPSI，WISC-Ⅲ，ITPA，CARSなど，さまざまな標準化された検査の実施方法と解釈方法をマスターしてい

る．このように地域の療育施設では，子どもの特性を多面的に評価することが求められるため，作業療法士は心理学的評価や言語評価についても習熟しておく必要があると考えられる．

この児童デイサービスでは，作業療法士が検査などの評価結果を文書などでまとめ，連携機関にわかりやすく伝えることをルーチン化している．このように作業療法士が専門的視点からの子どもの情報を地域の関係機関に提供することは，学校や保育所での支援をより充実したものにするための効果的な取り組みであると思う．

②通所児童への療育

児童デイサービスにおいては，作業療法士が通所児童それぞれの特性に応じて次のような指導を行っている．

・運動療法
・感覚統合（sensory integration：SI）療法
・コミュニケーション指導：絵カード交換式コミュニケーションシステム（PECS）[1] など
・ソーシャルスキル指導：ソーシャルストーリー[2]，コミック会話[3]，ソーシャルスキルトレーニングカード[4]，ロールプレイ，ゲームなど
・認知面の指導

療育では，作業療法士がマンツーマンで指導することが多いが，ニーズを同じくする複数の子どもによる小集団指導を行うこともある．

通園施設での療育では，療育時間だけではなく日常生活をいかに支援できるかが重視される．そのため，作業療法士は生活の中での子どもの問題を適時に把握し，その都度解決するための治療や生活支援手段を提供している．

③保護者支援

ここで取り上げている地域のように，発達障害児支援のための社会資源が少ない所では，児童デイサービス事業所などに勤務する作業療法士が唯一の発達障害の専門家となることがある．そのため，保護者にとって最も信頼できる相談相手になることもある．

この児童デイサービスでも，保護者は作業療法士に学校や家庭でのあらゆる問題を相談している．相談内容は，子どもの言葉の遅れ，対人関係の問題，学習，行動の問題，福祉サービスに関することなど，さまざまな領域にまたがっている．多くの職種が在籍する施設であれば，それぞれの専門職種が相談に乗っているようなことも，地域の児童デイサービスでは作業療法士がすべての相談に応じなければならないことがある．そのため作業療法士には，子どもの支援にかかわるさまざまな領域の知識をもって支援ができるモデル，すなわちジェネラリストモデルが求められる．

この児童デイサービスには保護者も同伴するため，保護者が療育に参加し対応方法を学ぶことができている．作業療法士も療育内容とその意図について保護者に詳しく説明している．また，保護者支援において，家庭での子どもへの対応方法を指導することもある．例えば，この施設ではAD/HDのペアレントトレーニング[5,6]を用いた指導も取り入れている．このような働きかけを積極的に行うことにより，保護者が共同治療者になれるように導いている．作業療法士の説明

が不足すると作業療法活動が保護者に単なる遊びと誤解され,活動の意義を理解してもらえないことがあるが,この児童デイサービスではそのようなことはない.

このように保護者への相談支援と指導を重視するのは,地域の通園施設の大きな役割であると考える.

④関係機関との連携

ここで紹介している児童デイサービスの作業療法士は,地域の発達障害児支援のネットワークの中心となっている.この施設の作業療法士は,地域の保育園,幼稚園,学校との連携を取りながら支援に当たっている.例えば,子どもの発達評価の結果に基づき,保育園や学校の保育士,教師に対し,子どもにどのように対応すべきかを提案している.また,療育の中でわかった子どもへの有効な働きかけについて,保育園,学校などに具体的に伝えている.このようなことができるのも,この児童デイサービスが地域に根ざして活動し,関係機関との連携を密に取っているからであろう.学校等との連携が取れているために,児童デイサービスは子どもへの一貫した特別支援教育を実施するために役立っている.特別支援教育は始まったものの,学校の担任教師は学年が上がると替わることが多いため,一貫した指導ができないことがある.また,小学校から中学校に移行した場合,小学校までの支援が十分引き継がれないこともある.そのようなときに,児童デイサービスの作業療法士が以前の学校でのかかわりを踏まえて担任教師に情報提供すると,前年度まで行われてきた特別支援教育を継続することができる.つまり,児童デイサービスでは,子どもを継続的に支援していくことが可能であるために,子どもへの一貫した専門的指導を続けるための要としての役割を果たすことができる.このように,子どもへの一貫した支援を提供するために通園施設の果たす役割は大きいと考える.

さらに,子どもにかかわる人を対象とした勉強会を実施することも,作業療法士の役割となっている.この児童デイサービスでは,地域の発達障害児にかかわる教師などを対象とした勉強会を実施している.この勉強会は,発達障害児支援に関する研修会などが少ない当該地域における貴重な情報源となっている.また,教師と作業療法士がインフォーマルに交流できる場ともなっており,さまざまな情報交換が可能であるため,この地域における特別支援教育の成功において大きな役割を果たしている.

3. 通園施設での作業療法への示唆

ここで紹介したように,児童デイサービスにおける作業療法士の役割は多岐にわたる.本稿で紹介した児童デイサービスの作業療法士は,社会資源が少ない地域での専門家として発達障害児の評価・直接的療育だけでなく,保護者支援,学校や保育所への支援も行っており,その地域での発達障害児支援の中心的存在となっている.

本稿で紹介したかかわりのどれも欠かせないが,③,④は特に重要である.

前述したように,③の保護者支援は通園施設の作業療法士が特に力を入れるべき内容だと考える.通園施設は,入所施設のように生活すべてをケアする所ではないため,療育以外の時間の状態をいかに改善するかを考える必要がある.よって,子どもの生活支援において最大のキーパー

ソンとなる保護者への介入は不可欠である．子どもがもっている問題によっては，保護者への指導が最重要課題となることも多いはずである．AD/HD児などの支援において，ペアレントトレーニング[5,6]のような保護者重視の指導も取り入れる必要性が高まっていることからも，通園施設の作業療法士は従来からの子どもへの直接的支援を重視したスタイルだけではなく，保護者への支援を重視したスタイルにも対応できなければならないと考えられる．

保護者が同席しないあずかり型の通園施設では，作業療法士と保護者のコミュニケーションが不十分になりがちであるため，療育の内容やポイントが保護者に伝わりにくいことがある．また，保護者が子どもの療育にかかわらないために，その理解が進まなかったり，養育能力が改善しなかったりすることがある．あずかり型の通園施設から養護学校に進んだ子どもの保護者が子どものことを理解できておらず，養育において主体性を発揮できない場面に出会うことがある．これは，保護者が子どもを終始専門家にまかせてしまい，その専門家から情報を得なかったことで起こる問題であると考えられる．そのため，あずかり型の通園施設に勤務する作業療法士は，保護者とのコミュニケーションを十分取るように留意することが必要だと考える．

そして，今後よりニーズが高まってくるのは，④の関係機関との連携ではないかと考える．特別支援教育が始まったことにより，通園児童の在籍学校や保育園の教師，保育士が支援方法を知るために，作業療法士に相談をもちかけてくることが増えると思われる．そして，作業療法士からも教師や保育士に特別支援を頼む機会が増えると思う．このような連携がいかに進められるかが，通園施設における作業療法士の今後の重要課題になると考える．

文　献

1) Bondy A, Frost L（園山繁樹，竹内康二訳）：自閉症児と絵カードでコミュニケーション—PECSとAAC．二瓶社，2006
2) キャロルグレイ編著（服巻智子監訳）：ソーシャル・ストーリーブック—書き方と文例．クリエイツかもがわ，2005
3) Gray C（門眞一郎訳）：コミック会話—自閉症など発達障害のある子どものためのコミュニケーション支援法．明石書店，2005
4) ことばと発達の学習室 M：SST絵カード．エスコアール，2001
5) 岩坂英巳，他編著：AD/HD児へのペアレント・トレーニングガイドブック．じほう，2004
6) Whitham C（上林靖子，他訳）：読んで学べるADHDのペアレントトレーニング—むずかしい子にやさしい子育て．明石書店，2002

（岩永竜一郎）

3-2 通園施設

近年，知的発達障害児通園施設（以下，通園施設）に通う子どもたちの中に，発達障害児が増えている．そこでの作業療法は，個別支援もあればクラスの中に入り集団保育の中で支援が行われる場合もある．京都では，現在，5つの知的発達障害児通園施設に5名の作業療法士が勤務している．そこでは，ほとんどの作業療法士はクラス担任として保育の中で支援を行っている．朝の集まりで手遊びをし，設定保育を保育士と一緒に考え行い，子どもたちと生活を共にする．家族との連絡帳のやりとり，誕生日カードの作成，壁面装飾，1カ月に1回のお便り等，多くの業

務を保育士と区別なく行っている[1].通園施設の作業療法も幼児期の子どもたちを対象とするため,幼稚園,保育所での作業療法と共通することも多い.本稿では,通園施設での集団療育の中での作業療法について解説する.

1. 通園施設の特徴

通園施設での作業療法を実践するには,通園施設の特徴を知る必要がある.**表1**に通園施設の特徴を挙げる.

① 人的環境
(i) 職員

地域の幼稚園,保育所と最も異なる特徴は,発達障害の知識がある職員が療育を担当することである.療育スタッフの中でクラスを運営する中心職種は保育士であることが多いが,保育士の背景や特性は施設により異なる.

公立の通園施設では地域の幼稚園,保育所との異動もあり,発達障害の知識が十分でないままクラスを担当することや,ようやく発達障害児の保育に慣れはじめた時期に異動となることもあり,知識,保育技術が安定しにくいことも多い.しかし,保育の長所である,集団を意識したかかわりや,活動に多様性,柔軟性が生まれる利点もある.

法人などが運営している通園施設では職員の入れ替わりが少ないため,発達障害の特性を配慮した保育プログラムが新年度より開始されることが多い.そのため,子どもは比較的早く,園生活に慣れることができる.しかし,逆に,発達障害の特性(過剰に環境を構造化すること等)や個別性を配慮しすぎることで,通園施設の長所である集団の中での育ちや,新しい環境に対する適応能力が育つ機会が少なくなる可能性もある.

(ii) 子ども

通園施設に通う子どもは,障害の種類や程度は異なるものの,発達に障害をもつ.そのため,子ども同士の意図したかかわりは少ない.また,幼稚園,保育所と比べると身辺処理活動,制作活動,表現活動などの場面で見本となる子どもが少ない.そのため,療育スタッフのかかわりが

表1 通園施設の特徴

- 発達障害の知識がある職員がいる
- 個を重視した支援
- 物理的環境配慮が手厚い(過剰な配慮も)
- 子どもの数に比べ,職員数が多い
- 繰り返しの活動が多く,展開がゆっくりしている
- 通園施設により保育プログラム,職員のかかわりが異なる
- 住む地域で施設が決まることが多く選択肢が少ない
- 同年齢の良き見本が少ない
- クラス,施設内での子ども同士のトラブルが多い
- クラス,施設内での子ども同士のかかわりが少ない
- 地域の子どもとのかかわりが少ない

重要となる．また，他児のパニック，声，接触など予期せぬ刺激も，幼稚園，保育所と比べ多く，その刺激が引き金となり，連鎖反応的にパニックが広がっていくこともある．

(iii) 職員と子どもの人数

幼稚園，保育所では，発達に障害がある子どもに加配がつく場合もあるが，通常1～2名の教師，保育士が一クラスを担当している．通園施設では，子ども3～5名に1名の療育スタッフが配置され，スタッフの人数では幼稚園，保育所と比べ恵まれている．しかし，対人交流を苦手とする発達障害児のクラスを集団としてまとめることは，療育スタッフの数が多くとも難しい場合が多い．特に年度はじめで，集団適応が難しく個別支援が必要な子どもがクラスに複数いる場合，一人のスタッフで複数の子どもを療育しなければならないこともある．一方，幼稚園，保育所では担任が集団をまとめることで，副担任，加配教諭が発達障害児に個別に対応することができる場合もある．

通園施設は，人数比では幼稚園・保育所と比較し恵まれているが，保育プログラムや子どもへのかかわり，スタッフの連携などがうまくいかなければ，子どもをクラス内に集めることや，子ども同士のトラブルを止めることで一日が終わってしまうこともある．

②保育プログラム

一日のプログラムは，施設により若干異なるが，登園後に朝の準備（連絡帳を出す，出席帳にシールを貼る，かばんを片づける，排泄など），朝の集まり，設定保育，給食，昼寝，自由時間，帰りの集まりなど，幼稚園，保育所とほぼ同じである．

設定保育で行う活動は，主に制作活動，感覚・運動活動，表現活動の3つであるが，どの活動を中心にするのかは園により違いがある．設定保育は，その内容やねらい，どのスタッフがどの子どもにどのようにかかわるのか，かかわるうえでの配慮なども，あらかじめクラス担任の間で話し合うことが多い．

療育のもう一つの軸である，更衣，排泄，食事などの身辺処理活動や学校生活に向けての机上活動，着席行動に対しての取り組みも，園により方針が異なる（例：偏食に対し，嫌がるものは食べなくてもよい，園にいるときはおむつを付けない等）．

③物理的環境

通園施設では，環境の変化に混乱しやすい発達障害児に配慮し，環境を安定させることが多い．これは参加する子ども，療育スタッフといった人的環境のみでなく，物の配置，席，プログラムの順番など物理的環境も同様である．

2．作業療法士の役割

通園施設の集団療育における作業療法士の役割は，幼稚園，保育所と同様に集団を生かしながら，さまざまな環境と子どもをつなぐ役割を果たすことである．そのため，幼稚園，保育所の支援と共通するものも多い．ここでは，通園施設に特有な役割のみを解説する．

① それぞれの職種の視点を共有する

通園施設は，保育士を中心に心理，言語聴覚士など多職種でクラスが運営されている．より良

い療育をするには，それぞれの職種の専門性を生かした多面的な支援が必要となる．そのため，互いに，それぞれのもつ知識と技術を共有し連携することが重要となる．多職種での連携が成熟している施設では，療育スタッフ一人ひとりが多面的な支援の視点をもつため，一見しただけでは職種の違いがみえにくい場合もある．作業療法士は，その広い知識と技術を生かすことで，子どもの理解を深め，療育の質を高める一職種としての役割だけでなく，コーディネーターとしての役割を担うことができる．

②身辺処理活動を支援する

通園施設では，身辺処理活動の自立が重要な目標となる．発達障害児の身辺処理活動は運動機能の問題ではなく，こだわりなどによる行為の問題である場合が多い．服のこだわり，偏食，おむつでなければ排泄できないなどのこだわり行動への対応は，作業療法の感覚，知覚，認知と行為との関連から評価と支援を行うことで成果を上げることができる．

さらに，食事での箸の使用，更衣の仕上げ，男児であればチャックからの排泄など，就学に向けてより高いレベルでの身辺処理活動の自立に，作業療法の知識と技術が役立つ．

③保育プログラム成功に向けての後方支援

全体の保育プログラムを進行させる役割は，保育士が担うことが多い．作業療法士は，保育プログラム成功に向けて後方支援することが役割となる．集団の中には，鍵となる子どもが何名かいる．例えば，Aくんが引き金となり，周囲の子どもの落ち着きがなくなる場合，作業療法士はAくんに支援を行うことで，保育プログラムを成功に導く．これは，活動内容や日々の子どもの状態によっても異なるため，常にプログラム内容，集団，個の3つの関係を把握しておかなければならない．

また，保育プログラムを柔軟に修正，展開していく提案を行うことも役割となる．楽しんでいる活動であっても，同じ活動が続きすぎると飽きる子どもや，逆にその活動に固執し，止めることができなくなる子どももいる．感覚運動遊びでよく行われるサーキット活動も，コースを逆に回ることを提案するだけで，子どもにとってはよく知っているが新しい活動として（新規の活動に抵抗がある子どもにも受け入れられることが多い），楽しむことができる．

④安定した環境を変化させる

保育室の環境を整えることは，多くの通園施設で実践されている．環境変化に敏感な子どもに対し環境を安定させることは，子どもが安心して生活を過ごすうえで重要である．しかし，安定させすぎることで，新たなこだわりが生じ，その環境でなければ適応できなくなることも多い．

保育プログラムも重要な環境の一つであり，保育室の環境と同様に配慮が必要となる．保育士は，季節（月），年齢，領域（健康，人間関係，環境，言葉，表現）の3つとクラスの子どもの特性を考慮し，保育プログラムを立案する．保育士は，子どもの生活年齢や状況に応じて多様な活動を臨機応変に集団の中で展開できる専門職である．しかし，発達障害が新規な活動や変化が苦手であるという特性を意識しすぎることで，保育の良さが生かされないこともある．例えば，朝の集まりで歌う歌や手遊び，読む本，活動の順番がほとんど変わらないこともある．

このような過度な環境の安定化は，子どもだけでなく，療育スタッフにも「こうでなければな

らない」という，こだわりを生じさせる．就学という環境の大きな変化を乗り越えるためには，安定した環境を子どもの状態により，段階づけて変化させることも必要となる．作業療法士は，保育室環境や保育プログラムに適切な変化をもたせ，保育の良さを引き出す役割を担う．

文　献
1) 京都の療育を楽しくする会："生き活き"保育の中の子どもとOT．第40回日本作業療法学会プログラム，日本作業療法士協会，p55，2006

（加藤寿宏）

4　学校（小学校，中学校，特別支援学校）

　平成19年（2007年）度から，全国で特別支援教育が始まっており，通常学級にいる発達障害児も特別支援の対象に含まれた．つまり，法制度に基づいて学校の中で発達障害児に対する特性に合わせた教育支援が行われるようになった．それに伴い，各学校での特別支援教育への取り組みも活発化している．このように，学校側の発達障害児に対する取り組みが好転していることから，作業療法士が学校との連携を深めることがより一層求められていると考えられる．本稿では，作業療法士が発達障害児支援において，どのように学校と連携を取っていくべきか私見を述べたい．とりわけ，作業療法士が学校を訪問することによる特別支援教育へのかかわりは，学齢期の発達障害児支援において今後ニーズが高まる作業療法の支援形態であると考えられるため，巡回相談や巡回支援を通しての作業療法士の役割について，著者が考えたことを紹介したい．

　巡回相談や巡回支援は，通常学校を対象としたものと特別支援学校を対象としたものがあるため，おのおのへの作業療法士のかかわりについて述べる．

1．通常学級での特別支援教育への作業療法士のかかわり
①学校教育に作業療法士が参入することの意義

　特別支援教育が始まったことに伴い，通常学級の教師の発達障害に対する理解は深まりつつある．しかし，これまで発達障害の知識をもたなかった教師が特別支援教育を実施することになっているため，教師から困惑の声が聞かれることも多い．学校の中に新たに専門家が配置されるわけではなく，これまでいた人材で発達障害児などへの特別支援教育を実施することを求められているため，教師が混乱するのは当然かもしれない．

　このように，特別支援教育が始まってから困っている教師も多いと思われるが，その一方で，教師との連携を取りやすくなったことを実感している作業療法士が多いのではないだろうか．著者の取り組みを振り返ってみても，以前はこちらから学校に連絡して配慮を依頼することがほとんどであった．しかし，今は学校からこちらに支援を依頼してくることが圧倒的に多い．教育行政サイドが特別支援教育を推進するための事業を展開していることも，作業療法士の学校教育への参入に拍車をかけていると感じている．著者は，長崎県の発達障害等支援・特別支援教育総合推進事業専門家チーム委員，長崎県教育委員会の教育支援ネットワーキング事業専門相談員，長

崎市の特別支援教育巡回相談員，文部科学省大学改革推進事業高等専門学校での特別支援教育推進事業アドバイザー，長崎県高等学校における発達障害支援モデル事業委員などを委嘱されている．このような特別支援教育を推進する事業の指針において，外部専門家の支援を受けることが推奨されているため，作業療法士の学校教育への参加がしやすくなってきていると考えられる．

　このように，学校教育に作業療法士の参入がしやすい土壌は以前よりもできあがってきている．著者がかかわっている学校の教師も，学校外の発達障害の専門家の介入を一様に求めている．よって，この機会に作業療法士が学校教育に参入する必要性があると感じている．学校側のニーズに応えていくことは，学齢期の発達障害児を支援するうえで必要条件であるし，それが多くの発達障害児を助けることにつながると考えている．

　著者は，学校に作業療法士が出向いて子どもを評価したり，教師と指導方法を協議したりすることには3つの利点があると考えている．まず，1つ目の利点として，子どもの日常的行動をみながら評価できることが挙げられる．発達障害児の多くは，学齢期に周囲から間違った対応を受けると二次的障害を被ってしまうことがあるために早期に発達障害児を発見し対応を考える必要があるが，軽度の発達障害は診察室で判断することが難しい．そのため，作業療法士などの専門家が巡回相談などで学校生活での日常の様子をみながら判断できることが望ましい．それができれば，子どもの特性をより正確に判断できることにつながり，結果として早期支援につながると考えられる．

　2つ目の利点として，環境要因に働きかけることができることが挙げられる．学齢期の子どもの適応を左右するのは教師や他の子どものかかわり，すなわち人的環境要因であることが多い．仮に，教師がAD/HD児の多動や衝動的行動が発達障害の特性として起こっていることに気づかずにその子どもを叱責し続けると，子どもが落ち着かなくなったり，反抗的になったりすることがある．また，対人関係に障害をもつ子どもが他の子どもからからかわれたり，いじめられたりすることで情緒不安定になることもある．このような学校の中で周囲から間違った対応を受けている子どもに，訓練室内での作業療法のみを実施しても良い効果は期待できないであろう．このような場合，教師や他の子どもに発達障害児のことを理解してもらい，適切な対応をしてもらえるように働きかけることが不可欠であると考えられる．巡回相談などで作業療法士が学校へ支援に出向くことができれば，教師や他の生徒などの人的環境に働きかけることができる良さがあると考える．

　次に3つ目の利点として，医療機関などにつながらない子どもにも支援を展開できることがある．巡回相談において学校で発達障害児にかかわると，医療機関などに通っている子どもはほんのわずかであることがわかる．その多くは発達障害の特性がありながらも，一度も専門機関にかかわっていないというのが現状である．このような専門機関にかかわっていない発達障害児も当然支援のニーズをもっているが，そのような子どもは医療機関などで待っていても支援できない．やはり，作業療法士が学校に出向き，専門機関にかかわっていない発達障害児も学校の中で適切な支援を受けられるように教師などに働きかける必要がある．このように教師に依頼することで，専門機関につながらない発達障害児にもなんらかの支援を提供できることも作業療法士が学校に

出向くことの良さだと考える.

②巡回相談の依頼内容から特別支援教育における作業療法士の役割を考える

地域によって実施状況に差があるが,特別支援教育が始まってから,学校は学校外の専門家を巡回相談などで活用することが進んでいる.著者は,スクール作業療法士が配置されることを望んでいるが,現行制度の中でそれがすぐに実現することは難しいため,現在行われている巡回相談などの立場で学校教育に参入していくことが作業療法士のかかわりとして良い方法だと考えている.

作業療法士が学校にかかわる際に,学校側が作業療法士に何を求めているのかを把握しておく必要があると考える.学校側から依頼が挙げられる巡回相談は,そのニーズを反映していると考えられる.そこで,著者が実施した巡回相談において依頼され実施した内容を紹介し,学校側から作業療法士が期待されていることを考察する.著者が,平成20年〈2008年〉度(平成20年〈2008年〉4月〜平成21年〈2009年〉1月)に依頼されて実施した巡回相談の内容を表2に示す.

⑦**授業中の子どもの観察と教師へのアドバイス**:これは子どもの普段の学習の様子を観察して,子どもの問題点を把握し担任にそれを説明し,対応方法のアドバイスをするものであった.この中では,教師が心配している子どもが発達障害の特性を有するか否かの判断を求められることが多かった.教師は,発達障害の特性をもつ子どもに気づいていることがあるが,子どもが発達障害をもっていることに確信をもてないことがある.教師の多くは,心配している子どもの問題の理由を知りたがっており,子どもの発達障害を専門家に判断してもらいたいと考えていることがわかる.

④**保護者の相談,保護者へのアドバイス**:次に学校からの依頼の中で多かったのが,保護者に子どもに発達障害がある可能性や特別支援教育を受ける必要性があることを伝えることであった.通常学級の子どもの保護者は,特別支援学校に通う子どもの保護者とは異なり,子どもに発達障害があってもそれに気づいていないことがある.また,子どもになんらかの問題があっても特別支援教育を受けさせることを望まないことがある.そのため,教師が生徒の発達障害特性に気づいても,それを保護者に伝えることを躊躇していたり,どのように伝えてよいのかわからなかったりすることがある.教師が保護者に発達障害のことを伝えたことで,教師と保護者の関係が崩れてしまうこともあるため,第三者である外部の専門家に保護者への説明を依頼されることが多い.

表2 著者が1年間に受けた巡回相談の依頼内容

依頼内容	件数
⑦授業中の観察と教師へのアドバイス	102
④保護者の相談,保護者へのアドバイス	41
⑰個別検査	35
㊀本人への説明,アドバイス,カウンセリング	10
㊅保護者および教師への講話	9

㋒**個別検査**：標準化された検査を実施し，その結果と学習や生活上の問題の関係を教師や保護者に説明することや，その結果に基づいて特別支援教育のポイントを明らかにすることを求められた．

㋓**本人へのアドバイス，カウンセリング**：その内容は自己認知支援，進路指導などが多かった．

㋔**保護者と教師への講話**：発達障害に関する基本的情報や支援方法，特別支援教育の重要性についての講話を依頼された．その内容は，教師や保護者が発達障害をもつ子どもをどのように支援すればよいかについての説明が多かった．保護者に子どもの問題に気づいてもらうことや，発達障害に対する保護者の偏見をなくしてもらうことを目的として講話をすることもあった．

作業療法士は，以上のようなニーズがあることを念頭に置いて，学校支援にあたる必要があると考える．

③通常学級におけるかかわりにおいて配慮すべきこと

前述のように，作業療法士は学校との連携を深めやすくなっていると考えられるが，作業療法士は通常学級には医療現場とも特別支援学校とも異なる常識があることを認識してかかわる必要があると考える．学校へのかかわりにおいて，作業療法士の価値観や常識の押しつけがあっては連携がうまくいかなくなることを，常に思い出す必要があると考える．それには，通常学級の特性について知ることが必要となるであろう．

法制度上，現在すべての学校で特別支援教育がスタートしていることになっているが，学校間，教師間で特別支援教育の実施に関して温度差があったり，発達障害に関する知識の差があったりして，その取り組み状況には幅がある．各学校の事情によって特別支援教育の取り組みの差が出ることがあるため，通常学級にかかわるときには，次のような特性があることを念頭に置いておいたほうがよいと思われる．

（ⅰ）**学校全体のこと**
・マンパワーが不足している学校が多い．
・各学校で優先課題が異なっており，特別支援教育の優先度が低い学校がある．
・管理職の意識によって学校全体の特別支援に対する取り組みが左右されやすい．

（ⅱ）**教師について**
・学校では学習面を伸ばすべきで，行動面や対人関係面の支援は学校の役割ではないと考えている教師がいる．
・発達障害のことをよく理解していない教師がいる．
・担任が特別支援対象児に気づいていないことがある．
・外部の人間の介入を好まない教師がいる．
・特別支援教育以外にもたくさんの課題を抱えていて，余裕がない教師がいる．

（ⅲ）**子どもの特性**
・典型的な発達障害よりもボーダーラインケースが多く，発達障害か否かの判断が難しいケースが多い．
・診断基準を満たさないが，発達障害の特性を部分的にもっている子どもが多い．

(iv) 保護者について
・子どもに発達障害があっても，それに気づいていない保護者が多い．
・特別支援教育が必要な子どもがいても，保護者がそれを望まないことがある．
・障害をもたない子どもの保護者の理解が必要になることがある．

　以上のように，通常学級特有の難しさがあるために，作業療法士はそれを理解することが必要だと考える．もともと通常学級の教師には，自分が発達障害児を支援する立場になることを想定していなかった人が多いであろう．また，発達障害に関する専門的教育を受けていない人もいるはずである．そのため，作業療法士が特別支援教育の方法を提案するときには教師の考え方，知識，置かれている状況に考慮する必要があると考える．作業療法士の期待どおりに特別支援教育が進まないことがあるが，教師の都合を考慮しないで一方的な考えの押しつけになってしまっては連携に失敗するであろう．すぐに満足できる結果が得られなくても，教師の特性や置かれている状況に応じた連携を考え，継続して話を続けていくことが重要であると考えられる．

　このように，通常学級における特別支援教育の実施には特有の難しさがある．発達障害のある子どもへの具体的支援内容を考えることばかりが課題ではない．教師や保護者に子どもの特性を理解してもらい，特別支援教育の必要性に気づいてもらえるように働きかけることや，通常学級という枠の中でどう発達障害児を支援していくのか考えることも必要である．

④教師との連携が難しい場合

　実際に学校との連携をする際には，作業療法士がもともと担当していた子どもについて行う場合と，学校側から依頼があって学校で心配されている子どもについて行う場合がある．

　前者の場合は，作業療法士の担当児童の学校での様子を参観させてもらうときや，評価結果に基づいて学校で配慮してもらうことを依頼するときであろう．一方，後者は教師が発達障害の子どもへの対応に困惑して，作業療法士に相談をもちかけてくるときであろう．後者の場合は連携が取りやすいが，臨床現場では前者のような連携が多く，やりにくさを感じてきた作業療法士も多いと思われる．著者も，学校に連絡すると「学校では困っていません」と，担任から作業療法士の介入を望まないようなことを言われ困った経験がある．教師の中には，発達障害児が授業妨害することなどで教師自身が困っていると支援を求めるが，受動型のPDD児や不注意優勢型のAD/HD児のように子どもが周囲に迷惑をかけない場合は「（教師は）困っていない」ために，支援を求めない人がいる．あるいは，ベテラン教師などが自分の教育に他者が介入してくることを望まないことから，作業療法士の介入を拒むこともあると思われる．

　そのような場合の作業療法士の対応方法について考えてみたい．教師が作業療法士の介入を望んでいない場合，作業療法士が求める特別支援教育をすぐに実施してもらうことは難しいが，一歩でも二歩でも特別支援教育が前進するように働きかける必要があると思う．

　教師が作業療法士の支援を歓迎していないような場合は，著者はいくつかの工夫をしている．まず，学校訪問の依頼をするときには，こちらが考えていることを学校でやってもらおうとする依頼や指導のためではなく，作業療法の参考にするための情報収集にうかがうという姿勢で行う．教師の中には，外部の者から教育方法を指導されることに抵抗がある人もいるために教育方法に

関する指摘や提案は急がず，教師との関係づくりのために教師から専門機関での対応を指導してもらうような態度が必要になることがある．そして，訪問して子どものことを話すときには，担任教師だけではなくコーディネーターや校長，教頭にも話をする機会を作るようにしている．そのようなセッティングができるように事前に保護者から依頼してもらう．担任が問題意識をもっていなくても，コーディネーターや管理職に伝えておくことで，学校全体の支援意識が変わることがあるため，この働きかけも必要である．

そして，作業療法士からの情報提供では，検査などに基づく客観的データを示すようにする．教師よりも若い作業療法士が教師に情報提供するときに観察に基づく見解を述べても，それを聞き入れてもらえないことがあると思われる．しかし，公式化された検査の結果などを示すと聞き入れてもらえることが多い．若い作業療法士が「視覚認知能力が低い」と伝えるよりも，「知能検査の結果によると非言語能力は5パーセンタイル，2学年分の遅れがある」と言ったほうが，説得力があると思われる．検査結果であれば，若い作業療法士の見解ではなく，普遍的な情報と受け止めてもらえるからである．そのため，次項に挙げているような検査を熟知しておく必要があると考えられる．さらに，文書で検査結果や治療経過などを繰り返し伝えることも効果的であると思われる．ほとんどの教師は，専門機関からの文書は読んでくれるために，その内容が納得いくものであれば，徐々に作業療法士の提案に耳を傾けてくれるようになると思われる．

⑤ 作業療法士と学校の連携において伝えるべき内容

学校での発達障害児支援充実のために，教師に評価結果，障害特性，支援方法を伝えなければならない．

まず，作業療法士が行った評価の結果を教師に伝えることが必要である．著者は観察による気づきだけでなく，WISC-Ⅲ，K-ABC，ASSQ-R[1]，ADHD-RS-Ⅳ[2]，小児行動質問紙（CBCL），高次心の理論検査[3]，などの検査を用いて教師に子どもの特性を伝えるようにしている．WISC-Ⅲ，K-ABCなどの認知能力が客観的データで示され，認知の個人内差が明らかになる検査の結果は学習指導にも役立つため，教師に重宝されることが多い．ASSQ-R[1]やADHD-RS-Ⅳ[2]は保護者や教師が質問項目へ回答することによって，高機能自閉症スペクトラム障害やAD/HDの可能性が判断できるスクリーニングテストである．この検査結果は，子どもの障害特性を理解してもらう際に単に観察結果を説明するよりも説得力がある．高次心の理論検査[3]は，高機能PDD児の心の理論の障害を明らかにするものである．これは高機能PDD児の問題を教師に理解してもらい，対人関係面への支援が必要であることをわかってもらうために有用である．また，感覚面や運動面の問題について検査や観察を行い，特別支援教育において配慮すべき点を伝えることもある．いずれの検査結果も，教師が漠然と問題視している子どもの特性をより客観的に示すことができるために，教師に支援の必要性に気づいてもらったり，支援のヒントを提供したりすることに役立っている．

そして，診断など子どもがもつ障害とそれによって起こる一般的問題を説明し，それらに対する学校での基本的配慮点について伝えるようにしている．逆に，子どもが学校でみせる問題点について，子どもの診断や障害特性から説明を加えることもある．医療機関から学校へ連絡する際

には，障害に関する詳しい資料を添付して子どもの特性について記載した文書を渡すようにしている．

支援方法については，具体的にその時々の課題内容を提案するというよりも，支援のポイントを伝えるようにしている．特に，学習支援における具体的教育方法は，教師に考えてもらうようにしている．例えば，「注意の低さ，記憶の弱さ，継次処理の弱さがあるため，言葉での説明では理解できないことが多い．大事なところは視覚情報を使って教えたほうがよい」などの提案をする．

子どもの多動や衝動などの行動障害への対応に苦慮されている教師には，AD/HDのペアレントトレーニング[4,5]に基づいて支援の要点を伝えている．対人関係の問題をもつ子どもへの支援において悩んでいる教師には，ソーシャルストーリー[6]，コミック会話を紹介したり，ソーシャルスキルの教え方を伝えたりする．そして，これらの専門的手法が説明された本を紹介することも多い．著者は，作業療法士が専門機関で行っているような専門技術をそのまま伝えるよりは，やり方がマニュアル化されていて，実施する人にやり方がわかりやすいもののほうが，教師に継続的に実施してもらいやすいと考えているため，前述のような方法を紹介するようにしている．教師の中には，学習の問題に比べ，行動や対人関係面の問題への支援意識が低い人が多いと感じることがある．そのため，行動面や対人関係面への支援が，発達障害児の将来のためには重要であることを伝えることも必要であると考える．

なお，教師は，発達障害児の周囲の子どもやその保護者に子どもの障害を伝えるべきか否か，伝えるとすればどのように伝えるのか迷っていることが多い．そこで周囲への説明の仕方などについても提案することが多い．

2．特別支援学校での特別支援教育への作業療法士のかかわり

次に，特別支援学校への作業療法士のかかわりについて，著者の取り組みを通して紹介する．

①著者の特別支援学校へのかかわりの概要

長崎県は，文部科学省から委託された「外部専門家を活用した指導方法などの改善に関する実践研究事業」を行っており，県内の2つの特別支援学校で理学療法士，作業療法士，言語聴覚士を活用する事業を実施している．著者もそのうちの一校にかかわり，学校を訪問して子どもたちの特別支援教育にかかわらせてもらった．

著者は，月に2～3回のペースで特別支援学校を訪問した．毎回3名の子どもが相談に挙げられ，その子どもの指導について作業療法士の立場から提案させてもらうという方法であった．著者が訪問したのは肢体不自由児の特別支援学校であったため，相談に挙げられた対象は脳性麻痺の子どもが多かった．

②特別支援学校の特徴

特別支援学校は通常学級に比べると，支援におけるマンパワーが充足している．また，教室環境や教材，授業設定が子どもの特性に応じたものになっている．そして，教師，保護者共に特別支援教育に対して肯定的な考えをもっていることが多い．そのため，通常学級の項で取り上げた

2. サービス機関別作業療法の解説

ような問題は起こりにくいであろう．ただし，特別支援学校に作業療法士が参入する際には，特別支援学校特有の難しさもあると考えられる．特別支援学校には，教師が数多く在籍し，ベテランの教師や高い専門的教育技術をもっている教師もいる．その教育技術は，理学療法士や作業療法士が参考にすべきものもある．そのようなことから，特別支援学校にかかわる作業療法士は，教師側からより高度の支援技術や独自性を求められることになると考えられる．それがないと，作業療法士から教師に連携を求めることはあっても，逆の連携は求められないことになるであろう．やはり，教師にはない作業療法士の独自性を発揮することが必要になると考える．

③事業を通して—特別支援教育で作業療法士は何ができるか

本事業へのかかわりを通して，特別支援学校にかかわる作業療法士の役割について考えてみた．

まず，特別支援学校の授業を参観させてもらう中で，教師の教育支援と作業療法士のかかわりにはオーバーラップする部分が多いことをあらためて認識した．作業療法士が特別支援学校の職員として勤務できれば，効果的な支援ができるのではないかというのが感想であった．しかし，一部地域を除いては特別支援学校に作業療法士が常駐することはできていないために，学校外の作業療法士が訪問して特別支援教育に貢献する方法についても考える必要があると考えられた．この事業でのかかわりは，教師が外部専門家の専門性を活用するという目的があったため，作業療法士サイドとしても訪問型の支援で教育にどう貢献できるのかを考えることができた．

以下に，著者が特別支援学校への作業療法士のかかわりについて考えたことを述べる．

まず，事業の中で教師と話をして気づいたことがあった．教師から挙げられる相談は，「電動車いすの操作がうまくできない」「パソコンのキータイプがうまくできない」「着替えができない」「両手を使った作業ができない」など，ICFモデルの「活動レベル」の問題が多かった．教師は，学習や日常生活動作ができるかできないか，どのようにしたらできるようになるのかに着目していることがわかった．しかし，「なぜできないのか」ということについての質問や説明があまり聞かれなかった．もちろん，そうでない教師もいると思われるが，活動制限の理由となる問題，すなわち「心身の機能と構造の問題」に含まれる医学的問題による機能障害が教育の中では注目されにくいのではないかと感じられた．作業療法士は，医学的知識をベースにして，子どもの「活動や参加の制限」を検討するために，ある行為が「なぜできないのか」を「心身の機能と構造の問題」から推察することになる．よって著者は，特別支援学校の特別支援教育への作業療法士の役割として最も必要なのは，医学的知識に基づいて「活動制限」の理由となっている問題を解明し，教師に説明することだと考えた．もちろん，「活動制限」の理由がわかると自ずとアプローチ方法を説明することも必要となってくる．それが作業療法士の専門技術であるために，それを伝える必要もある．しかし，ある動作を促すハンドリングなどを作業療法士が伝えても，教師が見よう見真似でそのハンドリングを模倣するだけになってしまうので，それ以上に教師の指導が発展しがたいことになるであろう．指導方法をある程度具体的に提示することも必要であると思われるが，まずは「活動制限」の理由について十分理解してもらえるように説明することが必要だと考える．

著者は事業での取り組みにおいて，「眼球運動の問題」「原始反射と筋緊張の変化」「身体図式

の発達の問題」「運動イメージの発達の問題」「体性感覚の問題」などが，教師が挙げた「活動制限」の理由となっている可能性を伝え，それらの機能障害を改善するための指導や活動制限に対してアプローチする際に，それらの問題を想定してかかわるべきことを提案した．教師からは，作業療法士が提示した機能レベルの問題点について，「気づいていなかった」との感想が多く聞かれた．著者は，この事業の中で具体的支援方法を伝えることよりも，「活動制限」の背景を理解してもらうことに焦点を当てた．教師からも，今回のような作業療法士のかかわりが必要であるとの感想をもらった．

今回の取り組みから，作業療法士の専門性を生かし，医学的見地から子どもの「機能障害」と「活動制限」の関連を捉え，教師に伝え教育に役立ててもらうことが，特別支援学校での特別支援教育における一つの作業療法士のかかわり方ではないかと考えた．

文献
1) 井伊智子，他：高機能自閉症スペクトラム・スクリーニング質問紙（ASSQ）について．国立特殊教育研究所　自閉症児・ADHD児における社会的障害の特徴と教育的支援に関する研究報告書F-112, pp39-45, 2003
2) DuPaul GJ, et al（市川宏伸，田中康雄監修）：診断・対応のためのADHD評価スケール ADHD-RS. 明石書店，2008
3) 伊藤斉子，他：学齢期の健常児と高機能広汎性発達障害児における心の理論の高次テスト（日本版）における比較．脳と発達　36（総会号）：S 203, 2004
4) 岩坂英巳，他編著：AD/HD児へのペアレント・トレーニングガイドブック．じほう，2004
5) Whitham C（上林靖子，他訳）：読んで学べるADHDのペアレントトレーニング—むずかしい子にやさしい子育て．明石書店，2002
6) キャロルグレイ編著（服巻智子監訳）：ソーシャル・ストーリーブック—書き方と文例．クリエイツかもがわ，2005

（岩永竜一郎）

5　知的障害者更生施設，授産所（知的障害者）など

ここで述べる施設は，知的障害者支援施設である．主に，低機能広汎性発達障害をもつ成人（以下，対象者）が利用している．このような成人施設での大きな2つの課題は，基本的には知的障害者のための施設であるため，そこで支援する職員が低機能広汎性発達障害者の行動，コミュニケーション，認知機能に関する正しい情報が少ない中で，生活や仕事の支援にあたっていることである．そのため，職員との関係性や仲間とのコミュニケーションの中でさまざまな二次的な行動異常が起こりうる現状である．また，入所施設では高齢化が進み，行動，コミュニケーションの問題だけではなく，全体的な機能低下と精神面でも高齢者特有の症状が加わり，今までのかかわりの中での解釈では，対象者の変化を捉えきれなくなってきている．そのことに施設職員は気づき，医療，教育からの視点からの情報を専門職から得る必要があると認識しているのだが，専門職の介入に関しては，経済的問題もあわせて困難な現状が多い．著者は，主に知的障害者更生施設での非常勤の経験から，その機能と施設での作業療法士の役割について解説する．

1．知的障害者更生施設と授産所（知的障害者）

① 知的障害者更生施設

知的障害者福祉法第21条6に規定されている．満18歳以上の知的障害者を入所もしくは通所させて，社会生活適応，生活習慣の確立のために生活支援，職能訓練など，障害者が自立し，地域で社会生活を行えるように支援，または訓練をすることを目的とした施設である[1]．家庭生活やグループホームなどからの通所の対象者に関しては，本来の施設の機能が生かされている場合が多い．しかし，入所の対象者に関しては，家庭での受け入れや自立生活を促す中間施設の不足から，長期間の入所が余儀なくされている場合が多い．家庭での受け入れの問題では，両親の高齢化で対象者の行動面での対応に応じられなくなってきていることが多いことは，かなり深刻な問題といえる．

また，入所施設の施設基準も知的障害者を対象としたもので，成人が生活し，施設生活から地域生活を経験できる条件が施設基準に網羅されていないことは深刻である．例えば，一人当たりの所有面積や共有面積の狭さや契約制度とはいえども，集団生活が中心となる日課，作業空間の狭さから生じる行動，コミュニケーションの問題など，現状の不都合さを挙げるときりがない．つまり，建物空間，支援者の不足からくる不都合さが大きいと考える．しかし，悪条件の中で，施設管理者や職員たちの対象者を理解し，より良い支援を人がなしていくという取り組みは先進的施設で行われており，地域に開かれた生活施設づくりの未来を信じたいと考える．

② 授産所（知的障害者）

授産所とは，身体障害や精神障害者に対して就労の場や技能取得を手助けする施設．身体障害者福祉法，知的障害者福祉法に基づいてつくられている法定授産所と，それ以外の小規模授産施設の2種類がある．主に，生活指導，および作業指導を行う．作業指導は，対象者の労働を伴い，施設から工賃が支払われるようになっている．また，労働によって施設が収益を上げた場合に支払われる仕組みとなっているが，最低限度の生活が維持できるような額にはほど遠い．また，収益が上がらない場合は，支払われない場合もあるなど，非常に不安定なものである．

2．知的障害者更生施設での作業療法士による支援

日々の仕事や活動の中で，対象者と環境との関係性から生じる不可解な行動をどうしたら改善できるのか，それが解決されることで，活動や仕事が遂行されやすくなるという理解が重要である．

つまり，対象者が環境への不都合さを行動で訴えているにもかかわらず，支援する側が，問題を個に依存させて解決しようとする方向になる．このような考えに基づく支援は，不適応な行動を制御する支援が行われがちである．しかし，対象者の乳幼児期，学童期からの感覚特性をベースにした対人関係や活動遂行，つまり個と環境との相互関係に特性があることを理解するならば，そのような方法は逆に不適応な行動や行為を助長させることにつながる．作業療法士の対象者の特性と環境との関係に基づく評価と情報が，個への支援にも役立つことに疑う余地はない．以下に，著者の経験からその支援のあり方を述べていく．

①まずは,対象者の心に共振すること

　対象者が日常生活をいとなむにあたって私たちと決定的に異なることは,コミュニケーションである.言葉で理解し合っている象徴的コミュニケーションの世界に入りきれないでいる対象者も多い.コミュニケーションの基盤は互いがわかり合えることである.そのために対象者の感覚の偏りに注目して,「大人だから……」とか「まさかこんな感覚が……」という視点ではなく,身体的感覚の共有を求めている場合や,逆に離れていても関心を示しているという関係性から,お互いがわかり合える関係を取っていくことが大切である.作業中,対象者のそばにいて,言葉のみで対象者に多くの指示をせずに同じ作業を共に行うだけの経験が,次の新しい作業を学習するときに職員に頼り,関心を寄せるという対人関係のベースとなることが多い.

②知覚特性を理解し,意味を共有すること

　食事を取るのが非常に遅く,次の日課に参加できないという対象者が,酢の物のキュウリを1枚ずつ,箸でつまみながら匂いを嗅ぎ,キュウリをかざしてから食べている.この情景を見た職員が私に,「先生,これが困ってね,時間がかかるのです.なぜかキュウリに時間がかかるんです」と.私は,即座に真似をしてキュウリを1枚箸で摘み,かざして見た.薄く透き通った切れ目から,遠くの蛍光灯の光がキラキラと映っている.私は職員に,「見てください.きれいですね」と.職員はキュウリを覗きこみ,「本当だ」と.それぞれの対象者の行っている不可解な行動には必ず意味があり,まずはその意味を共有することが,対象者の生活を対象者の意味のもとで変えていく出発点になる.その対象者の意味のベースに感覚の偏りがあり,前述(辛島執筆箇所)した原始的知覚様態(力動感,相貌的知覚)の世界が存在する.対象者の意味が現在は日課の進行を妨げる原因であっても,その意味の底にある情動は象徴的コミュニケーションの世界にない対象者の意識の志向として受け止めることが,人が人らしく生活を送るための支援につながると考える.これは著者の考えである.前述の対象者には,食堂ではなく,小グループでの別の部屋でゆっくり食事をしてもらい,午後からの作業内容を変更して,時間に遅れても可能な工程を担当することになった.

③作業場面での支援

　集団で作業を行う場面などで,じっと座っていられない対象者には,無理にその行動を何度も抑制するのではなくて,作業工程においては,でき上がったものを2階から1階に運搬する役割を担ってもらう.入浴剤を袋に一定量を詰める作業や他の人がすでに測った袋を再確認する作業などは,数字に厳密な対象者に行ってもらう.また工程を1つ増やすことなど,現状を大きく変えることなく,対象者の特性に合った提案をする必要がある.このような支援は作業療法の作業分析と対象者の特性を理解している作業療法士が提案できることである.

文　献
1) 大阪ボランティア協会編:福祉六法2000.中央法規出版,p275,2000

(辛島千恵子)

6 精神病院

1．精神病院での広汎性発達障害の実態

精神障害者の精神疾患の厚生労働省発表の平成17年（2005年）の傷病分類別にみた種類別推計入院患者数は、約32万6,000人である[1]．また、平成5年（1993年）に厚生省が行った全国の「患者調査」[2] によると、精神障害者の総数約44万人で、その内訳は入院患者31万9,000人、外来患者約12万1,000人であった．疾患では精神分裂病（統合失調症）約22万6,000人（51％）、神経症約5万7,000人（13％）、器質性精神病4万1,000人（9％）、躁うつ病約3万2,000人（7％）である．広汎性発達障害は、その他非精神病性精神障害約1万6,000人（4％）に含まれている．しかし、近年、広汎性発達障害は考えられているよりは多くの患者がいるといわれ、精神病院を利用する患者も増加している．また、精神病院において広汎性発達障害者の存在に気づかれずに統合失調症の診断を受けて、治療が行われている症例が多いと考えられている．

2．精神病院における広汎性発達障害者の対応

精神病院において、児童思春期の専用精神科病棟をもつ国公立病院は10数カ所、青年期精神医療部門をもつ私立病院を加えても20施設を超えることはないのが現状である．そのため、統合失調症を代表とする精神障害患者と同様に、一般の精神病院にて治療を受けている患者が多くいると予測される．このため、精神病院では、広汎性発達障害者への対応はさまざまになっている．そのことを整理すると、(1) 小児精神病の一つとして児童を病院で専門にみている、(2) 地域にあるクリニックにて小児を対象としているか小児専門でみている、(3) 主に成人を対象としている精神病院の中で統合失調症等の診断がつけられていてみている（最近は発達障害の専門家によりアスペルガーとして診断が進められているが）ことが多い．そこで、今回、**①専用精神科病棟をもつ公立病院、②児童に特化したクリニック、③一般の精神病院**について、代表的な病院・施設を具体的に紹介して、精神科領域で広汎性発達障害者がどのように治療されているかを説明する．

① 専用精神科病棟をもつ公立病院

現状の例として、国立精神・神経センター国府台病院と市立札幌病院静療院を挙げる．

（ⅰ）国立精神・神経センター国府台病院における児童精神科診療[3]

国立精神・神経センター国府台病院において児童精神科診療が行われた歴史の概略を**表3**にまとめた．このように徐々に診療体制が整っていくことがわかり、時代のニーズとして広汎性発達障害者の治療の重要性が叫ばれるようになった．

〈外来患者数〉

児童精神科外来は中学3年生までの受診者を対象としている．その数は年々増加しており、平成15年（2003年）には736名で、13歳（80名）、14歳（107名）が全体の25％でピークとなっている．男女比は約2：1で圧倒的に男性が多かった．診断名は418名（57％）が発達障害で、そのうち広汎性発達障害281名（67％）、注意欠陥・多動性障害75名（18％）であった．

表3 国立精神・神経センター国府台病院において児童精神科診療における歴史

年　　数	事　　項
昭和23年（1948年）	精神科内に児童部設置（精神科医1名，ソーシャルワーカー1名，教師経験者1名）外来診療に加えて，入院中の子どもに対して治療教育を提供する
昭和25年（1950年）	児童病棟（50床）が開設される 入院児童の疾患は，大半が精神薄弱児であったが，外来にて「児童精神衛生相談」を行い，相談および投薬に応じる
昭和40年（1965年）	登校拒否を中心とした心因性精神疾患の増加によって，入院児童の教育を保障する必要性があったため，病院内学級が併設される
昭和46年（1971年）	児童専門病棟（常勤医2名，外来看護師1名，病棟看護師10数名，併任臨床心理士・ソーシャルワーカー・作業療法士）が開設される
昭和50年（1975年）	外来棟（診療室およびプレイルーム）が新築され，現在に至っている

〈入院患者数と治療〉

平成15年（2003年）入院患者数は61名で，そのうち発達障害が最も多く16名（26％），不安障害15名（25％），統合失調症および他の精神病性障害9名（15％）であった．入院治療は，以下の目標と理念をもって行われている．A）自殺企図や著しい強迫行為などの子ども自身が抱える症状の深刻化に対する危機的介入，B）虐待などの家庭の保護・支持機能に重大な問題があるため，入院治療を導入することが症状の改善には望ましいと判断された場合の家庭との分離，C）症状の遷延あるいは不登校の長期化に対する院内学級の利用や仲間集団との再会を目指す社会的介入の必要性，D）外来では診断確定や治療方針の決定が困難な場合，入院することにより決定することが挙げられる．

治療的アプローチとして，A）個人精神療法（主治医との面接，臨床心理士等との遊戯療法），B）集団精神療法（話をする場の提供，遊びの場の提供），C）身体的治療（精神症状に対する薬物療法，摂食障害に対する強制栄養補助など），D）家族へのアプローチ（家族面接，家族会），E）教育（院内学級），F）社会体験（グループ活動，児童ミーティング，レクリエーション）を行っている．

(ⅱ) 市立札幌病院静療院の自閉症病棟

市立札幌病院静療院の自閉症病棟は昭和57年（1982年）に増設され，昭和48年（1973年）～平成4年（1992年）の間に自閉症の入院が107件あった．黒川[4]は，その入院の理由となった問題は，他害・乱暴（45件），徘徊・とびだし（12件），自傷，いたずら・多動，食行動異常（各7件），強迫行動（6件），普通学級での反応性行動異常（5件），遺尿・頻尿，自室にこもり趣味に没頭（各2件），幻覚妄想状態，気分変調（各1件），その他（12件）であったと報告している．そして，入院治療によって「改善」「やや改善」が53％で，「不変」が36％であった．過半数に症状の改善がみられたことを報告し，入院理由が「他害・暴力」には入院治療の結果がよく，いたずら・多動は改善が認められないことを述べている．そして，自閉症児は乳幼児期の

極度の孤立傾向，言語能力および特定領域の精神機能の発達障害が，10代に心理的不調（興奮，怒り，他害行為，器物破壊，自傷行為，強迫行為）を問題行動として起こす．そのため，入院治療の目標はこの問題行動を軽減し，改善することとしている．

② 児童に特化したクリニック

近年，クリニックの数は増加傾向にあるが，児童の精神医療を主体としたクリニックは少数である．しかしながら，発達障害児童の増加，受診しやすい病院，地域医療という側面からクリニックのニーズは高まっている．児童に特化したクリニックの現状について述べる．米田[5]は平成17年（2005年）に児童に特化した精神科クリニックの7割が18歳未満で，そのうちの約半数は「不登校」，約15％が「自閉症」であると述べている．このようにクリニックでは，小回りが利く特性を生かして社会の中に入り込んでいくことが重要であると言及している．しかしながら，このようなクリニックでは，(1) 対象疾患の広さ，(2) 児童精神科の専門性の認知度の低さ，(3) 診療時間の制約，(4) 診療報酬の不十分さなどの問題点も挙げている．

加えて，広汎性発達障害の医療状況に関する実態調査「国内における広汎性発達障害の医療状況に関する実態調査」も行っており，その調査によると，回答者280名のうち58名（20.7％）が私立診療所に勤めている医師だった．また，調査全体では予約待ちは当日41.8％，1週間以内13.9％，1カ月以内23.6％，1カ月以上3カ月以内12.5％，それ以上4.6％を占めており，長い待機期間がかかることが一部で起きていることが明らかとなった．また，外来診療で困難な点として，保険診療上の採算性（52.1％），専門スタッフの確保（49.6％），生活指導・精神療法（44.6％），診断（30.4％）と挙がっており，クリニックでみる広汎性発達障害のあり方が難しい点が指摘されていた．

その一つの東京にあるAクリニックは，精神科クリニックと発達障害を対象とした通所施設が同一フロアで運営されている．平成16年（2004年）11月の受診者は266名で，20歳未満の受診者数は142名（53.4％）で，男女比は男120：女22，発達障害圏196名（73.4％），そのうち広汎性発達障害153名（78.1％），多動性障害27名（13.8％），精神遅滞10名（5.1％），チック障害4名（2.0％）と続いていた．

現在，このように広汎性発達障害の児童が圧倒的に多いのだが，診療していくのに，(1) 児童の診療は普通の3倍以上かかること，(2) 検査が常に必須であること，(3) 治療場面設定に困難があること，(4) 有能なスタッフ確保の難しさ，(5) ソーシャルワーカーの雇用の困難さ，(6) 入院医療への移行の難しさなど，多くの問題を抱えて行っていることが実情として挙げられていた．

③ 一般の精神病院

山田[6]らは，単科の精神病院にて広汎性発達障害者の実態調査を行った．対象にした単科の精神病院は入院患者390名で，その割合は統合失調症76.9％，物質関連障害6.7％，気分障害4.6％の一般病院である．調査方法は，390名の患者すべてについて主治医，看護師，臨床心理士が幼少時の症状において広汎性発達障害を疑わせる症状の有無を申告させ，さらにスタッフへ広汎性発達障害の知識習得をさせた．その調査の結果によると，3名が広汎性発達障害の診断が，11名

が広汎性発達障害の疑いと診断された．その11例は3群に分かれていた．第1群は，「重度の知的障害があり，福祉や特殊教育などの支援を幼少期から受けていたが，思春期・青年期になって行動障害がある限度を超えたため閉鎖病棟への入院が選択された群」，第2群は，「知的障害がないか，あっても軽度で，発達障害に気づかないまま学校でそれなりに適応していたにもかかわらず，思春期に顕著な問題行動や精神症状が出現して入院となった群」，第3群は，「知的障害がないか，あっても軽度であるが，比較的安定した社会生活を送った後，中高年になってさまざまな精神障害を発症して入院の適応になった群」である．病名は統合失調症が9名，うつ病が1名，心因反応が1名，統合失調症型人格障害が1名，重度知的障害と自閉性障害が各1名であった．

広汎性発達障害およびその疑いと診断された14症例において，（ⅰ）入院時年齢，（ⅱ）入院時の診断，（ⅲ）入院の経過について述べていく．

（ⅰ）入院時年齢は，16～62歳，平均34歳であった．

（ⅱ）入院時の診断は，統合失調症10名，知的障害2名，心因反応・うつ病各1名であった．

（ⅲ）入院の経過（複数）は，幻覚妄想状態6名，不登校3名，不眠・衝動行為・興奮・自傷・暴力・うつ状態・自殺企図が各2名，奇声・問題行動・こだわり・奇妙な行動・独語・空笑・他害・介護拒否・失禁が各1名挙げられていた．

行われていた治療としては，抗精神薬による薬物療法などであった．以上のように，広汎性発達障害者は精神科の医療にかかわっていることが示唆される．

文　献
1) 厚生労働省：平成17年患者調査の概況．厚生労働省，pp3-11，2005
2) 日本障害者雇用促進協会障害者職業総合センター：精神障害者関係統計．障害者雇用関連統計集（第2版）．pp123-137, 1997
3) 宇佐美政英，他：国立精神・神経センター国府台病院における児童精神科診療の現状．思春期青年期精神医学　14：155-168，2004
4) 黒川新二：特集自閉症とともに生きる　Ⅲ．自閉症の療育　自閉症の入院治療．そだちの科学　1：79-82，2003
5) 米田衆介：児童に特化したクリニックの可能性．精神科　6：100-106，2005
6) 山田千冬，他：単科精神科病院入院患者における広汎性発達障害の実態調査．精神科　9：183-192，2006

〔美和千尋〕

第4章
発達障害に対するさまざまなテクノジーを利用した作業療法

1. 発達障害の修学状況
―IT支援技術の活用が必要な根拠

1 日本の場合

　平成19年（2007年）度大学・短期大学・高等専門学校における障害学生の修学支援に関する実態調査結果報告書によると，「障害学生が在籍している」と回答のあった学校は710校（前年度670校）で，全体の57.7％（57.4％）であった（図1）．

　障害学生の総数は5,404人（前年度4,937人）で，障害学生在籍率（＝障害学生数÷学生数×100）は，0.17％（0.16％）であった．また，障害種別の構成比は，「視覚障害」10.7％（10.3％），「聴覚・言語障害」25.0％（24.3％），「肢体不自由」38.3％（35.5％），「重複」1.5％（1.9％），「病弱・虚弱」13.0％（17.8％），「発達障害」3.3％（2.6％）であった．「発達障害」とは，発達障害LD＝学習障害，AD/HD＝注意欠陥・多動性障害，高機能自閉症等（アスペルガー症候群を含む）で，それぞれ，医師の診断書がある者（「診断書はないが疑われる」「本人は発達障害と言っているが診断書はない」を除く）である（図2）．

　障害学生5,404人のうち，「学校に支援の申し出があり，それに対して学校がなんらかの支援を行っている（2009年度中の予定を含む）障害学生（以下，「支援障害学生」という）」の総数は2,972人（2,256人）で，支援障害学生在籍率（＝支援障害学生数÷学生数×100）は0.09％（0.07％）であった．また，障害学生支援率（＝支援障害学生数÷障害学生数×100）は55.0％（45.7％）であった．（　）内の数値は，平成18年（2006年）度の調査結果の数値である．

　「発達障害」の授業保障内容別（合理的配慮）には，「ノートテイク」「試験時間延長・別室受験」「解答方法配慮」「パソコンの持込許可」「注意事項等文書伝達」「使用教室配慮」「実技・実習配慮」「教室内座席配慮」「FM補聴器・マイク使用」「専用机・イス・スペース確保」「チューターまたはティーチング・アシスタントの活用」が実施されている．パソコンの持ち込みが平成19年（2007年）度から配慮する大学がでてきている．これは学習障害の中でも，特に読み書き障害のあるものに対して有効な配慮だと思われる．

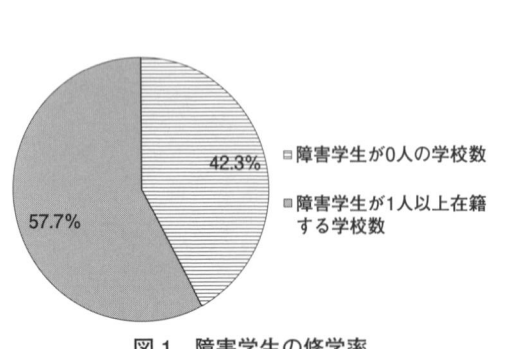

図1　障害学生の修学率

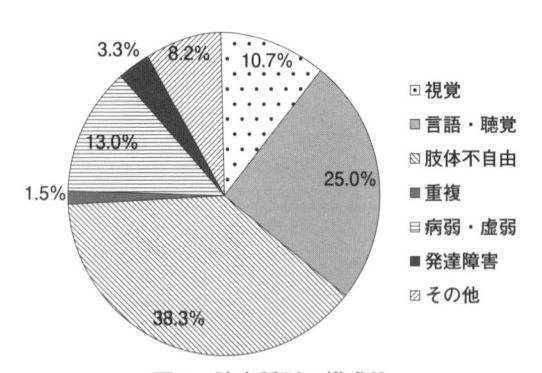

図2　障害種別の構成比

http://www.jasso.go.jp/tokubetsu_shien/chosa0701.html

2 諸外国の場合

　米国では約11％，EUでは約3％の障害学生が在籍するというデータと比較すると，日本の在籍率0.17％はあまりにも低い数値である．また，障害内訳では日本の場合，肢体不自由，聴覚言語，病弱虚弱，視覚障害が9割を占めるのに対して，米国では約半数の45.7％が学習障害である．
http://www.jasso.go.jp/tokubetsu_shien/kourousyou.html
　米国での障害者の人権は，昭和48年（1973年）に制定されたリハビリテーション法（Rehabilitation Act），平成2年（1990年）に制定された障害をもつアメリカ人法（ADA法，Americans with Disabilities Act）などの身体的・精神的な障害を理由とした差別を禁止する連邦公法，または州公法で障害者の市民権は保護されている．
　発達障害をもち，合理的配慮の有無にかかわらず，入学条件を満たした大学生の権利は，これらのリハビリテーション法，ADA法で保護されている．したがって，障害のある学生に対して合理的配慮を高等教育機関は行わなければならない．同等な教育へのアクセスを提供しない場合には，障害を理由として差別しているということになり，違法になる．
　日本においては，発達障害者支援法が制定され実施されているが，高等教育機関における合理的配慮までは記されておらず，さらなる障害者に対する法的な人権保護の整備が望まれる．
http://www.dinf.ne.jp/doc/japanese/resource/ld/dss.html

3 作業療法士による支援の重要性

　読み書きの障害，注意集中力の低下，感覚の過敏性，場面への不適応などがあることにより，知能に障害がないにもかかわらず学習が進まない子どもたちが生まれてくる．これらの子どもたちには，早期からの環境の整備や配慮，読み書き能力の代替えや補償をしていく必要がある．この早期からの支援を作業療法士が行っていくことが重要になっている．この支援により発達障害者の修学率を高め，より学習しやすい修学環境づくりが可能となる．

2. 広汎性発達障害とIT支援技術（パソコンの特徴）

　臨床現場や教育現場で現在発達障害に対するIT支援が取り組まれはじめている．まだまだその効果や理論は確立されておらず，今後の作業療法士による報告が期待されるところである．しかし，IT支援技術が発達障害に有用であることは明確であり，これまでの取り組みから知り得たことを伝えていく．

1 広汎性発達障害特性を生かした支援

　発達障害の中でも自閉症はパソコンが大好きである．同じ画像でも写真と画面に表示された画像では，画面上の画像のほうに興味を示す．画面は強い光刺激であり，視覚的な刺激を欲する自閉症には興味や注意の持続を促す効果がある．

2 パーソナルコンピューター（パソコン）の特性

i 文字やシンボル，静止画や動画，音声や効果音などを組み合わせてさまざまな表現が可能であり，非常に自由度が高い機器である．
・利用者の知的能力や興味に合わせた素材を使うことが可能であり，そうすることでより注意集中力や理解を高めることが可能となる．

ii 目的に応じてソフトウエアを入れ替えることで機能を変えることができる．
・さまざまなソフトがあり，無料でダウンロードできるものも数多くある．学習，コミュニケーション，余暇と目的に合わせて利用可能である．

iii 利用するソフトウエアによっては，その機能のカスタマイズも可能である．
・利用者の環境や状態に合わせてカスタマイズすることは，非常に重要なことである．多くの情報があったほうがよいと思い，不必要な情報があることで使いにくいものになったり，混乱させたりする原因になることがある．

iv 動作の仕組みが単純明快であり，わかりやすい環境を提供できる．
・画面上のある部分をクリックしたり，キー操作をしたりすると必ず決まった反応をするので，非常にわかりやすい環境である．間に人が介在することで反応があいまいになり，わかりにくい状況になることもある．

v 働きかけ（入力）に対する応答性に優れており，利用者の積極的な反応を引き出すことが可能である．
・利用者の入力操作に対して決まったタイミングで必ず反応するために，利用者の意欲がわきやすい．

vi 画像や音声などによる迅速な展開が可能なことから，利用者の注意の持続性を高めることができる．
・好みのキャラクターやBGMや入力時の反応音，入力に対する展開に遅れがないことや余分な刺激がないことで注意が持続しやすく学習効果が高まりやすい．

vii 利用者の利用状況を自動で記録を取ることも可能である．
・ログを残すことで数値記録を残すことができる．客観的なデータによる経過や効果判定に利用が可能である．

3. 障害に応じたさまざまな支援

　苦手なことやできないことを努力することで克服できるとしたり，皆と同じやり方で行っていくことが望まれてしまうことがあるが，できない部分に焦点を当てられ続けたとしたら，苦手意識が高まり嫌いになってしまう．大人になり社会に参加していくためには，自信をもってできることであり，手段や方法が重要でないこともある．

1 読みの障害への支援

　英語圏ではアルファベットを一文字ずつ読めても，単語になると音が一対一対応しておらず読みと結びつきにくいために，音韻障害による読みの障害が多いといわれている．また，アルファベットは「b」と「d」といったように左右対称のものがあり，これによる視覚的な読みの障害も認められる．それに比べて日本では，一文字に対して一音に対応しているため，音韻性の読みの障害よりも，漢字が読めないことや理解できないことが原因となりやすくなっている．また，日本の文章には文節に区切りがないことによる視覚的な読みの障害が多いといわれている．

1）漢字が読めない
- ワープロソフトの場合，その漢字を選択して右クリックすると読みが表示される．
- 電子辞書で調べることで読みだけでなく，その意味まで知ることができる．最近の電子辞書では，映像なども含まれているものもあり，より深い知識を得ることができる．

2）うまく読めないことに対する工夫
　A）文節の区切りにスペースで隙間を作ることや，行間を空けることで読みやすくなる．
　B）フォントを変えてみることで読みやすくする．
　C）強調したい部分は文字色や背景の色を変えることで対応してみる．
　D）見出しを付けることで理解しやすくなる場合がある．
　E）支援ソフトを利用する．

E-1 スクリーンルーラー

　強調したい部分を選択することで視覚的な注意を促したり，眼球運動のコントロールをしやすくしたりできる．表示される枠の幅を設定したり，枠以外の部分の明るさを調節したりすることで，より強調され非常に読みやすくなる．行を飛ばして読んでしまう人には，有効なソフトウエアである（図3）．

http://www.kokoro-rb.jp/2_3.html

E-2 読み上げソフトウエアの利用

E-2-1 テキストリーダー

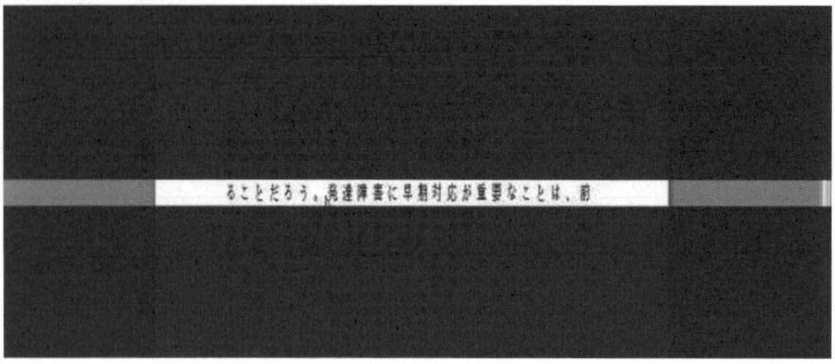

図3 E-1 スクリーンルーラー

- さまざまなソフトウエアがある．読み上げたい文章を選択するか，文章のはじめにカーソルを移動し，読み上げボタンを押すことで読み上げてくれる．シェアウエアではWord Readや無料でダウンロードして利用できるreporterなどがある．

 http://www.kokoro-rb.jp/2_4.html

 http://www.vector.co.jp/soft/win95/art/se191209.html

- 視覚障害者用の無料のソフトのALTIRもあるが，すべての情報を読み上げるために子どもに利用するには工夫が必要である．

 http://www.normanet.ne.jp/~altair/index.html

- 印刷物の読み上げをするには，スキャナとOCRソフトを利用することで電子テキスト化して読み上げソフトで読み上げる．

- 青空文庫やDAISYなどの利用もある．

 http://www.aozora.gr.jp/

 http://www.dinf.ne.jp/doc/daisy/

2 書字の障害への支援

　書字の障害には，不器用さや視知覚の障害が原因となっていることがある．これに対して，いつまでも書く練習ばかりしていてもなかなか上達しない．逆に書くことが嫌いになったり，文章を作ったりする力が育たなくなる．

1．代表的なものはワープロソフトの利用

　読みが可能であれば，さまざまなキーボード入力により文章を作ることができる．また，知らない漢字があっても漢字変換機能を利用すればよい．同じ読みの漢字の候補で迷っても，変換時にその意味も表示されるので，それを読んで選択すればよい．漢字に変換する箇所によって，誤って変換されることも多いので，文節変換ではなく，全文一括変換を利用してもよい場合がある．

　A）キーボード入力時に誤ってキー入力するのを防ぐには，キーを押すたびのその音を読み上

げるソフトの利用も有効である．無料のソフトの Auto Hotkey などがある．設定することで好みの声で読み上げることも可能である．

B）入力予測ソフトウエア

最近の携帯電話ではテキスト入力していくと候補の単語や文章が表示される．Pete という無料で利用できるソフトがある．

http://at.a-brain.com/PeteHP/index.html

2. 音声認識ソフトの利用

キーボードを打たなくても話すだけで文章が作成できるソフトである．以前のソフトに比べて現在のものは認識率も高く，またディクテーションを繰り返し，誤認識を修正していくことで認識率の高く有効な手段になっていく．しかし，音声認識ソフトは間違えて覚えている言葉はそのまま入力されていくので，はじめは支援者の協力が必要になる．OS の Vista には標準で搭載されている．

皆さんが読んでいるこの文章も，この音声認識ソフトで作成している．

http://www.dragonspeech.jp/

3 計算の障害への支援

空間能力の低さにより数の操作が困難であったりする場合がある．また，式の計算はできるが文章問題になるとできなくなる子どもたちがいる．後者の場合は読みと理解の問題が考えられるので，「読みの障害への支援」のところを参考にしてほしい．

パソコンや計算機の利用

分数も計算できる計算機も市販されている．就労など社会に参加していくためには，計算機を利用して正確な計算ができることのほうが重要になってくる．

4 コミュニケーションの障害への支援

1. メールやワープロ機能の利用

発達障害をもつ人の中で話し言葉ではうまくコミュニケーションできなくても，メールではうまくコミュニケーションが取れる人がいる．話し言葉は聴覚的な入力であり保持が難しく，また，わからない言葉があるとそこから先の理解につまずいてしまうことがあるからである．文字になることで視覚的な入力となり，視覚的な情報の処理が得意な人にとっては，理解しやすくなるし，何度も読み直すこともできる．また，わからない単語が出てきてもゆっくり調べることもできる．また，対人的な緊張がある人や音声言語障害のある人たちにも利用できる．読み上げソフトを使って代わりに話してもらえばよい．

5 理解を支援する

話し言葉では抽象的な言葉を理解しにくいことや，提示物が具体的であってもどこに注目したらよいかわかりにくい場合がある．特に集団活動や集会で話を聞く場面ではよく起こる．

1. プレゼンテーションソフトの利用

代表的なソフトとして「パワーポイント」がある．話す内容が決まっているのであれば，その内容に沿った画像やシンボルや音声を登録しておき，話の内容に合わせ表示していくことで理解しやすくなる．理解できることで落ち着きやすくなり適応行動が促せることがある．

2. 理解支援システムの利用

事例のところを参照．

4. ユーザー補助

Windowsのパソコンには，はじめから利用者の状況に合わせてさまざまな設定が可能なユーザー補助の機能が付いている．画面に表示される項目が見えにくい人，コンピューターの出す音が聞こえにくい人，キーボードまたはマウスが使いにくい人などの状況に合わせて設定することが可能であり，そうすることで使いやすくなる．ユーザー補助はスタートメニューの中のコントロールパネルの中にある．

http://www.microsoft.com/japan/enable/products/guidebook.mspx

よく使う一部の機能を紹介する．

1. 固定キー機能

固定キー機能は，2つ以上のキーを同時に押すことが困難な人のためのユーザー補助機能である．例えば，「しょ」とかな入力する際に，「し」を入力後，Shiftキーを押しながら「よ」を押すことで，小さな「ょ」が入力できる．固定キー機能を利用することで一度Shiftキーを押すとロックされ，片手でキー入力することが可能になる．

2. フィルタキー機能

フィルタキー機能は，キーボードの反応を調整し，間違って繰り返されたキー入力を無視するための補助オプションである．フィルタキー機能を使用すると，キーを押し続けたときのキーリピートの間隔を長くすることもできる．例えば，入力した文字を一つだけ消したいのにBackspaceキーを短く押せず，消したくないものまで消してしまうことを防ぐことが可能になる．

3. マウス機能

マウスを使用することが困難な人のためのユーザー補助機能である．マウスキー機能を有効にすると，テンキーを使用してマウスポインタの移動を制御できる．テンキーを移動のためだけに使用するのではなく，データの入力も行いたい場合は，Num Lock キーを押したときにマウスキー機能がアクティブになるように設定できる．ノートパソコン利用時には，テンキーキーボードを用意すると使いやすくなる．

5. 環境整備

いくらパソコンの表示する内容がわかりやすくても，利用する環境が整っていなければ集中しにくくなる．テレビを消すなど，余分な刺激が少ない環境を整えることが重要になる．

6. 支援具

感覚の過敏性への対応，注意集中力を高める，鉛筆を持ちやすくするためのさまざまな支援具がある．これらを利用することで環境を整えやすくなったり，操作性が向上したりする．そして効率的に利用できることで効果を高めることができる．

1. イヤーマフ

ヘッドフォンのような形をしており，遮音性（約 20 〜 25dB）があり，気になる音や大きな音を遮音することで落ち着いて活動ができるようになる．

地下鉄（80dB 程度の騒音下）に乗っているときに，イヤーマフ H510A（遮音率 21dB）を着用したとする．このとき，85dB − 21dB = 64dB となり，イヤーマフを着用している人にとっては静かな自動車内くらいの騒音に感じられる（図4）．

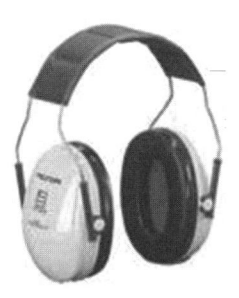

図4　イヤーマフ

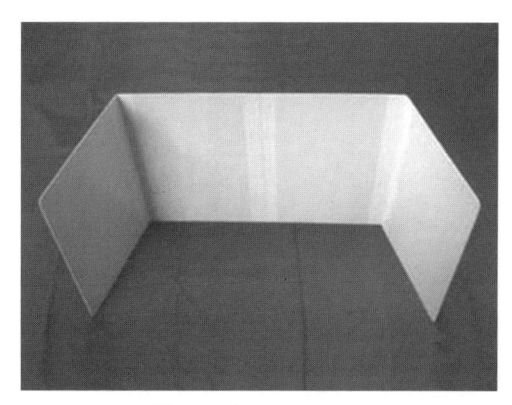

図5　パーテーション

120 dB：飛行機のエンジン近く，110 dB：自動車の警笛（前方2 m），100 dB：電車の通るときのガード下，90 dB：大声による独唱，騒々しい工場内，80 dB：地下鉄の車内，70 dB：電話のベル，騒々しい事務所，60 dB：静かな自動車，普通の会話，50 dB：静かな事務所，40 dB：深夜の町，図書館

http://www.accessint.co.jp/accessstore/at2/at2_1_ear.html

2. パーテーション

自分の机の上に置くことで空間が限定される．余分な視覚刺激を減らしたり，音刺激も柔らげることができることで集中しやすくなる．

3枚の板でできており，折りたたみが可能で持ち運びに便利になっている（図5）．

http://www.accessint.co.jp/accessstore/products/at2_1_parta.html

3. Qリング

筆者らが開発した鉛筆を持ちやすくする補助具である．通常の補助具は鉛筆を持つところに付けるものが多いのだが，これはファーストウェブの部分を固定する新しいタイプのものである．鉛筆の固定性が高まることで三指で持ちやすくなる（図6）．

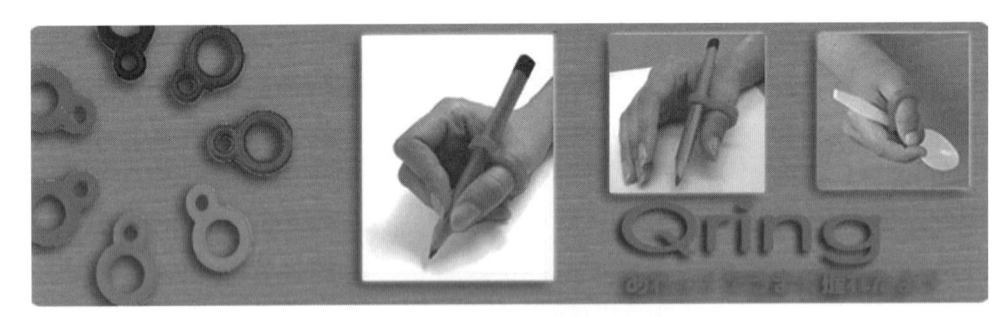

図6　Qリング

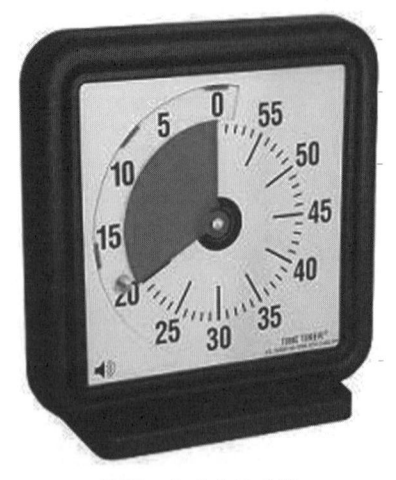

図7　タイムエイド

http://www.accessint.co.jp/accessstore/products/at2_1_qring.html

4. タイムエイド

時間の量を視覚的に表すことができる．時計が読めなくてもこれから行う活動をどれだけの間行えばよいのかわかり，安心できる環境が提供できる（図7）．

http://www.accessint.co.jp/accessstore/products/at2_1_timea01.html

7. 支援機器

1. パソコンの種類

パソコンには，キーボードやマウスで操作するものと画面を直接タッチして操作できるタッチパネルのものがある．タッチパネルは，直接画面を触わることなので入力操作できるために，マウス操作よりも直観的に操作でき理解しやすい環境になる．タッチパネルには，指で操作できる圧感知のものと専用のペンでのみ操作可能な電磁誘導式のものとがある．圧感知のもののほうは鉛筆などをうまく使えない場合に有効だが，手のひらを画面上に置くと誤入力してしまう．電磁誘導式はそのようなことはない．タッチパネルのモニタを用意することで，手持ちのパソコンをタッチパネル操作可能にすることもできる．また，机の上に平らに置くことのできるタッチパネルのものもあり，こちらのほうがより使いやすい環境が作れる．

コミュニケーション支援ソフトがインストールされているものもある（図8）．

http://www.accessint.co.jp/accessstore/products/touchS.html

2. トークアシスト

筆者らが開発した携帯用会話補助装置である．PDA（携帯型情報端末）を利用しており，タッチパネルで操作可能で持ち運びが便利である．専用のソフトを利用して，表示する内容を自由に

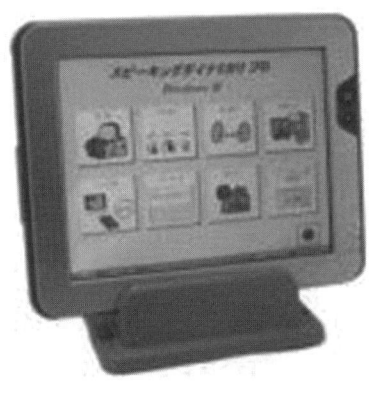

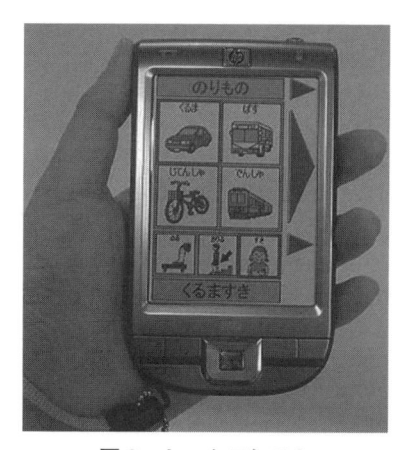

図8　タッチパネル　　　　　図9　トークアシスト

カスタマイズすることが可能である．覚えたい言葉や文字，漢字などを入れることで，学習に好きな絵本をデジカメで撮って登録すればデジタル絵本ができあがる．スケジュール機能やタイマー機能もあるので，活用することで生活支援も可能である（図9）．

http://talkassist.meidensoftware.co.jp/ta/index.html

8. 周辺機器

1. あいうえおキーボード

キー配列が50音ひらがな配列になっている（図10）．

http://www.ttools.co.jp/product/hand/aiueo_kbd/index.html

2. できマウス

スイッチインターフェイスでキーボードのキー機能を，標準で4個の外部スイッチ（最大12個）に割り当てることができる．よく使うキーを外部スイッチに登録することで，効率のよい操作環境を作ることが可能である．アイデア次第でさまざまなことが実現できる（図11）．

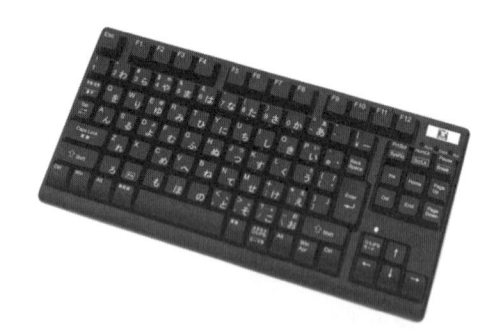

図10　あいうえおキーボード

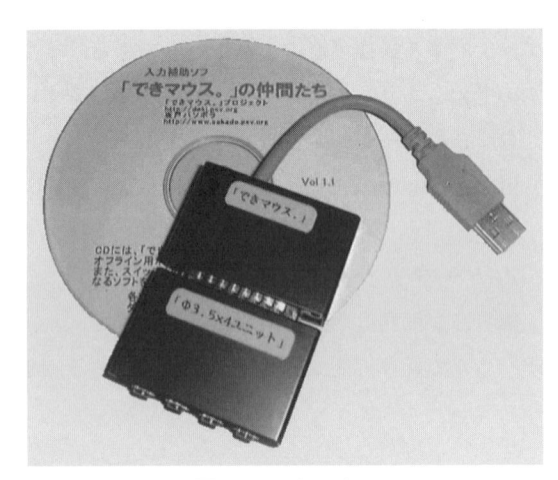

図11　できマウス

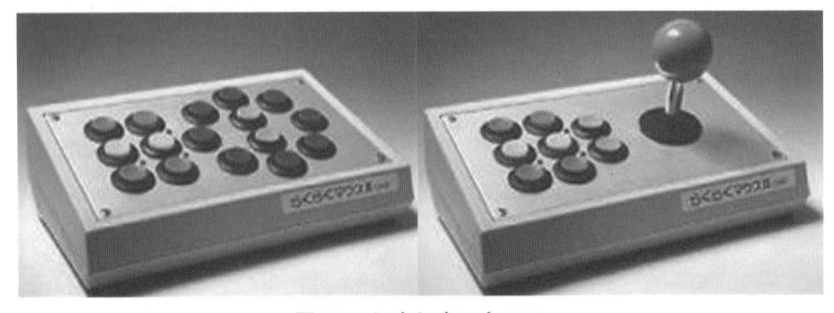

図12　らくらくマウスⅡ

http://dekimouse.org/

3. らくらくマウスⅡ

マウス操作をボタン操作やジョイスティック操作で可能にするものである．マウス操作が困難な場合に有効である（図12）．

http://www.kktstep.org/raku2mouse.html

4. 顔マウス

直交ローラー操作方式のマウス．マウスの上下左右の動きを2つのローラーで操作できる．大型なので操作しやすく，また左右対称の顔型なので自然に正面に立ちたくなる効果もある（図13）．

http://www.stratogate.co.jp/

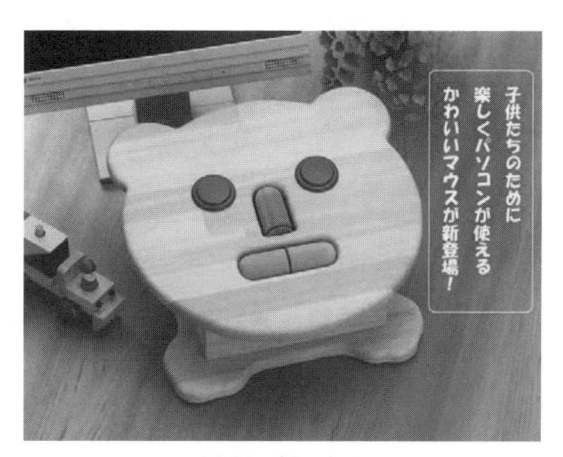

図13　顔マウス

9. 教材ソフト

1 有料ソフト

1. キッズタッチシリーズ（富士通）

線や平仮名のなぞり書き，パズルなどのソフトである．平仮名の読みや書きの学習に非常に有効である．撮影した静止画や動画を登録でき，オリジナルの問題を作ることができる．利用者の顔写真や名前を登録することで自分の名前で学習することもできる．紙と鉛筆での環境とは違い，設定で書き順チェックやはみ出し制限を設けることも可能であり，わかりやすい環境を作ることができる．また，一人でも学習しやすく，指示が減ることで実行機能を高めやすい効果もある（図14）．

http://software.fujitsu.com/jp/kidstouch/

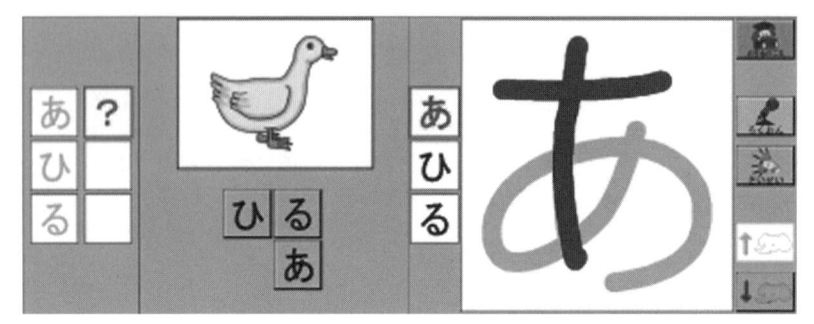

図14 キッズタッチシリーズ

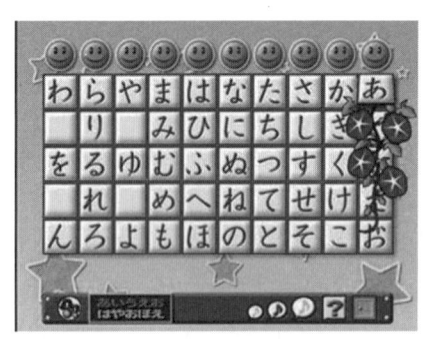

図15 新あそんであいうえお

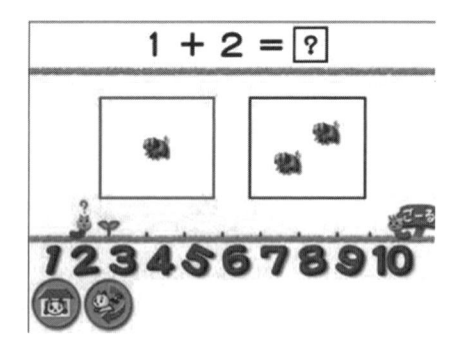

図16 ランドセル

2. 新あそんであいうえお（学研）

平仮名の学習に有効である．アニメーションで表現されるので非常に興味をもち学習することができる（図15）．

http://www.gakken.co.jp/

3. ランドセル

1年生から6年生までの教科学習のソフトである．こちらも画像やアニメーション，音声をうまく使ってあり，わかりやすく学習できる（図16）．

http://www.gakugei.co.jp/products/rando/

2 無料ソフト

1. Kanza soft Flash 学習教材集

特別支援学校の教師が作ったソフト集である．国語，算数，お金の計算，コミュニケーションと豊富にそろっている．

http://kanza.qee.jp/index.html

2. 国立特別支援教育総合研究所の教育コンテンツ

言葉，漢字，楽器演奏，筆算，九九の学習などがある（スキャン入力・キーボードナビゲーションに対応）．

http://www.nise.go.jp/blog/kyouikucontents.html

3. その他無料で使える教育ソフト

・スイッチ教材の紹介

http://www.koshi-sh.tym.ed.jp/kyousw/kyousw.htm

・教育支援ソフト

http://flashed-soft.cocolog-nifty.com/blog/

・WOODS

http://www.priorywoods.middlesbrough.sch.uk/resources/programres.htm

・教育のページ

http://www2s.biglobe.ne.jp/~s-sigeru/main.htm

・Flash 教材

http://www.geocities.co.jp/NeverLand/8857/flashtop.html

・おこちゃま教室

http://www.ocochama.net/index.html

・たしざん道場

http://www.fumys.com/flash/tasizann.htm

・遊ぶ・学ぶ・育児プリントぴぽっと

http://www.pipot.jp/index.html

・山ちゃん先生

http://yamachansensei.web.fc2.com/

・ネット教室あおぞら

http://netclass-aozora.kir.jp/

・学研　特別支援教育に役立つ Web 教材コンテンツ

http://kids.gakken.co.jp/campus/academy/nise2/

4. 無料で使える素材

・教育用画像素材集

http://www2.edu.ipa.go.jp/gz/edu-index.html

・絵カードのおうち

http://www.geocities.co.jp/NeverLand-Mirai/9569/index.html

・ぬりえやさん

http://nurie.ciao.jp/nurie-insatu.html

・キッズ nifty
http://kids.nifty.com/index.htm
・キッズ Yahoo
http://kids.yahoo.co.jp/
・象の会（なぞりフォント）
http://www15.OCN.ne.jp/~zounokai/

10. パワーポイントで簡単自作ソフト

　身近なプレゼンテーションソフトのパワーポイントで簡単に自作することもできる．これで作成することで，パワーポイントがインストールされているパソコンであれば利用可能になる．インストールされていない場合は，無料のパワーポイントビューワーをインストールすれば利用可能になる．

・PowerPoint Viewer 2003
http://www.microsoft.com/downloads/details.aspx?FamilyID=428d5727-43ab-4f24-90b7-a94784af71a4&DisplayLang=ja
・PowerPoint Viewer 2007
http://www.microsoft.com/downloads/details.aspx?FamilyID=048dc840-14e1-467d-8dca-19-d2a8fd7485&DisplayLang=ja

1 デジタル絵本

　好きな絵本をデジカメやスキャナを利用して画像データにする．ナレーションを付け，好みのアニメーション機能を付ければ，マウスクリックやエンターキーを押すことでページをめくることができる．実物の絵本ではページをめくることに興味を示し，なかなか絵を見ることが難しい人でも，パソコンの画面に表示されるこのデジタル絵本だとよく見ることができる場合がある．周辺機器のところで紹介した「できマウス」などを利用すると，外部のボタンを押すことでページがめくれるために，さらにわかりやすい環境が提供できる．

2 平仮名の単語と絵のマッチング課題の作り方（パワーポイント 2007）

ⅰ　「てれび」とテキスト入力する．
ⅱ　「テレビ」と「滑り台」の画像を貼りつける．
ⅲ　四角い図形を画面いっぱいに描き，右クリックで「最背面に移動」を選択し背景にしておく．

iv ページをめくるための三角の図形を描いておく（**図17**）．
v 「テレビ」を左クリックで選択後，「挿入タブメニュー」の中の「動作」をクリックする．表示された「オブジェクトの動作設定」の「マウスのクリック」の中の「サウンドの再生」にチェックを入れ，サウンドを設定する（**図18**）（ここでは喝采を選択している）．
vi サウンドはWavファイルであれば登録できる．サウンドレコーダー（スタート→すべてのプログラム→アクセサリ→エンターテイメント→サウンドレコーダー）を使えばオリジナルの音声データも作ることができる．
vii 正解のテレビの周りに丸の図形を描く（ここではドーナツで作成している）．
viii 丸の図形にアニメーションの設定をする．
　効果の追加→開始で好みのアニメーションを選択する（ここではマグニファイを選択してある）．丸図形を一度左クリックして選択し，その後「アニメーションの設定」の中の先ほど開始で設定したドーナツのアニメーションの設定が登録されている部分の右にある下矢印をクリックする．
ix プルダウンメニューの中の「タイミング」をクリックする（**図19**）．
x 「開始のタイミング」をクリックし，「オブジェクトクリック時に効果を開始」をチェックし

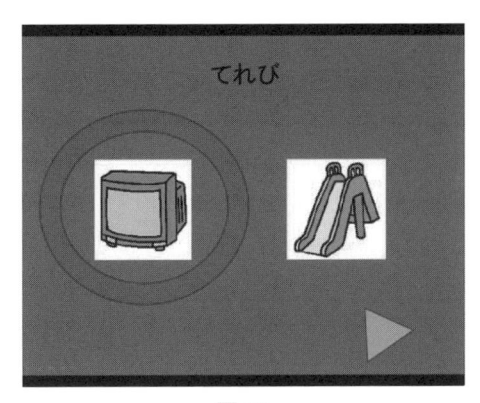

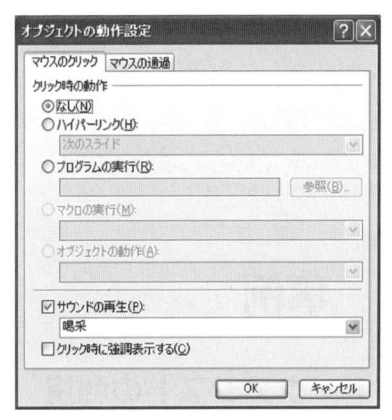

図17　　　　　　　　　　　　　図18

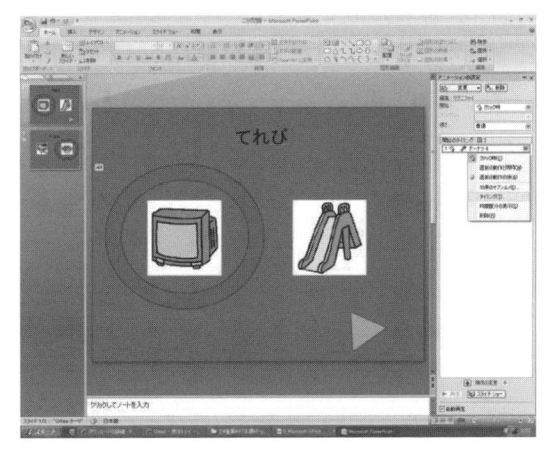

図19

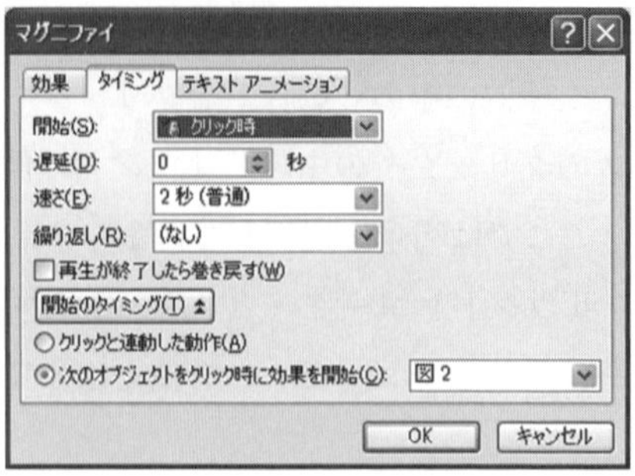

図 20

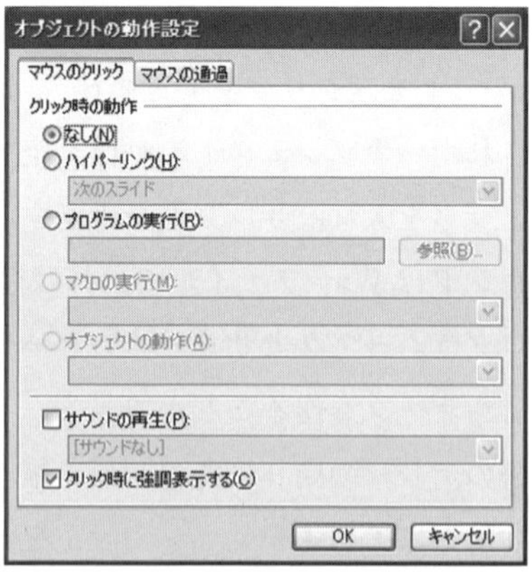

図 21

　　て「テレビの画像」を選択する（ここでは図 4）（図 20）．
xi 「〇図形」と「滑り台」と背景の「四角図形」を一つずつ左クリックで選択し，「オブジェクトの動作設定」の中の「クリック時に強調表示する」にチェックを入れる（図 21）（三角は設定しない）．
xii 2 ページ以降も同様に作成していく．
xiii スライドショーで動作を確認する．テレビを押すと〇が表示されながら喝采音声が流れ，滑り台，背景，〇をクリックすると強調される．三角を押すと次のページに移る．
　　http://www.microsoft.com/japan/enable/ppt/default.mspx

11. 事例

1 トークアシストの利用

1. 発語が促された A 君

診断名：自閉症，5 歳，男児，障害児指定保育園，太田 Stage II

　A 君は発語がなかった．「始めましょう」のプログラムに，大好きな「ノンタン」の絵本の画像とナレーションを登録した．画面を押し，ページがめくれてナレーションを聞いているうちに，一緒にナレーションを言えるようになった．現在は会話可能まで発達している．VOCA（voice output communication aid）には，発語を促す効果があるといわれており，トークアシストも発語のきっかけになったと考えられる．

2. おやつの要求ができた B 君

診断名：自閉症，5 歳，男児，障害児指定保育園，太田 Stage II

　B 君は発語がなかった．トークアシストの「コミュニケーション」のプログラムに大好きなチーズとスルメとジュースとお茶の画像と音声を登録した．おやつの時間にお母さんにほしい

チーズを要求できるようになった．これをきっかけに要求を伝えられることが増えていった．

3. スケジュールがわかって校外学習がうまくできたC君
診断名：自閉症，8歳，男児，特別支援学校2年生，太田 Stage Ⅲ-1

C君はよくパニックを起こしていた．校外学習に向けて「スケジュール」のプログラムに校外学習の予定を登録した．スケジュール機能を使うことで見通しがもてたことで，パニックを起こさずに校外学習を受けることができた．

4. 場面の切り替えがうまくいったD君
診断名：注意欠陥・多動性症候群，6歳，男児，障害児指定保育園，K-ABC（継時処理尺度90，同時処理尺度97，認知処理過程尺度93，習得度尺度102，非言語尺度89）

D君は，大好きなことをしているところから次の場面に移ることがなかなかできなかった．「タイマー」プログラムでD君と一緒に決めた時間を設定した．終了時間を人からではなく視覚的・聴覚的にトークアシストから伝えられると，場面の切り替えがスムーズにいった．

5. スクリーンセーバーでコミュニケーション能力が促されたE君
診断名：自閉症，4歳，男児，障害児指定保育園，太田 Stage Ⅰ-3

E君は発語がなく，人とかかわることもほとんどなかった．パソコンのスクリーンセーバーを見るのが大好きだった．そこで，E君が表示してあるスクリーンセーバーを見ているときに，E君にわからないように非表示にした．そして，「お願い」のジェスチャーを一緒に手を取り行わせた．ジェスチャーをしたらスクリーンセーバーを表示した．これを繰り返すうちにジェスチャーが出始め，要求行動ができるようになっていった．

2 発達テスト結果が有意に伸びたケース

1. F君
診断名：自閉症，6歳，男児（表1）

作業療法開始当初，発語は単語レベルであり，語彙も少なく指示行動もうまくできなかった．パソコンに強い興味をもっていた．タッチパネルのパソコンを利用し，語彙の増加，単語と絵のマッチング，音韻分解の理解を順を追って行い，それと同時に線のなぞり書き，平仮名のなぞり書きを行っていった．平仮名のなぞり書きができる段階になったら，家庭での取り組みとして，なぞり書きによる日記を行った．日記の内容はF君と一緒に話を決めてもらった．次第に今日あったことを話せるようになり，なぞらなくても書ける文字も出始めた．現在は自分で文章を考え，少しの介助で書けるようになってきている．通常は幼稚園在籍で大きなトラブルはない．

表1　新版K式発達検査

	3歳6カ月	4歳6カ月
姿勢・運動	3：1（88）	3：1（69）
認知・適応	2：0（57）	4：0（89）
言語・社会	1：1（31）	3：4（74）
全領域	1：1（55）	3：7（80）

表2　知能検査

	WPPSI 5歳9カ月	WISC-Ⅲ 6歳5カ月
VIQ	67	87
PIQ	74	90
FIQ	64	88

2. G君

診断名：注意欠陥・多動性症候群，7歳，男児（**表2**）

　G君は作業療法開始当初は，会話は可能であったが文字は読めず，書けなかった．そして不注意が強かった．G君もパソコンが好きであった．F君同様の手順で進めながら，家庭用のパソコンも同じ環境を作り，家庭でもマウス操作で学習できるようにした．その後，日記を書けるまでに成長した．文字が読めるようになり，本読みもスムーズになった．そして作業の耐久性も高まり，不注意も減少した．就学前に知能は正常域まで伸び，通常学級に入学し，現在も楽しく通っている（図22）．

③ 習得度が著しく伸びたケース

1. H君

診断名：自閉症＋MR，6歳，男児（**表3**）

　H君は，開始当初，発語はエコラリアであった．新しい場面に適応するのに時間がかかり不安も強かった．作業の耐久性が低く，すぐに嫌になってしまっていた．タッチパネルパソコンにて語彙の増加，平仮名の習得，線から平仮名のなぞり書きを通じてなぞり書きでの日記を書けるまでに成長した．平仮名の本をすらすら読めるようになり，内容を質問すると答えられるようにもなってきている．普通小学校の特別支援教室に入学する予定である（図23）．

2. I君

診断名：発達性協調運動障害＋MR，9歳，男児，普通小学校通常学級（**表4**）

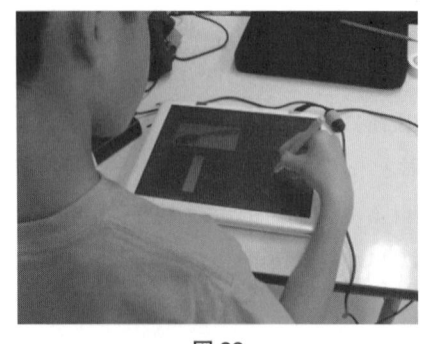

図22 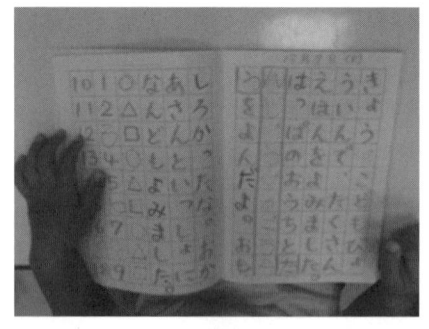　　　　　　　　　図23

表3　新版K式発達検査	
	5歳10カ月
姿勢・運動	3：1（53）
認知・適応	3：4（57）
言語・社会	3：7（61）
全領域	3：5（61）

表4　新版K式発達検査	
	8歳8カ月
姿勢・運動	3：10（上限）
認知・適応	2：8（31）
言語・社会	2：11（34）
全領域	2：10（33）

　I君は開始当初は，平仮名の本は読めるが，なぞり書きでも書けない状態であった．全身の協調運動を促すとともに，タッチパネルのパソコンでキッズタッチシリーズの「ひらがな書けるかな」を利用していった．単純な線で構成されている「い，こ，に」などから始めて，次第に複雑な文字に進めていった．少なかった語彙も増えて，現在は平仮名で日記を一人で書けるようになった（図24）．

4　理解支援システムによる集団指導

　筆者らが開発した理解支援システムがある．このシステムは，音声認識技術を利用しており，パソコンに登録されている画像や音声をキーワードやコマンドを読み上げるだけで，自動的に選択し表示・消去することができる．登録された順番には依存していないために，自由な展開が可能になる．注目してほしい部分をビデオなどで撮影して登録しておくことで，より理解しやすい情報を提供できる．広汎性発達障害の集団指導では，提示されたものの注視率が向上し，適応行動が促された．また，支援者の心理的な負担も軽減される結果だった．IT支援が発達障害児に有効であることが示唆された（図25，26，27）．

http://ihm.mydns.jp/voicepg.html

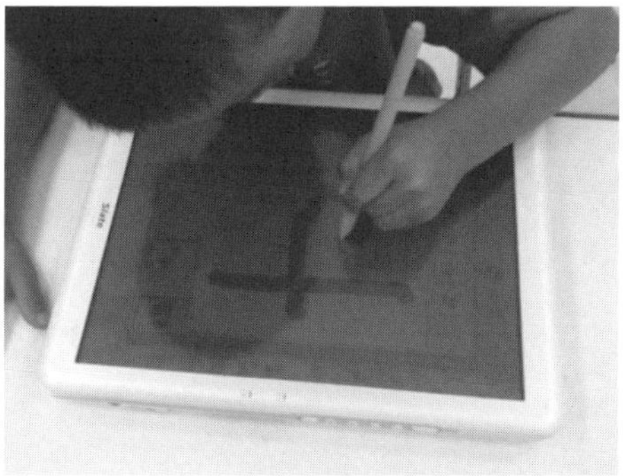

図24

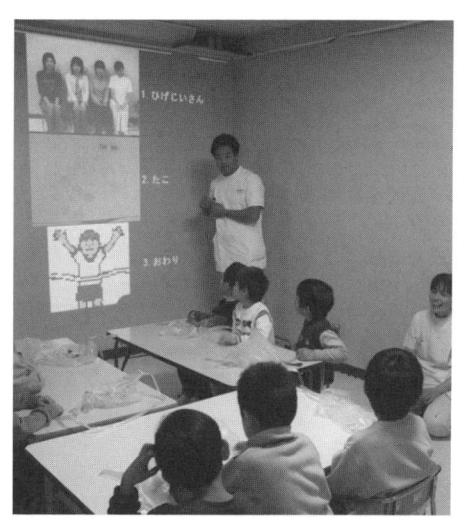

図25

図26　注視率

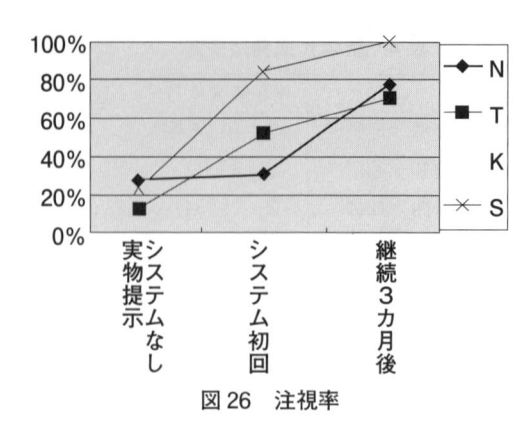

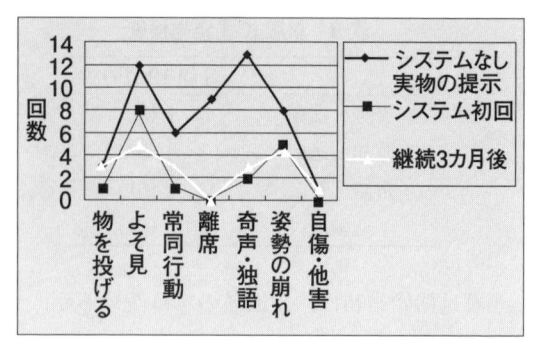

図27　不適応行動の回数（4名の合計）

12. おわりに

　今後，日本でも発達障害者の大学進学率が高まっていくと思われる．作業療法士は生活を支援する一つの手段として，さまざまなテクノロジー（IT支援技術など）の知識をもつ必要がある．必要に応じて早期からの代替や補償として利用していくことで，効果的で効率の良い学習に結びつくことができると思われる．そうすることで自尊心が高まり，二次障害を防いでいくことも可能であろう．発達障害にかかわるすべての人たちに，ただ皆と同じように「がんばれ」ではなく，必要に応じてテクノロジーを利用していくことの理解が高まるように働きかけていく必要がある．作業療法士はさまざまな視点で発達障害を支援していかなくてはならない．

参考文献
1) 中邑賢龍：発達障害の子どもの「ユニークさ」を伸ばすテクノロジー，中央法規出版，2007
2) マジカルトイボックス・チャレンジキッズ研究会：特別支援教育におけるコミュニケーション支援，ジアース教育新社，2005

情報：
・こころWeb：障害を持つ方のパソコン利用や，コミュニケーションを支援するためのサイトである．
http://www.kokoroweb.org/
・ATACカンファレンス：障害のある人や高齢者の自立した生活を助ける電子情報支援技術（e-AT）とコミュニケーション支援技術（AAC）の普及を目的に平成8年（1996年）以来毎年開催されている．
http://www.e-at.org/atac/index.html

（鴨下賢一）

索　引

【欧文・数字】

4コママンガ劇　64
animal assisted activities（AAA）　75
animal assisted therapy（AAT）　75
Asperger's disorder　2
attention-deficit/hyperactivity disorder（AD/HD）　2,136
autism spectrum　6
autism spectrum disorder（ASD）　63
autistic disorder　2
developmental disabilities　2
double touch　33
DSM-IV-TR　4
E-1 スクリーンルーラー　177
E-2 読み上げソフトウエア　177
Evidence based occupational therapy（EBOT）　15
Gary Kielhofner　69
hand regard　34
high-functioning autism　3
ICD-10　5
intentionalitat　90
IT支援技術　175
Japanese version Miller Assessment for Preschoolers（JMAP）　41
Japanese Kaufman Assessment Battery for Children（K-ABC）　41
K-ABC 心理・教育アセスメントバッテリー　41
Narrative based occupational therapy（NBOT）　15
pervasive developmental disorder not otherwise specific　2
pervasive developmental disorders（PDD）　2,136
Qリング　182
reach　34
Rett's disorder　2
Scale for evaluating the effect of Human-Equips-Interaction on Mental activity（HEIM スケール）　80
sensory integration（SI）　47
SI 療法計画　50
social cognition and interaction training（SCIT）　63

【和文】

【あ】

あいうえおキーボード　184
アスペルガー障害　2,64
アスペルガー症候群　2,3,50
遊び　41,88,116,117,118,119,120,121
新しいパラダイム期　12
アニマル・セラピー　75

【い】

医学モデル　13
生きる楽しさ　139
意識の志向性　105,110
一次元（自分の身体）　33
イヤーマフ　57,58,59,181
インテーク面接　127
インフォームドコンセント　110

【う】

嘘つきは誰？　64
映し返し　104,105
運動企画　120
運動協応性指標　49

【え】

援助　18
　　──の基本原則　19

【お】

音声認識ソフト　179

【か】

解釈　42
カウンセリング　161
顔マウス　185
科学の世界　9,14
過活動　5
学習障害（LD）　3
覚醒レベル　11
学齢期　135
家族　87
価値　70
学校　163
　　──との連携　138
学校教育　158
家庭の役割　126
カテゴリークイズ　64
感覚・運動遊び　41,148
感覚・知覚　78,79
感覚調整障害　57
感覚統合（SI）療法　9,11,47,152
感覚統合の促進効果　87
環境　28,35
　　──の影響　71
関係機関との連携　153
関係性欲求の両価性　94
間主観性　93,104
間主観的関係　116
関心　120

【き】

基礎能力指標　49
基本的信頼　16
逆U字仮説　11
教育的効果　86
教師　160,161,162,163,164,165,166
行事　148
興味　70

【く】

空間　149

【け】

繋合希求　92
計算の障害　179
軽度発達障害　6
言語指標　49
現象学　104,105,106
現象学的還元　106
現象学的記述　106
現象学的分析　106

現象学的方法　105,106

【こ】

効果研究　54
効果判定　45
高機能自閉症　3
行動分析　9
広汎性　6
広汎性発達障害（PDD）　2,3,5,6,
　29,30,45,47,48,69,70,75,88,90,
　91,122,141,142,143,144,169,
　171,193
幸福の表情　96,97,98,99,100,101,
　102,103
講話　161
国際生活機能分類（ICF）　13
心の理論の障害　62
個人的原因帰属　70
固定キー機能　180
言葉　38,80,120,147
子ども同士をつなぐ役割　149
子どもと活動をつなぐ役割　150
個別検査　161
個別支援計画　139
個別指導　55
個別療育　121
コミュニケーション　28,29,30,
　31,32,33,80,131,132,133,134
　――の障害　179
根拠に基づいた作業療法（EBOT）
　8,15

【さ】

作業療法　7,8,9,10,11,44,45,47,
　56,58,64,69,70,75,77,88,90,91,
　95,102,107,108,120,132,139,
　140,141,146,147,158
　――の記録　103
　――の支援　14,58,133
　――の成果　110
　――の奏功機転　9,10
　――の目標　43
　――の歴史　7
作業療法評価　41
三間表　128
三間法　19
三次元（空間）　36

【し】

ジェスチャーゲーム　64
視覚　35
視覚過敏　61
次元　30,32,33,36,37
志向性　90
自己認知支援　136
自己の能力　133
自己評価　130
自助組織　143
姿勢調整　120
児童精神科診療　169
児童デイサービス　151
児童に特化したクリニック　171
自発性　18
自閉症　5,20,22
自閉症スペクトラム　6
自閉症スペクトラム障害児　63
自閉性障害　2
社会参加　140
社会的認知・相互交流訓練　63
社会の役割　126
習慣　70
集団　148,149
　――の場　148
集団指導　55,193
自由な時間の過ごし方　72
授産所（知的障害者）　166,167
巡回相談　159,160
障害者乗馬クラブ　77
小学校　158
小集団　140
小集団作業療法　62
象徴的コミュニケーション　91,
　92,103,130,139,168
衝動性　4,6
情動的コミュニケーション　90,
　91,92,93,95,100,101,103,106,
　107,116,119,128,129,140
小児期崩壊性障害　2
小児自閉症　2
乗馬活動　75,80,81,82,83,84,85,
　86,87
乗馬療法　76
職員　155
触感覚　120
触法　144
書字の障害　178
自立支援　16
自律性　18
自立生活運動（IL運動）　12
事例検討会　146
神経発達的治療法　9,11
身体　29,30,31,32,33,35,36,38
身体図式　30,31,37,48,52
身体誘導　120
身辺処理活動　157

心理教育的接近　142
心理面への支援　136

【す】

遂行の特性　70
遂行レベル　11
ストーリー性　21,22

【せ】

成果　45
生活　71,88,127,148
　――の地図　19,127,128
　――の場　147
生活行動　71
生活制限　69
生活世界　8,14
生活モデル　13
精神科作業療法　140
成人期　138
精神病院　140,141,169,171
センソリーニーズ　36,108,112,
　113,114,115,116,119,120,134
前庭感覚　120
前パラダイム・作業パラダイム期
　8

【そ】

相貌的知覚　95
ソーシャルスキルトレーニング
　（SST）　137,142
促通刺激　11

【た】

対人関係　78,79
対人関係支援　137
体性感覚　33,34,35
タイムエイド　183
タッチパネル　183
多動性　4,5

【ち】

知覚特性　168
知的障害者更生施設　166,167
着色グラス　61
注意　120
注意欠陥・多動性障害　2,4,5,6
中学校　158
聴覚過敏　57,58
治療プログラム　43

【つ】

通園施設　151,154,155,156,157
　——の特徴　155
通常学級　158,160,161
通所児童の評価　151
通所児童への療育　152

【て】

低機能広汎性発達障害　138
デイケア　142
できマウス　184
デジタル絵本　188
手を伸ばす　34
手を見つめる　34
伝達　91

【と】

動機づけ　69
道具　38,39,120,121
統合　42
統合失調症　143
動物　75,88
動物介在活動　75
動物介在療法　75
トークアシスト　183
特定不能の広汎性発達障害　2
特別支援学校　158,164
特別支援教育　158,164
ドラマ性　21,22

【な】

内的機構のパラダイム期　9
ナラティブに基づいた作業療法
　（NBOT）　15
成り込み　104,105

【に】

二次元（平面）　36
二次的障害の予防　135
二重感覚　33
日常生活活動　79
日本版ミラー幼児発達スクリーニ
　ング検査（JMAP）　41,47

乳幼児期前半　126
人間作業モデル　69,88

【の】

ノイズキャンセリングヘッドフォ
　ン　57,60

【は】

パーソナルコンピューター（パソ
　コン）　176
パーテーション　61,182
働くこと　139
発達支援センター　145
発達障害　2,7,14,90,138,152,194
発達障害者支援センター　145
発達障害者支援法　2
パワーポイント　188
判断課題の方法　97

【ひ】

非言語指標　49

【ふ】

フィルタキー機能　180
複合能力指標　49
不注意　4,5

【ほ】

保育（教育）方針　147
保育士・教師と子どもをつなぐ役
　割　150
保育室環境　150
保育所　147,148,149,150
保育プログラム　148,156
放課後の生活　74
保護者　160
保護者支援　152
マウス機能　181
巻き込み　104,105

【む】

無様式知覚　95
群れる，集まる力　133

【め】

メール　179
目隠し案内　64
目と手の協調性　120

【も】

物　31,36,38,39,104,132

【や】

役割　70

【よ】

幼児期　131,132
幼稚園　20,147,148,149,150
抑制刺激　11,12
四次元（時間）　37,42
読みの障害　177

【ら】

ライフステージ　16,126
らくらくマウスⅡ　185

【り】

リーチ　34
理解　91,180
力動感　95
リッチ・ピクチャー　22,23,24
療育活動　146
倫理的配慮　110

【れ】

レット障害　2,3
レット症候群　3

【わ】

ワープロソフト　178

広汎性発達障害の作業療法
―根拠と実践―

発　行	2010年10月1日　第1版第1刷
	2014年6月10日　第1版第2刷Ⓒ

編　者	辛島千恵子（からしまちえこ）
発行者	青山　智
発行所	株式会社　三輪書店
	〒113-0033　東京都文京区本郷6-17-9
	☎ 03-3816-7796　FAX 03-3816-7756
	http://www.miwapubl.com
印刷所	壮光舎印刷　株式会社

本書の内容の無断複写・複製・転載は，著作権・出版権の侵害となることがありますのでご注意ください．

ISBN　978-4-89590-368-4　C3047

JCOPY 〈㈳出版者著作権管理機構 委託出版物〉
本書の無断複写は著作権法上での例外を除き禁じられています．複写される場合は，そのつど事前に，㈳出版者著作権管理機構（電話 03-3513-6969, FAX 03-3513-6979, e-mail: info@jcopy.or.jp）の許諾を得てください．

■ 子どもと家族の笑顔を引き出すためのOT技術書

発達障害をもつ子どもと成人、家族のためのADL
作業療法士のための技術の絵本

辛島 千恵子(名古屋大学大学院医学系研究科作業療法学専攻)

　小児領域の作業療法士として30年以上の臨床経験をもつ著者が、その情熱と温かい心をもって、作業療法技術と知識の理解と活用の仕方を次の世代に伝えたい、そして明日の発展への提案をしたい、との思いから本書は執筆されました。

　本書では、主にスタンダードな技術の根拠を、発達障害をもつ子どもの特性と基本的ADLの制限から解説しています。さらに、子どもと養育者の生活のいとなみの評価と解釈から、子育て支援とADL支援のための作業療法計画を具体的に示してあります。このような子どもと活動、養育者、作業療法士の交互作用(transaction)の様子をイラストで綴ることで、絵本を読んでいる感覚で作業療法の感動をお伝えします。

　実践編では、子どもと家族の生活を「三間表」と「生活の地図」で示し、子どもと家族の背景因子を理解する中で、作業療法評価を進め、真のニーズを明確にするために「ICF」で評価の統合と解釈を行っています。つまり、評価のまとめ(統合と解釈)、作業療法計画の全貌を明らかにする中で、子育て支援とADL支援に至る根拠を臨床の現場から報告いたします。

　若いOTのみならず、保育士、教員、福祉施設職員、OT・PT学生、そして発達障害をもつお子さまのご家族の皆様にも読んでいただきたい一冊です。

■『発達障害をもつ子どもと成人、家族のためのADL』主な内容
- 第1章　子どもと家族の生活とADL
- 第2章　発達障害をもつ子どもの特性と基本的ADL
- 第3章　発達障害をもつ子どもと成人の真のニーズを明確にする評価と作業療法計画
- 第4章　基本的ADL ─ 失敗しない子育て支援、ADL支援

● 定価(本体3,200円+税)
　B5　頁150　2008年　ISBN 978-4-89590-293-9

■『発達障害をもつ子どもと成人、家族のためのADL 実践編』主な内容
- 第1章　Child Care Support at Home
- 第2章　幼児期の集団生活を支えるADL支援
- 第3章　就学を目指すADL支援
- 第4章　就学期を支える地域との連携とADL支援
- 第5章　重度心身障害をもつ成人の生活を支えるADL支援
- 第6章　ライフステージに沿ったADL支援
　　　　─ 基本的ADL、手段的ADL、CADL、地域生活活動のすべてを支える作業療法
- 第7章　最重度知的障害をもつ成人のCADL支援 ─ 生活のなかで育む非言語的表示
- 第8章　地域生活施設におけるADL支援
- 第9章　分娩麻痺、二分脊椎をもつ子どもの基本的ADL支援

● 定価(本体3,800円+税)
　B5　頁256　2008年　ISBN 978-4-89590-309-7

お求めの三輪書店の出版物が小売書店にない場合は、その書店にご注文ください。お急ぎの場合は直接小社に.

〒113-0033
東京都文京区本郷6-17-9　本郷綱ビル

三輪書店

編集 ☎03-3816-7796　FAX 03-3816-7756
販売 ☎03-6801-8357　FAX 03-6801-8352
ホームページ：http://www.miwapubl.com